国家社科基金项目资助

中国长期护理服务体系建构研究

On the Construction of Long-term Care Service System in China

戴卫东 ／ 著

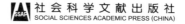

社会科学文献出版社
SOCIAL SCIENCES ACADEMIC PRESS (CHINA)

内容提要

　　随着我国经济社会的发展和医疗卫生条件的改善，人口结构老龄化高龄化、家庭结构日益小型化、老年人生活逐渐空巢化、女性就业结构职业化、疾病结构慢性病化、失能老年人及其家庭经济贫困化等一系列社会现象发生了短时期内难以逆转的变化。虽然新中国成立以来尤其是20世纪80年代之后我国养老福利事业取得了长足的进步，但是人口老龄化下老年人失能问题囿于"多化并举"已经演变成一个新的社会风险，而现有的养老服务体系离"安全网"还有很长的一段路要走。在"以人为本"和创新社会治理的执政理念下，党的十八届五中全会、"十三五"规划以及习近平总书记在老龄工作座谈会上的讲话都高度重视养老服务事业的健康发展，十九大报告更是强调要"老有所养"、"弱有所扶"以及"积极应对人口老龄化，构建养老、孝老、敬老政策体系和社会环境，推进医养结合，加快老龄事业和产业发展"。2016年6月，《关于开展长期护理保险制度试点的指导意见》（人社厅发〔2016〕80号）的发布，标志着我国养老服务的发展定位基本明晰下来，一是传统的养老服务概念发展为新型的长期护理理念，二是财政专项拨款和福彩基金支持措施为社会保险筹资政策所取代。尽管目前全国15个城市开始长期护理保险试点，但社会保险只是解决筹资的主要渠道，核心在于长期护理服务体系的建设和完善。

　　长期护理保险是舶来品。从荷兰1968年最早推行《特殊医疗费用支出法》算起，至今才有半个世纪。此后，以色列（1986年）、德国（1995年）、卢森堡（1998年）、日本（2000年）和韩国（2008年）相继颁布长期护理保险法案，以化解人口老龄化带来的失能老年人长期护理服务的社会风险。50年来，各国长期护理保险制度一直处于不断推进和改革之中。长期护理也因此成为许多国家政府和学术界高度关注的时代主题。整体上来说，相比于国外学者的研究，我国学术界的研究才开始在摸索中起步。

发达国家之所以要建立一个新的长期护理保险，是因为这些国家和政府将人口老龄化社会的老年人失能风险看作继进入工业化社会的疾病风险、收入风险、工伤风险之后又一个新的社会风险。那么，我国现阶段产生了失能风险吗？答案是肯定的。权威统计数据表明，到 2015 年底我国失能老年人口有 4000 多万人，其中重度失能老年人有 1200 多万人。此外，1 亿多名老年慢性病患者正逐渐迈入失能老年人的行列。而且，随着人口老龄化进程的推进，失能老年人规模在 2040 年前后达到顶峰。通过选取大数据和实施社会调查，运用文献研究、比较研究和定量研究等方法，我们发现现有养老服务体系还不能有效地应对这个社会风险，存在亟待完善的一系列问题：首先，长期护理服务需求总量大，且呈现较大的地区间差异和时间上的差异；其次，长期护理服务供给与需求之间严重失衡，居家、社区和机构三种照护方式存在资金支持、专业护工、"医养结合"以及优惠政策落实等多维困境；最后，不同经济类型区养老机构面临的困难有很多相同点，也有各自的不同之处，政策制定和创新的空间很大，等等。

如何建立健全一个完整、有效的长期护理服务体系成为摆在我国政府和学界面前的重要任务，也是时代赋予我们这一代人的历史使命。纵观我国养老服务事业的发展历程，以及"新公共管理运动"所倡导的"小政府，大社会"的主旋律要求，我国养老服务正在向"家庭责任主导，国家责任兜底，市场和社会责任强化，个人责任介入"方向迈进。研究发现，我国老年福利的多元主体走向呈现 V 型责任态势，这是本课题研究的一个重要理论创新。

在全面深入地分析国内外长期护理制度改革和创新的基础上，本课题提炼出中国长期护理服务体系构建的八大原则：单独筹资建制，全覆盖低水平，居家服务优先，整合医养资源，体现个人责任，注重社会公平，分步实施推进，以及配套体系先行。进而，创新性提出"行政与准入系统、筹资与负担系统、服务与支付系统、风控与质量系统"八大系统，从政策制定与责任部门、参保对象与受益人员、保费缴纳与待遇支付、申请程序与等级认定、服务内容与供给体系、基金管理与结算办法、医养融合与信息化建设、风险控制与质量监管16个方面，即运用"八大系统，十六支柱"框架来建构中国长期护理服务体系。

我国长期护理服务体系的建立与完善，预期能够产生良好的经济效益和社会效益。主要表现在：直击养老服务资金短缺、服务质量低的两大难题，推进民营养老机构的成长；缓解"社会性住院"压力，推动"新医改"创新；创造1000多万个养老服务就业岗位，"人口红利"消失后可增加7000多万名潜在劳动力供给，促进16万亿元养老服务产业"规模经济"的形成，激发商业保险经济的活力，从而开辟"新常态"下经济的新增长点；更重要的是减轻老年贫困，提高老年人生活质量，进一步规避国家人口政策可能产生的政治风险。

目　录

图 目 录

表 目 录

第一章 导 论

第一节 问题提出

进入现代社会后，随着我国人口增长的人为控制和社会转型，社会结构、家庭结构和女性就业结构都发生了很大的变化，死亡的主要原因已由原来的传染性疾病转变为慢性病，众多因素的共同作用使养老服务从过去的家庭责任逐渐演变成现在的社会风险。从整个社会来看，人口老龄化是其中最重要的影响因素。截至 2016 年底，全国 60 岁及以上老年人口为 2.3 亿人，占总人口的 16.7%，其中 65 岁及以上人口 1.5 亿人，占总人口的 10.8%。[①] "十三五"期间，我国 60 岁及以上老年人口平均每年增加约 640 万人，到 2020 年将在 2.55 亿人左右，占总人口的 17.8% 左右。[②]与此同时，失能和部分失能老年人越来越多，残疾老年人逐年增加，2015 年失能和部分失能老年人约 4063 万人，占老年人口总数的比例为 18.3%。[③] 失能或半失能老年人最需要养老服务，而同期我国所能提供的养老服务则显得捉襟见肘。据民政部统计，截至 2016 年底，全国各类养老服务机构和设施为 14.0 万个，各类养老床位为 730.2 万张，其中社区留宿和日间照料床位为 322.9 万张。[④] 而且不考虑 700 多万张床位是否都

---

① 民政部：《2016 年社会服务发展统计公报》，最后访问时间：2017 年 8 月 3 日。
② 卫计委：《关于印发"十三五"健康老龄化规划的通知》，最后访问时间：2017 年 3 月 17 日。
③ 全国老龄委：《第四次中国城乡老年人生活状况抽样调查成果》，最后访问时间：2016 年 10 月 9 日。
④ 民政部：《2016 年社会服务发展统计公报》，最后访问时间：2017 年 8 月 3 日。

收养了老年人，即使是这样，也只占全部失能老年人口的 18.0%。这充分说明了我国养老服务体系"安全网"还远未建立起来，养老服务的迫切需求已经成了一个新的重大社会风险。

除了上述养老服务总量供给不足之外，在现有养老服务体系中，还存在如下一些缺陷。

第一，社区养老的"依托"地位没有形成。《关于加快发展养老服务业意见的通知》（国办发〔2006〕6 号）提出"以居家养老为基础、社区服务为依托、机构养老为补充的服务体系"，至今社区留宿和日间照料床位远远供不应求。

第二，城乡养老机构服务质量难以保障，尤其是农村养老机构堪忧。中华人民共和国成立后，特别是 20 世纪 90 年代以来，尽管政府有关部门先后颁布过一些保障养老机构服务质量的文件，如《农村敬老院管理暂行办法》（1997 年）、《社会福利机构管理暂行办法》（1999 年）、《老年人社会福利机构基本规范》（2001 年）、《养老护理员国家职业标准》（2002 年）、《关于加强和改进社区服务工作的意见》（2006 年）、《关于全面推进居家养老服务工作的意见》（2008 年） 等，但是目前城乡养老机构提供的服务与文件要求相去甚远，尤其在部分农村地区养老机构的服务质量堪忧。然而，目前我国 50% 以上的养老机构没有医生，经过护理及相关专业系统训练的护理员不超过 30%，取得养老护理员资格证书的不足 1/3。[①] 因此，公办或民办养老机构的养老护理员大多是业务技能不高、流动性较强的"4050"女性工作人员。有的养老机构连最基本的日常生活照料都不周全，更谈不上医疗保健和康复方面的专业服务。入住老年人基本上没有文化生活，心理孤独无助。

第三，民办养老机构的扶持政策可操作性不强。2012 年，民政部下发《关于鼓励和引导民间资本进入养老服务领域的实施意见》（以下简称《意见》）以来，各地都出台了鼓励民办养老机构的政策。但即使在"各种利好"情况下，官办养老院"一床难求"，民办养老院负债前行、"步履维艰"的状况依然没有多少改变。其中原因主要表现在以下两个方面：

---

① 中国老龄科学研究中心课题组：《全国城乡失能老年人状况研究》，《残疾人研究》2011 年第 2 期。

一方面，民政部发布的支持和鼓励社会化养老服务产业发展的《意见》在优惠政策方面缺乏可操作性的执行细则，地方政府在转发文件时没有将指导性政策具体化为可操作的措施；另一方面，目前国家有关民办养老服务机构的政策总体上还是有些滞后，涉及民办养老服务机构行业规范、准入资质渐进性、职工社保等待遇方面都缺乏明确具体的配套政策。而在推行养老服务制度的其他国家，民间资本（营利机构与非营利机构）大多是承担养老服务提供体系的重要组成部分。

第四，目前养老服务保障的职能部门条块分割。我国养老服务主要由医疗卫生部门和民政部门来提供。民政部门的公办养老机构发挥托底作用，重点为"三无"老人、低收入老人、经济困难的失能半失能老人提供无偿或低收费的偏重生活照料服务。而民办非营利性养老机构在政府的土地使用、财政补贴、用地征税、捐赠免税等优惠政策支持下与营利机构（仅享受免征营业税的优惠政策）一起开展收费、低费和免费的养老服务。目前民办养老机构仍是公办养老机构的补充。无论是公办还是民办养老机构，失能老年人的收养率均不高。城乡慢性病患者接受的门诊和住院治疗的费用通过社会医疗保险（隶属于人力资源和社会保障部）、新农合（隶属于国家卫生与计划生育委员会）给付，而一些特定慢性病预防、筛查与保健服务则由基本公共卫生体系通过国家财政来承担。①

在我国人口结构快速老龄化的时代，基于当前养老服务的供需状况、服务质量以及管理分割的国情，我国养老服务保障已经成为一个新的社会风险，这俨然不是一个伪命题。2015 年 10 月，《中国共产党第十八届中央委员会第五次全体会议公报》指出，坚持计划生育基本国策，积极开展应对人口老龄化行动，实施"全面二孩"政策。尽管"全面二孩"政策已经推行，但是目前人们生育二孩的意愿并不强烈。② 可以预见，我国人口老龄化的速度和养老服务的风险在短时期内难以发生逆转。

---

① 戴卫东：《中国长期护理制度建构的十大议题》，《中国软科学》2015 年第 1 期。
② 《全国妇联报告：53.3% 一孩家庭没有生育二孩的意愿》，新华网，http://news.xinhuanet.com/local/2017 – 01/04/c_ 129431439. htm，最后访问时间：2017 年 1 月 16 日。

第二节　相关概念辨析

1. 养老服务

养老服务是以老年人为服务对象的服务业。养老服务既属于服务业的范畴，又是服务业的重要内容。目前，我国还没有关于养老服务业的法律界定，现有最权威的界定是《国务院办公厅转发全国老龄委办公室和发展改革委等部门关于加快发展养老服务业意见的通知》（国办发〔2006〕6号），即养老服务业是"为老年人提供生活照顾和护理服务，满足老年人特殊生活需求的服务行业"。①

新中国成立后，处在当时国际风云变幻、国内百废待兴的局势中，国家开始了大规模恢复和发展城乡经济的一系列活动，人民生活水平低下，吃饭穿衣是首要的民生问题。到20世纪50年代中后期，国家设立了面向城乡"三无"老年人的养老院和敬老院，养老服务只能提供有限的生活照料服务。改革开放之后，我国的经济实力有了很大增长，由于经济社会体制的转型和人口老龄化等客观因素的作用，养老服务事业的发展被提上了党和国家的议事日程。作为一个发展中国家，我国养老服务水平在原有的基础上得到了改善和一定程度的提高，但与一些发达国家和地区相比，我国养老服务还处于低水平阶段。随着人口结构转型和医疗卫生以及人们生活水平的提高，现有养老服务体系制度安排中对老年人的长期护理还没有产生足够的重视。②

2. 长期护理

世界卫生组织（WHO）认为，长期护理（Long-Term Care，LTC）为"由非正规护理者（家庭、朋友或邻居）和专业人员（卫生和社会服务）进行的护理照料活动体系，以保证那些不具备完全自我照料能力的人能继续得到其个人喜欢的以及较高的生活质量，获得最大可能

---

① 民政部政策研究中心：《我国养老服务准入研究》，中国社会出版社，2013，第7页。
② 戴卫东：《新中国老年福利事业的反思与前瞻》，《社会科学战线》2015年第2期。

的独立程度、自主、参与、个人满足及人格尊严"。① 长期护理包括非正规与正规两类支持性体系。后者可能包括广泛的社区服务（公共卫生、初级保健、家庭保健、康复服务和临终关怀）、私人疗养院以及临终关怀院，也指那些暂停或逆转疾病和残疾状况的治疗。② 桑特勒、纽恩对长期护理的定义是，在持续的一段时间内给丧失活动能力或从未有过某种程度活动能力的人提供的一系列健康护理、个人照料和社会服务项目。③

综上可以发现，我国传统的养老服务与国外的长期护理服务还存在较大的差异性，主要表现在以下几个方面。一是服务对象的差异。长期护理的对象是持续一段时间内不具备完全自我照料能力的人，包括老年人和非老年人，但在实践中以老年人为主。我国养老服务的对象只针对 60 岁及以上老年人，但在各地养老机构中以非失能的、健康的老年人为主要收养对象。二是服务提供者的差异。国外长期护理服务提供者包括非正规护理者（家庭、朋友或邻居）和专业人员（卫生和社会服务者），一般以专业人员为主。我国养老服务则以家庭照料为主，社区照顾和机构服务不占主体地位，而朋友和邻居提供照料帮助的更是少之又少。三是服务内容的差异。从上文定义可见，长期护理服务至少由生活照料、卫生保健康复、情感慰藉等服务构成。我国养老服务显然一直是以生活照料为主，卫生保健康复服务近几年才逐步得以重视，情感维护还局限在学术讨论层面。四是服务方式的差异。国外长期护理的方式有家庭照顾、日间照料、养老院、疗养院以及临终关怀院等；我国养老服务的方式主要有家庭照料、社区服务以及养老院三种，疗养院和临终关怀院是新生事物也是奢侈品。五是服务目的的差异。国外长期护理以最大可能程度的独立、自主、参与、个人满足及人格尊严为追求目标；而我国养老服务则是为了"妥善处理人口老龄化问题"，"促进相关行业发展，推动经济增长"。其实，提高老年人及其家庭的生活质量才是根本目标。

---

① WHO，"Home-Based and Long-term Care，Report of a WHO Study Group." *WHO Technical Report Series 898*. Geneva：World Health Organization，2000.

② 世界卫生组织主编《积极老龄化政策框架》，中国老龄协会译，华龄出版社，2003，第 19 页。

③ ［美］雷克斯福特·桑特勒、史蒂芬·纽恩：《卫生经济学——理论、案例和产业研究》（第 3 版），程晓明译，北京大学医学出版社，2006，第 517 页。

总之，从传统的养老服务到新型的长期护理服务的转变，不仅是我国应对人口老龄化失能风险的策略创新，而且是我国社会发展和"以人为本"、文明进步的一个重要体现。

3. 长期护理保险

国际上尤其是一些经济较发达国家，针对长期护理服务，在资金筹集方式上采取了社会保险或商业保险的路径。[①] 美国健康保险协会对长期护理保险的定义是，"为消费者设计的，对其在接受长期护理服务时产生的潜在巨额护理费用支出提供保障"。美国人寿管理协会（Life Office Management Association，Inc.，LOMA）的定义是，"长期护理保单是为那些由于年老或严重疾病或意外伤害的影响需在家（Care at Home）或护理机构（Nursing Facility）得到稳定长期护理服务的被保险人支付的医疗及其他服务费用进行补偿的一种保险"。

戴卫东指出，长期护理保险（Long-Term Care Insurance，LTCI）是指通过发挥保险的风险共担、资金互济的功能，对被保险人因接受长期护理服务而产生的费用进行分担补偿的一种制度。商业长期护理保险（Private Insurance for Long-Term Care）是指由保险公司举办、投保人自愿缴费参保并在产生长期护理服务费用后由商业保险公司来审核并给付的一种市场化行为。[②] 所谓社会化长期护理保险（Social Insurance for Long-Term Care），是国家颁布护理保险法律，以社会化筹资的方式，对由于患有慢性疾病或处于生理、心理伤残状态而生活不能自理，在一个比较长的时期内需要依赖他人的帮助才能完成日常生活活动的人所发生的护理费用以及非正规护理者的补助进行分担给付的一种制度安排。[③] 长期护理社会保险与长期护理商业保险都是社会化的生活风险保障机制，它们共同为解除老年人的长期护理风险服务，但是属于两种性质完全不同的风险分散机制。从不同层次需求的老年人角度来看，单凭任何一方都不能够为社会提供全面的风险保障。[④]

我国人力资源和社会保障部办公厅于 2016 年 6 月发布了《关于开

① 戴卫东：《欧亚七国长期护理保险制度分析》，《武汉科技大学学报》（社会科学版）2016 年第 1 期。
② 戴卫东：《OECD 国家长期护理保险制度研究》，中国社会科学出版社，2015，第 5 页。
③ 戴卫东：《中国长期护理保险制度构建研究》，人民出版社，2012，第 8 页。
④ 戴卫东：《长期护理保险：理论、制度、改革与发展》，经济科学出版社，2014，第 4 页。

展长期护理保险制度试点的指导意见》（人社厅发〔2016〕80号），决定在我国14个省（自治区、直辖市）的15个城市实施长期护理保险试点。① 该试点采用了社会保险模式。

总体来说，长期护理保险不仅具有服务保障性、服务提供社会化、受益限定性、配套体系重要性、促进服务产业化等特征，而且具有其自身独特的一些功能，如提高老年人的生命质量、促进家庭代际的良性互动、缓解老年人及其家庭的经济贫困、维系老年人的社会关系网络以及培育新的经济增长点，等等。②

第三节 研究内容、研究方法与数据来源

1. 研究内容

由养老服务向长期护理服务转化，这是我国经济社会发展和应对人口老龄化、构建和谐社会的必然要求。为了构建一个科学的、可持续发展的老年长期护理服务体系，本研究内容拟做如下安排。

第一章首先提出了要研究的问题，其次对相关概念进行阐述，并对研究内容及研究方法做了介绍，指出了研究目的和研究意义，最后阐述了本研究可能的创新之处。

第二章专门对国内外关于长期护理服务体系的文献研究做了述评。主要从长期护理服务需求及其影响因素、长期护理服务供给体系及质量评估、长期护理服务成本与筹资机制、长期护理服务运行模式的国际经验，以及中国长期护理服务体系的构想五个方面来展开研究，最后对文献研究做出进一步评价。

第三章主要从福利责任视角出发，探讨了我国老年福利变迁的多元责任演变。养老服务是我国老年福利的重要组成部分，随着经济社会的发

---

① 人社部：《关于开展长期护理保险制度试点的指导意见》，http：//www.mohrss.gov.cn/SYrlzyhshbzb/shehuibaozhang/zcwj/201607/t20160705_242951.html，最后访问时间：2016年7月21日。

② 戴卫东：《长期护理保险的基本属性》，载《社会保障研究》2015年第1期（人大复印资料《社会保障制度》2015年第10期全文转载）。

展，家庭、国家、企业、社会和个人等多元责任在未来走势应如何定位，本研究创新性地提出了老年福利 V 型责任理论。

第四章主要对我国长期护理服务的总体需求进行研究。分别从时间、空间两个角度对老年人长期护理需求的差异性特征开展深度研究，以便为我国长期护理服务体系制度设计的具体问题具体分析打下研究基础。

第五章是回应第四章的研究，即我国长期护理服务的供给状况研究。通过对全国长期护理服务供给状况，以及在浙江省的问卷调查中发现的我国长期护理服务供给体系存在的供需失衡问题及其原因进行探讨。

第六章是个案研究之一。通过对中部欠发达省份安徽省芜湖市的调查，比较分析了芜湖市公办、公建民营、民办三类型养老机构存在的问题和经济社会效益，为欠发达地区长期护理服务政策的全面规划奠定基础。

第七章是个案研究之二。作为与第六章的比较研究，本章选取了东部发达的浙江省杭州市为调研对象，并分别从定价机制、用地政策、财政投入、医养结合、收养模式五个方面对杭州市的公办与民营养老机构展开研究，探求发达地区长期护理服务体系的建设方向。

第八章是国内外长期护理服务体系的创新研究。本章通过国际长期护理保障制度、国内地方政府养老服务政策创新，以及青岛等市试点长期护理保险的分析，为我国长期护理服务体系的构建提供有价值的经验和借鉴，也为下一章提出我国长期护理服务体系建设的原则埋下伏笔。

第九章是本研究的重点和难点部分，即我国长期护理服务体系的构建。主要从行政与准入系统、筹资与负担系统、服务与支付系统、风控与质量系统八大系统入手，围绕着政策制定与责任部门、参保对象与受益人员、保费缴纳与待遇支付、申请程序与等级认定、服务内容与供给体系、基金管理与结算办法、医养融合与信息化建设、风险控制与质量监管 16个方面，即依据"八大系统，十六支柱"框架建构了长期护理服务体系的"中国方案"。

第十章主要是总结与讨论。总结全文的主要研究观点，并对我国长期护理服务体系的经济效益与社会效益展开进一步的讨论。

2. 研究方法

笔者综合运用了文献分析、问卷调查与深度访谈、建模定量分析以及比较研究等方法来开展研究。

文献分析法。通过搜集大量国内外相关文献资料，分析并掌握长期护理服务体系发展的相关理论和研究进展，为下一步深入研究和创新奠定稳固的理论基础。

问卷调查与深度访谈法。通过在浙江省的问卷调查，了解养老机构老年人的身体健康状况，以及对机构养老服务的满意度情况。通过对芜湖市和杭州市养老机构的深度访谈，了解不同经济类型区养老服务机构的发展困境，为后文政策建议的可行性做铺垫。

建模定量分析法。长期护理服务体系的成本与筹资费率测算离不开经济模型建立与分析。基于代内公平原则和现收现付的基金长期平衡原则，本研究以浙江省为例，分别建立了两个精算模型，探讨长期护理社会保险筹资模式的费率以及财政、企业和个人三方之间的负担能力。

比较研究法。比较研究是本研究采用的一个重要的研究方法，主要表现在四个方面：一是不同经济类型区养老机构的比较，如杭州市与芜湖市养老机构的比较；二是不同类型养老机构的比较，如同一个地区的公办、民营、公建民营养老机构之间的比较研究；三是国际比较，如对德国、日本和韩国的长期护理保险筹资模式的比较；四是养老服务创新策略比较，如基于两届"中国十大创新社会福利政策"文本的地方政府养老服务创新策略比较研究，以及青岛、长春、南通等地长期护理保险模式创新的比较分析。

3. 数据来源

本研究采用的数据主要来源于两个部分。第一，涉及经济、社会发展、人口状况、养老服务成本等方面的数据，主要包括 2010 年第六次全国人口普查数据及各地区人口统计数据、北京大学老龄健康与家庭研究中心 2008 年和 2011 年全国老年人口健康状况调查项目（CLHLS）数据、浙江省人口生命周期表、浙江省经济社会发展统计公报以及浙江省民政厅提供的养老服务价格数据等。第二，本研究开展所需要的调研数据，主要是对浙江省入住养老机构的老年人经济状况、健康状况、满意度进行问卷调查获取的数据。

具体的研究技术路线参见图 1-1。

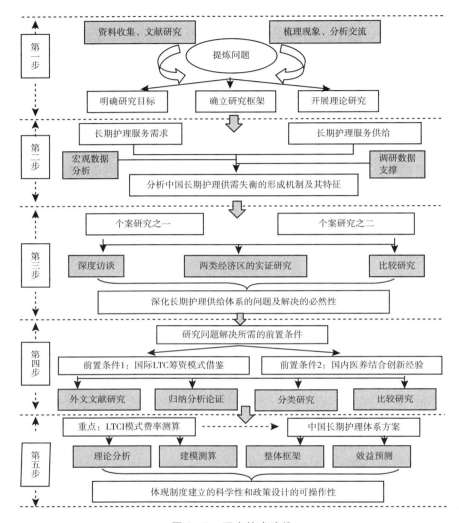

图 1-1　研究技术路线

第四节　研究目的与意义

1. 研究目的

20 世纪 60 年代末以来，全球一些较发达国家开始重视并先后推行长期护理保障制度来应对人口老龄化背景下失能的社会风险。各国长期护理保险制度的诞生是社会、经济、政治、文化等多种因素共同作用的结果。虽然这些因素在各国都有所差异，但还是存在一些共同或相似之处，主要表现在人口结构老龄化与高龄化、家庭结构日益小型化、老年人生活逐渐空巢化、女性就业结构职业化、疾病结构慢性病化、失能老年人及其家庭经济贫困化等方面。

按筹资模式来划分，国外长期护理制度主要有津贴模式、社保模式、商保模式和混合模式。

长期护理津贴模式是指主要通过政府财政支出购买长期护理服务提供给有需要的老年人以及补助给非正规护理者的一种社会保障制度形式。目前，全球实施该制度的国家主要有英国、瑞典、瑞士、澳大利亚、奥地利、比利时、加拿大等二十多个国家。长期护理津贴模式的特点有如下三点。一是，资金来源于国家的一般税收，基本上由政府承担，个人不承担或承担少量的费用。二是，通过救助方式给予津贴的国家，遵循选择性原则，受益资格要与个人资产以及收入相关，一般对低收入家庭的老年人提供补助；而通过福利方式给予津贴的国家，按照普遍性原则进行分配，只要符合资格标准，按程序审核后就能获取补助或服务。三是，保障内容大多是一揽子的照料服务计划，包括日常生活照料和医疗保健康复。

长期护理社会保险模式是指政府颁布护理保险法律，以社会化（个人、企业及政府）筹资的方式来解决老年人长期护理服务费用的分担。全球推行该制度的国家有荷兰、以色列、德国、卢森堡、日本以及韩国。其中，制度最健全的是德国和日本。这种模式的特点主要有：第一，具有社会保险的一般特征，如强制性、互济性、福利性及公平性等；第二，保险金支付实行现收现付；第三，参保人的保险待遇水平高低在某种程度上与其缴费的多少相关。

长期护理商业保险模式实质是一种市场化的金融产品，由个人投保、保险公司支付现金或提供服务的形式来实现个人失能、失智后长期护理风险的分担。目前全球长期护理商业保险做得最大的是美国，其他国家长期护理商业保险都不占主体。该模式的特点有个人自愿、合同约束、资金互济、市场运作、政府监管等。

长期护理混合模式是指将长期护理服务中日常生活照料费用通过福利

性质的个人津贴来支付，而医疗保健康复费用则由社会医疗保险来承担。其代表国家是法国。该模式的显著特点在于：将不属于挽救生命而属于提高生活质量的医疗保健康复费用交给社会医疗保险负责，加重了医保基金和财政支付的压力。

上述四种模式分别是这些国家长期护理保障制度的主体成分。就每个国家而言，其长期护理保障制度都是混合模式。例如，实行津贴模式的国家还有长期护理商业保险产品；实行社保模式的国家本身就包含津贴补助，此外也有长期护理商业险；实行商保模式的美国亦有对低收入人群提供的护理服务津贴救助（Medicaid）；实行长期护理特殊模式的法国其实商业保险的市场份额仅次于美国。就政策意义来说，实施长期护理保障制度的国家，首先是在较大程度上解决了老年人长期护理问题的社会风险，推进了社会公平；其次是增加了护理服务就业岗位，推动了老年服务产业经济的发展；最后是缓解了老年人以住院代替养老的现象，也减轻了社会医疗保险基金的亏空压力。但是，各国也不同程度地存在财政支出逐年增长、覆盖面不公平、受益水平地区差异大以及质量参差不齐等问题。

与上述这些国家一样，我国也面临人口结构、家庭结构、疾病结构、女性就业结构等多方面的转变，养老服务也由农业社会的家庭责任逐步演变成工业社会的严重风险。作为一个有两亿多名老年人口的大国，在人口老龄化高峰到来之前如何解决老年人长期护理服务风险；国际长期护理保障制度有多种模式，我国应借鉴采取哪一种模式抑或多元模式；筹资模式确立后，长期护理服务体系又如何构建；等等。这些都是本研究要加以探索解决的理论问题和现实问题。

2. 研究意义

理论意义。自 1889 年德国颁布了世界上第一个养老保险法——《老年、残疾和遗属保险法》以来，绝大多数发达国家和发展中国家相继建立了养老保险制度，从经济上保障了老年人的晚年生活。随着工业化国家人口老龄化的推进，患慢性病和失能的老年人增多，发达国家开始重视并普遍实施养老服务保障。在养老服务供给的具体形式上，整体来说有居家养老、社区养老和机构养老三种方式，但具体国家的侧重点有所不同。例如，①英国的社区照顾模式。这一模式主要由社区提供生活照料（居家服务、家庭照顾、老年人公寓、托老所）、医疗保健服务、心理支持、整体关怀（如政府兴建社区老年活动中心）等养老服务。②美国的老年人服务计划（Program of All-inclusive Care for the Elderly，PACE）。PACE 项目服务的内容主要包括针对居家养老和机构养老的老年人的医疗性服务（基础医疗服务、急性病服务以及慢性病的长期医疗服务）、社会性服务（饮食、洗浴、心理咨询以及家政服务等）和康复性服务。③日本的以家庭养老为依托的社区共同服务模式。这一主要由非营利组织提供的社区服务模式不仅包括提供上门服务、日间照顾服务、短期托付护理服务、长期照顾服务、老年保健咨询和指导服务等内容，还包括家庭访问介护服务、家庭访问医疗护理服务等。① 总的来说，发达国家养老保障制度建设真正做到了经济保障、服务保障和精神保障的有机结合。本研究是在目前家庭养老、社区照顾的基础上开展我国老年服务保障体系建设的探索研究，寄希望于能够丰富和完善我国养老保障理论和方法。

实践意义。中华人民共和国成立以来，从 1951 年国务院颁布的《中华人民共和国劳动保险条例》到 1997 年建立的"社会统筹与个人账户相结合"城镇职工养老保险制度，再到城镇居民养老保险和新型农村养老保险制度的试点推广，无一不是以收入保障为目标。在城市和农村虽然也有以养老服务为重点的老年人福利，但是仍存在资金来源不足、服务供给失衡、服务质量不高等诸多难题。党的十九大报告提出"积极应对人口老龄化，大力发展老龄服务事业和产业"。本研究成果将为政府决策提供理论参考，也为"健康中国"、政府购买公共服务等制度构建提供路径选择。

第五节　主要创新点

本研究的创新点主要包括问题意识创新、学术观点创新和研究方法创新三个方面。

1. 问题意识创新

近年"两会"民意调研显示，社会保障屡屡位居热点话题榜首。其

---

① 戴卫东、汪连新、李志斌：《社区养老服务的国际经验及发展问题研究》，载《社会保障绿皮书：中国社会保障发展报告（2014）No.6——社会保障与社会服务》，社会科学文献出版社，2014，第1—51页。

中，4000 万名左右失能、半失能老人的养老服务问题多次成为委员们提案的焦点之一。针对老年人的失能风险，我国至今还没有相应的制度安排。现行的医疗保障制度仅对疾病患者的急症支付医疗费用，并不包括老年人所需要的长期护理费用，无法减轻家庭社会的负担。我国商业长期护理保险始于 21 世纪初，虽然行业在积极开展产品创新，但仍存在同质化程度高、保障内容简单等问题。民政部门的机构养老服务局限于生活照料，还谈不上医疗保健和慢性病康复服务。因此，如何解决我国庞大失能老年人口的"医养结合"长期护理服务是一个迫在眉睫的问题。

虽然十八届五中全会和"十三五"规划都提及要探索建立长期护理保险制度，但长期护理保险试点采取社会保险的政策框架还不很成熟，离政策定型还有很长一段路要走。本研究以此为切入点，跳出传统的养老服务制度框架，从理论分析和制度建构角度来深入开展我国新型的长期护理保障体系的探索研究，无疑是对一个新的社会问题的回应。

2. 学术观点创新

我国推行长期护理保障制度建设，其实核心问题有三个：一是建制目的；二是建制模式；三是建制关键。

关于第一个问题，目前政府和学术界普遍看重的是筹资来源，认为推行 LTCI 是为了解决老年人及其家庭的贫困问题，这只是问题的表象。建立 LTCI 制度的真正目的应该是，在政府责任的推动下建立健全一个应对失能风险的有效的长期护理服务供给体系，筹资来源仅是解决问题的一个路径，如果缺乏服务供给体系或供给不足，那么虽然经济贫困解决了，但是服务贫困仍是风险，此外，商业 LTCI 也失去了发展的基础。另外，本研究提出了中国老年福利多元责任主体的 V 型责任理论，这应当是一个重要的理论创新。

关于第二个问题，学术界认为我国应该先推行商业 LTCI 的观点不乏其人，而且自 2006 年以来政府一系列文件都表明我国在社会保险与商业保险之间举棋不定。其实，无论是从我国长期护理风险的程度还是从我国社会保险的制度路径来分析，我国长期护理保障制度都只能是以面向全体国民的社会保险为主体、以面向低收入群体的护理津贴以及面向高收入人群的商业保险为补充的多元模式。同时，在服务供给体系中要坚持"居家服务为先，提供服务为主，民营机构为重"的"三为"原则，等等。

关于第三个问题，学术界既有的研究成果大多是从缴费人群、筹资渠道、服务内容、供给主体、待遇支付等方面来讨论我国长期护理制度框架，还没有触及制度运行的保障条件。技术决定进步，细节决定成败。我们认为，失能等级鉴定机制、服务供方遴选机制、护理员培养培训机制以及服务质量监管机制"四驾马车"配套体系的建设要优先于长期护理保险制度的全面实施。如果这个配套体系不在试点中先行或在建设过程中留有大漏洞，那么设计再美好的制度也只能付诸东流，届时"照护难，照护贵"的民怨也会出现。

3. 研究方法创新

以往从事社会政策研究的学者，大多聚焦于制度背景、他国经验、制度设计等方面；从事人口学研究的学者，多数研究集中在一些数据的处理与分析上。本研究综合运用文献分析、问卷调查与深度访谈、建模定量分析、比较研究等方法，涉及社会学、人口学、应用经济学、比较政策学、公共管理学等多学科融合，系统深入地研究了我国长期护理服务体系从缺位到归位的全过程。

尤其是深度访谈法，避免了问卷调查的涉及范围难以全面深入的缺陷，通过对养老机构管理人员的访谈比较深刻地掌握到养老机构发展过程中存在的多维困境。此外，建模定量分析方法，拓展了以往研究的一般的数量分析，基于代内公平和代际平衡两个原则，建立了两个数理模型来探究长期护理保险的费率和政府财政、企业以及个人的经济承担能力。

值得一提的是，本研究采取了多元比较研究方法，融合国际制度比较、国内地区制度突破比较、不同类型养老机构比较、地方政府养老创新比较等，从比较分析中找到共同点，也便于发掘不同点。总之，上述这些研究方法的组合运用在以往相关研究中并不多见。

第二章 文献述评

2016 年 6 月，我国人力资源和社会保障部办公厅发布了《关于开展长期护理保险制度试点的指导意见》（人社厅发〔2016〕80 号），表明我国长期护理服务体系的筹资机制采取社会保险的方式已经启动。所以，关于长期护理服务体系建设的文献回顾也离不开对长期护理保险研究文献的分析。关于长期护理制度的研究，国外研究成果相对丰富，近几年在国内也渐成研究热点。这些研究大致可归纳为如下五大方面：长期护理需求及其影响因素、长期护理保险服务的供给体系、长期护理保险的成本与筹资机制、长期护理保险的国际经验，以及中国长期护理保险的制度构想。

第一节 关于长期护理需求及其影响因素研究

一 人口老龄化与家庭小型化

人口结构老龄化是导致失能成为社会风险的根本原因。舒特（Schut）和伯格（van den Berg）研究指出，1950 年荷兰 65 岁及以上老年人口的比例超过 7.0%，上升到 7.7%，已进入老龄化社会；1960 年上升到 8.9%，1968 年长期护理保险制度启动，1970 年老年人口上升到 10.1%。[1] 莫金斯（Morginstin）等人研究显示，1983 年以色列总人口 430 万人，65 岁以

---

[1] Schut, F. T., & van den Berg, B., "Sustainability of Comprehensive Universal Long-Term Care Insurance in the Netherland," *Social Policy & Administration* 44 (2010): 411 – 435.

上的占 9.7%，其中，独身老年男、女比例是 14.6%、53.3%；80 岁以上的占 2%。[①] 1986 年，以色列社区长期护理保险制度建立就是最好的诠释。20 世纪 90 年代以来，德国的人口出生率持续下降。1991 年德国 20—60 岁的居民总数占全部人口的 58%，其余 42% 的居民年龄在 20 岁以下和 60 岁以上。1995 年，65 岁及以上老年人口中的 15% 以上、65—80 岁的老年人中有 5%、80 岁以上的老年人中有 20% 的人有长期护理需求。[②] 1995 年，德国建立的长期护理保险制度成为德国"第五大保险"便是应对这种挑战的策略。住居广士指出，2000 年日本颁布长期护理保险（日文为"介护保险"）法案前，1994 年 65 岁及及以上老年人口比例已达到 14.6%，2000 年该比例为 17.2%（2187 万人）。[③] 2000 年，韩国 65 岁及以上老年人口数量为 337.1 万人，2008 年前后接近 500 万人。2008 年 7 月，韩国启动长期护理保险（韩国称之为"老年人疗养保险"）实为应对老年人失能风险之举。而且，各国人口老龄化程度逐渐加重。2010 年，韩国 65 岁及以上老年人占总人口的比例为 11%，估计到 2018 年，韩国 65 岁及以上老年人的比例达到 14.3%。[④] 施米祖坦尼（Shimizutani）的研究认为，日本 65 岁及以上老年人口的比例由 2010 年的 23%、2013 年的 25.1% 到 2035 年将增加到 33.4%。2040 年是日本人口老龄化的顶峰阶段，预计 2060 年该比重将增加到 39.9%。[⑤] 截至 2012 年，美国 65 岁及以上老年人有 4300 万人，自 2002 年来增加了 760 万人，增幅为 21%。未来 20 年，美国 1/7 的人口，或者占比 13.7% 的美国人口将在 65 岁及以上，相对于 2002—2012 年增长了 24%。[⑥] 纳大施（Nadash）和施忽（Shih）的研究也表明，目前我国台湾地区 65 岁及以上老年人占 10.7%，

① Morginstin, B., Baich-Moray, S., & Zipkin, A., "Long-Term Care Insurance in Israel: Three Years Later," *Aging International* 6 (1993): 27 – 31.

② Sato, E., "Long-Term Care Insurance in Germany: Analyzing Its Progress from the Perspective of Economic Indicators," *Journal of Public Health* 14 (2006): 7 – 14.

③ ［日］住居广士:《日本介护保险》，张天民、刘序坤、吉见弘译，中国劳动社会保障出版社，2009，第 3 页。

④ Chon, Y., "The Expansion of the Korean Welfare State and Its Results-Focusing on Long-Term Care Insurance for the Elderly," *Social Policy & Administration* 48 (2014): 704 – 720.

⑤ Shimizutani, S., "The Future of Long-Term Care in Japan," *Asia-Pacific Review* 21 (2014): 88 – 119.

⑥ Finefrock C. J., Gradisher S. M., & Nitz, C. M., "Long-Term Care Insurance: Comparisons for Determining the Best Options for Clients," *Journal of Financial Planning* 2 (2015): 36 – 43.

预计 2040 年达到 30%，届时男性预期寿命是 76 岁、女性是 81 岁。[1]

与人口老龄化相伴随的是各国家庭结构小型化。日本国立社会保障与人口问题研究所研究指出，日本家庭核心化现象自 20 世纪 80 年代以来一直在持续演进。1980 年日本家庭成员平均数量为 3.22 人，1995 年日本家庭平均人口是 2.9 人，2005 年则下降至 2.56 人。[2] 65 岁及以上老年人单身家庭的比例由 2010 年的 30.7% 增长到 2035 年的 37.7%；核心家庭的比例由 2010 年的 56.4% 下降到 2035 年的 53.6%；2010—2035 年，终生未婚家庭的男性比例从 21% 上升到 29%、女性比例从 11.1% 上升到 19.2%。[3] 韩国在 1994—2004 年，与成年子女一起居住的 65 岁以上的老年人比例下降了 16.1 个百分点；夫妻同住的比例增加了 7.6 个百分点；单身老人的比例也上升了 7.0 个百分点。2005 年韩国独居老人的家庭占 24.6%，老年夫妇家庭占 26.6%，与子女同住的家庭占 43.5%。[4] 1962 年，法国人口总数为 4600 万人，1982 年为 5400 万人，增加 17.4%；同期家庭数目分别为 1400 万户、2100 万户，增加 50%，比人口增加快得多，因此，家庭规模越来越小型化，从平均每户 3.1 人减少到 2.6 人，规模之小为欧洲之最。[5] 吴树冲（Wu）研究表明，我国台湾地区 1986 年 65 岁及以上老年人与子女同住的占 70.2%，到 2005 年该比例下降到 57.3%。[6]

二 慢性病患病率与住院率双高

一般而言，老年人寿命的延长多是不健康的余命，患一种甚至多种慢性病的概率较高。世界银行研究指出，1998 年，卢森堡人口的主要死亡原因首先是循环系统疾病（心脑血管病），其次是癌症、呼吸系统

---

[1] Nadash, P. & Shih, Y. C., "Introducing Social Insurance for Long-Term Care in Taiwan: Key Issues," *International Journal of Social Welfare* 22 (2013): 69–79.

[2] ［日］国立社会保障人口问题研究所：《人口预测（2008）》，http://www.ipss.go.jp/index.html.

[3] Shimizutani, S., "The Future of Long-Term Care in Japan," *Asia-Pacific Review* 21 (2014): 88–119.

[4] ［韩］郑京喜：《2005 年度老人生活现状及福利需求调查》，韩国保健社会研究院，2005。

[5] ［法］努瓦等：《法国人口》（第七版），2004，第 72—74 页，转引自王家宝《法国人口与社会》，中国青年出版社，2005，第 46—47 页。

[6] Wu, S. C., "Long-Term Care Policy and Practice in Taiwan." Presentation at the Asia Forum on Aging, 2002. Retrieved from http://asiaforum.tsaofoundation.org/papers/papers.php.

疾病，再次是外部原因（事故和自杀）。从日本老年人需要护理的原因来看，患脑血管疾病者占全体的 29.3%，随年龄的增长身体老化者占 12.1%，因跌倒、骨折而需要护理者占 10.4%，痴呆症患者占 10.1%。因中风或心脏病等疾病而卧床不起和患有老年痴呆症的老年人数量，估计由 2000 年的 280 万人增加到 2025 年的 520 万人。[①] 韩国 1995 年的一项国家健康调查数据显示，有各种程度的慢性病的老人占 86.8%，其中，80 岁以上的妇女患老年痴呆症的占总数的 29.4%，65—69 岁的妇女也占到 2.3%。李泰华（Lee）等人进一步研究指出，韩国在过去 4 年里，患痴呆症的老年人每年增加 26.8%，而老年人口增长比例仅为 17.4%。2011 年，32 万名老年人参保长期护理保险，其中 46.5% 的老年人患有痴呆症。据估计，患痴呆症的老年人占老年人的比例为 9.1%，患痴呆症的老年人数量由 2010 年的 53 万人将增加到 2025 年的 100 万人。[②] 菲因福克（Finefrock）等人的研究统计显示，2012 年美国大约有 540 万人患有阿尔茨海默病。[③]

由于家庭功能的弱化和老年福利院床位数的不足，以及入住福利机构与入住医院二者之间在手续的便利性、费用负担的差别性等原因，许多有长期护理需求的老年人以入住医院来代替入住福利机构的普遍行为，被称为"社会性住院"现象。[④] 据豪尔（Hall）等人统计，从 1970 年至 2000 年，美国 65 岁及以上老年人在非联邦医院短期住院率

① Ministry of Health，"Labour and Welfare," *Long-Term Care Insurance in Japan*（2002）.

② Lee，T. W.，Yim，E.，Cho，E.，& Chung，J.，"Cognitive Function，Behavioral Problems，and Physical Function in Long-Term Care Insurance Beneficiaries with Dementia in South Korea：Comparison of Home Care and Institutional Care Services," *Journal of the American Geriatrics Society* 62（2014）：1467 – 1475.

③ Finefrock，C. J.，Gradisher，S. M.，& Nitz，C. M.，"Long-Term Care Insurance：Comparisons for Determining the Best Options for Clients," *Journal of Financial Planning* 2（2015）：36 – 43.

④ Izuhara，M.，"Social Inequality under a New Social Contract：Long-Term Care in Japan," *Social Policy and Administration* 37（2003）：395 – 410. Yamada，T.，Chen，C. C.，Yamada，T.，Fahs，M.，& Fukawa，T.，"Behavioral Analysis of the Choice of Community-Based Formal Home Care，Informal Home Care and Nursing Home Care in Japan," *The Geneva Papers* 31（2006）：600 – 632. Mitchell，O. S.，Piggott J.，& Shimizutani，S.，"An Empirical Analysis of Patterns in the Japanese Long-Term Care Insurance System," *The Geneva Papers on Risk and Insurance* 33（2008）：694 – 709. Yong，V.，& Saito，Y.，"National Long-Term Care Insurance Policy in Japan a Decade after Implementation：Some Lessons for Aging Countries," *Aging International* 37（2012）：271 – 284.

明显上升，尽管 80 年代有所下降，但随后仍呈提高趋势。[①] 1994 年，通过对纽约州 248656 名住院居民调查发现，年龄是选择住院的一个重要因素。不管住在城镇还是住在乡下，老年人都喜欢住院接受护理。但是，高龄老年人更喜欢到社区医院，而不愿去外地医院接受初级护理保健服务。[②] 克姆（Kim）通过对 2005—2006 年美国加利福尼亚州入院病人数据库的抽样调查研究发现，555538 名 65 岁及以上老年糖尿病患者中有 1/5 属于潜在性住院者，其中 43.7% 的患者属于如果预防及时就不需住院治疗，56.3% 的患者属于如果提供适当的长期护理服务就不需住院治疗。两类人群住院治疗的费用达到了 11 亿美元。[③] 日本老年慢性病患者中，大约有 43% 住院时间在 6 个月以上，有 30% 住院时间在 1 年以上。[④] 培肯（Bacon）等人通过对 1980 年美国和波兰两个国家住院老年慢性病人的调查研究发现，美国老年慢性病人住院率比波兰要高。随着年龄的增长，老年慢性病人住院率趋高，而波兰则保持不变或下降。但是，波兰的住院老年人死亡比例比美国要低。然而，65—74 岁、75—84 岁以及 85 岁及以上三个年龄组的住院老年人的死亡率，波兰都比美国高，特别是波兰 85 岁及以上年龄组的住院老年人的死亡率是美国的 2 倍。[⑤] 考恩（Chon）也指出[⑥]，韩国老年长期护理基础设施的缺乏导致了需要护理服务的老年人不得不住进医院，这给政府财政和老年人家庭都带来了负担，也产生了医疗保险基金赤字。

---

① Hall, M. J., & Maria, F., "Owings Centers for Disease Control and Prevention," *Advance Data* 329 (2002).

② Basu, J., & Cooper, J., "Out-of-Area Travel from Rural and Urban Counties: A Study of Ambulatory Care Sensitive Hospitalizations for New York State Residents," *Journal of Rural Health* 16 (2000): 129 – 138.

③ Kim, H., Helmer, D. A., Zhao, Z., & Boockvar, K., "Potentially Preventable Hospitalizations Among Older Adults With Diabetes," *American Journal of Managed Care* 17 (2011): 419 – 426.

④ Matsuda, S., & Yamamoto, M., "Long-Term Care Insurance and Integrated Care for the Aged in Japan," *International Journal of Integrated Care* 1 (2001): 15 – 22.

⑤ Bacon, W. E., Wojtyniak B., & Krzyzanowski M., "Hospital Use by the Elderly in Poland and the United States," *American Journal of Public Health* 74 (1984): 1220 – 1226.

⑥ Chon, Y., "Long-Term Care Reform in Korea: Lessons from the Introduction of Asia's Second Long-Term Care Insurance System," *Asia Pacific Journal of Social Work and Development* 22 (2012): 219 – 227.

三 长期护理需求与老年贫困化

老年人个体由于慢性病而失能程度加重，而一个国家或地区人口老龄化则使整体失能率提高，长期护理需求就由此成了社会风险。据勒温研究团队（Lewin Group）估计，14%的美国老年人有工具性日常生活活动（instrumental activities of daily living，IADL）功能障碍，17%的老年人有1—2项日常生活活动（activities of daily living，ADL）[1] 功能丧失，11%的老年人有3项及以上的ADL失能。65—69岁老年人的残疾率是6.5%，但是到85—89岁老年人的残疾率上升到43%。[2] 布朗（Brown）和菲因斯坦（Finkelstein）研究预测，美国65岁及以上老年人中至少有70%在生命中某一时期需要长期护理服务。65岁及以上老年人余命期为19.2年（女性为20.4年，男性为17.8年）。估计每年有836万人需要长期护理服务。65岁及以上老年人中，12%的男性和22%的女性在有生之年需要接受3年以上的长期护理服务，其中11%—21%的老年人需入住护理之家5年以上。[3] 纳大施和施忽估计，到2030年，德国80岁以上的老年人中有29%（309万人）需要长期护理服务。2010年，我国台湾地区需要长期护理服务的老年人口为45万—70万人。[4] OECD估算，80岁及以上老年人需要长期护理的人数是65—79岁老年人的5倍。此外，女性老年人的长期护理需求是男性老年人的1.5倍。[5]

克姆通过实证研究发现，老年慢性病患者反复住院对患者以及家庭和护理人员都造成了严重的临床和经济负担。[6] 仅2004年，美国糖尿病患者住院人群中有36%就属于潜在性短期住院，他们一共花费了13亿美元的医疗经

① 通过几项基本生活活动的自理能力程度来衡量老年人的生活自理能力，这些活动通常包括穿衣、上下床、室内活动、吃饭、上厕所、洗澡等。

② Lewin Group，"Preparing for Long-Term Services and Supports，" Presentation by Lisa Alecxih American Public Policy and Management Association，2009.

③ Brown J. R.，& Finkelstein，A.，"The Private Market for Long-Term Care Insurance in the United States：A Review of the Evidence，" *Journal of Risk and Insurance* 76（2009）：5－8.

④ Nadash，P.，& Shih，Y. C.，"Introducing Social Insurance for Long-Term Care in Taiwan：Key Issues，" *International Journal of Social Welfare* 22（2013）：69－79.

⑤ OECD，*Help Wanted？Providing and Paying for Long-Term Care*（Paris：OECD，2011）

⑥ Kim S.，"Burden of Hospitalizations Primarily due to Uncontrolled Diabetes：Implications of Inadequate Primary Health Care in the United States，" *Diabetes Care* 30（2007）：1281－1282.

费。① 柠－奎卫斗（Mould-Quevedo）等人通过一项对墨西哥7540名60岁及以上住院老年人的一年调查研究，发现每1例适当住院的老年人（如急症）一年平均医疗成本为1497.2美元，而不适当住院老年人（如慢性病）平均医疗成本为2323.3美元。② 劳斯（Prasad）通过对印度不同收入阶层的调查研究结果表明，无论是贫穷老年人还是富裕老年人，一旦住院接受医疗服务，他们都会倾家荡产，更谈不上恢复健康和接受更好的医疗服务。③ 1980年，占美国总人口11.3%的2570万名老年人因接受长期护理服务而处于贫困状态。1987年入住老年护理院的老年人每年支付20000—30000美元。按照1987年美国老年人住房选择委员会的一份报告，65岁及以上已婚老年人当中有78%的老年人只要有一个配偶住进养老护理之家，一年就会花光他们全部的积蓄，从而陷入联邦政府规定的贫困水平。而对于老年单身独居者来说，陷入贫困的风险更大，同样的情况这个比例为94%。英吉尼克斯（Ingenix）由美国老年人医保管理机构对2002—2006年的一个跟踪调查报告得知，5年当中因为需要长期护理服务而住院的人数上升了60%，达88.3万人。同期，因病住院的急症护理人数增加不到1%。④ 据估计，美国养老护理院收费价格到2018年上升为每人每年55000美元。预计到2030年，因长期护理问题而致贫的老年人达到6400万人，占总人口的20%。⑤ 考恩的研究显示，韩国接受长期护理的老年人中贫困发生率为45.1%，在OECD国家中最高，2011年老年人生活在中产阶层家庭的不到一半。⑥ 新加坡实行照护服务合作付费政策，目标人群是低收入群体。⑦

① Ahern, M. M., & Hendryx, M., "Avoidable Hospitalizations for Diabetes: Comorbidity Risks," *Disease Management* 10 (2007): 347–355.

② Mould-Quevedo, J. F., García-Peña, C., Contreras-Hernández, I. et al., "Direct Costs Associated with the Appropriateness of Hospital Stay in Elderly Population," *BMC Health Services Research* 9 (2009): 151–159.

③ Prasad, S., "Does Hospitalization Make Elderly Households Poor? An Examination of the Case of Kerala, India," *Social Policy and Administration* 41 (2007): 355–371.

④ Ingenix, "Long-Term Care Makes up an Increasing Portion of Medicare Inpatient Admissions," *Healthcare Financial Management* 4 (2008): 124.

⑤ Noordewier, T. G., Rogers, D., & Banakrishnan, P. V., "Evaluating Consumer Preference for Private Long Term Care Insurance," *Journal of Health Care Marketing* 9 (1989): 34–40.

⑥ Chon, Y., "The Expansion of the Korean Welfare State and Its Results-Focusing on Long-Term Care Insurance for the Elderly," *Social Policy & Administration* 48 (2014): 704–720.

⑦ Chin, C. W., & Phua, K. H., "Long-Term Care Policy: Singapore's Experience," *Journal of Aging & Social Policy* 28 (2016): 113–129.

四　国内相关研究

有研究根据北京大学 2008 年对全国 22 个省区市的 16566 名 65 岁及以上老人展开了健康状况调查。研究发现，①ADL：洗澡不能自理的老人比例最大，且女性高于男性，城镇高于乡村，并随着年龄的上升呈现不断增高的趋势；②IADL：IADL 的障碍率高于 ADL 的障碍率，至少有一项 IADL 有困难或不能做的占 69.8%；③认知功能：23.9% 的女性老人、10.9% 的男性老人认知严重缺损，随着年龄的上升，认知损伤的老人比例增加，速度不断加快，65—100 岁，每 5 岁分区，认知严重缺损的比例分别为 0.7%、1.8%、2.2%、5.2%、10.5%、19.1%、29.2%、47.1%，农村老人认知功能缺损的比例为 19.7%，高于城镇的 16.4%。根据计算可知，65—69 岁、70—74 岁、75—79 岁、80—84 岁、85—89 岁、90—94 岁、95—99 岁、100 岁及以上年龄组 ADL 的障碍比例分别为 1.61%、4.15%、6.59%、9.70%、16.18%、25.67%、36.52%、53.48%。[1] 以 2009 年长期护理人数需求为基准，计算出 2010—2050 年我国长期护理人数需求的倍数分别为 1.08 倍、2.14 倍、3.51 倍、5.37 倍、7.30 倍；2010—2050 年总体表现为以 2030—2040 年为中枢，呈现前低后高的比较态势。[2] 朱铭来、贾清显测算出 2010 年我国需要长期护理服务的老年人总数为 1287 万人，预计 2050 年这一数字会增至 3331 万人。[3] 有学者根据人口普查数据研究指出，我国老年人长期护理服务需求将持续上升，城市老年人生活自理比例高于农村，区域差异性大，中西部地区老年人失能率较高。[4]

尹德挺通过调查统计得出，有配偶的低龄老年人的日常生活自理能力明显高于无配偶的老人。[5] 从老年人个人属性来看，影响因素主要集中

---

① 尹尚菁、杜鹏：《老年人长期照护需求现状及趋势研究》，《人口学刊》2012 年第 2 期。

② 魏华林、何玉东：《中国长期护理保险市场潜力研究》，《保险研究》2012 年第 7 期。

③ 朱铭来、贾清显：《我国老年长期护理需求测算及保障模式选择》，《中国卫生政策研究》2009 年第 7 期。

④ 杜鹏、武超：《中国老年人的生活自理能力状况与变化》，《人口研究》2006 年第 1 期。

⑤ 尹德挺：《老年人日常生活自理能力的多层次研究》，中国人民大学出版社，2008，第 90—96 页。

在户籍、受教育程度以及有无子女三个变量上：第一个同时也是影响最大的变量是有无子女，膝下无子女的老年人在生活不能自理时理所当然地迫切希望政府能提供服务；第二个影响变量是户籍，在子女都外出打工的今天，农村老年人比城镇老年人有较高的长期护理服务需求；第三个影响变量是受教育程度，说明老年人接受教育年限越长对自身长期护理问题的认识越清楚，因而其长期护理需求也就越迫切。[①]曹信邦、陈强通过 27 个省份的 2790 份问卷调查研究认为，西部地区、年轻人和低龄老人、身体健康、政府机关和股份制工作、家庭收入高、长期护理服务质量认可程度高的居民参加 LTCI 的意愿明显高于其他调查对象。[②]另有研究表明，长期护理的资源供给情况已经成为制约老年长期护理发展的关键因素。[③]类似研究如王雪辉对河南省老年人长期护理需求的影响因素进行了调查分析。[④]但是，一项以上海市居民投保商业保险的调查研究发现，收入、储蓄和家庭博弈类因子的影响不显著，而医疗需求、价格和个人意愿等与需求呈显著相关关系。[⑤]目前城市老年人购买长期照护保险的意愿并不高，并且存在较高的逆向选择；人口社会因素、经济因素、替代因素、健康因素及意识因素显著影响城市老年人购买长期护理保险的意愿。[⑥]

曾毅等人的研究指出，老年人慢性病患病率是全国人口的 3.2 倍，伤残率是全国人口的 3.6 倍，平均住院时间为非老年人的 1.5 倍。[⑦]国家卫计委的统计报告进一步得出，城乡 65 岁及以上患慢性病的老年人住院率在 1993、1998、2003、2008 年分别是 61‰、79.6‰、84.1‰、153.2‰。[⑧]

① 戴卫东：《老年长期护理需求及其影响因素分析——基于苏皖两省调查的比较研究》，《人口研究》2011 年第 4 期。

② 曹信邦、陈强：《中国长期护理保险需求影响因素分析》，《中国人口科学》2014 年第 4 期。

③ 张强、高向东：《老年人口长期护理需求及影响因素分析——基于上海调查数据的实证分析》，《西北人口》2016 年第 2 期。

④ 王雪辉：《老年人长期护理服务需求影响因素研究——基于河南省的抽样调查》，《调研世界》2016 年第 3 期。

⑤ 陈冬梅、袁艺豪：《人口老龄化背景下我国长期护理保险需求的分析：以上海市为例》，《上海大学学报》（社会科学版）2015 年第 6 期。

⑥ 丁志宏、魏海伟：《中国城市老年人购买长期护理保险意愿及其影响因素》，《人口研究》2016 年第 6 期。

⑦ 曾毅等：《老年人口家庭、健康与照料需求成本研究》，科学出版社，2010，第 281 页。

⑧ 国家卫计委：《2013 中国卫生统计年鉴》。

张瑞的研究显示，随着照料成本的快速上涨以及预期寿命延长，老年人用于支付照料的费用也逐年攀升。此外，家属为照护老年人牺牲正常工作或减少工作时间所带来的间接经济损失逐渐增大，导致老年人及其家庭贫困的现象不在少数。[①]

五　几点评述

国内外关于长期护理需求及其影响因素的研究成果较为丰富。由于长期护理需求的多样性以及其影响因素的多元性，各国应该有所不同。综观既有的研究成果，至少在两个方面还存在可以进一步拓展的研究空间。

一是长期护理需求的地区性以及其他影响因素的研究还不够深入。各国人口老龄化的推进和老年慢性病的发展说明了长期护理服务需求的总量和阶段性变化，但是受经济发展水平和既有服务基础、生活习惯等的影响，城乡之间、地区之间的长期护理需求的差异性在研究成果中也不多见。该方面的研究不足可能是精准统计的难度导致的结果。除了人口结构、家庭结构、疾病结构、收入结构等因素之外，长期护理需求的影响因素还应有女性就业结构、传统养老文化等，至少目前相关研究几乎处于空白状态。此外，关于长期护理需求的研究对象多集中在发达国家，如OECD国家，而关于发展中国家的相关研究极少。

二是与国外学者的研究相比，我国学术界偏重于宏观研究，微观研究还非常有限。国内学者的研究成果大多集中在人口老龄化、家庭小型化以及失能老年人口总量等方面，而长期护理需求的层次性研究不够，即不同失能程度的老年人对长期护理需求量（包括服务内容、时间）是不同的。这可能与我国目前还没有统一的失能等级鉴定标准有关。不同失能等级人口多少决定了长期护理保险的缴费水平高低和财政支出比例大小，而且不同失能等级与老年人及其家庭的经济负担和贫困程度密切关联。所以，缺乏长期护理需求的层次性的基础研究，后续推进研究的准确性就没有依托，从而会产生一系列问题。

---

① 　张瑞：《中国长期护理保险的模式选择与制度设计》，《中州学刊》2012年第6期。

第二节 关于长期护理保险的服务供给体系研究

一 LTCI 服务供给总量

各国长期护理保险因建制理念、缴费水平以及基础设施的不同，从而长期护理服务供给总量也有所差异，相应地也体现了各国的 LTCI 保障能力。科隆（Coolen）的研究认为，在长期护理保险制度开始实施的 1968年，荷兰有大约 55000 人受益于长期护理服务。1990 年，荷兰 65 岁及以上的老年人口中约有 44.8% 的人受益于《特殊医疗费用支出法》规定的各类服务项目。其中 9.5% 的人长期入住护理院或养老院接受机构服务，20% 的人接受不定期居家护理服务，4.5% 的人接受定期的居家护理服务，9% 的人接受家务帮助服务。[①] 2008 年，在荷兰 65 岁及以上人群中，有约6.7% 的人接受长期护理机构服务，有约 12.9% 的人在家中接受长期护理服务。截至 2010 年，荷兰共有超过 60 万人依法享受了各类护理服务，其中约 26 万人选择在护理机构接受服务，约 34 万人选择在家中接受服务。[②]施米特（Schmid）统计研究显示，在以色列，护理保险法律生效的那年，大约有 7000 名老年人享受护理保险提供的服务，而 2005 年前后共有113680 人（31712 个男性和 81968 个女性）获得护理服务。[③] 75 岁及以上享受长期护理保险的人口比例从 1995 年的 39.8% 增加到 2009 年的

---

① Coolen, J., "Multiple Effects of Innovation in Community Care: What Can We Learn from the Netherlands?," in Scharf. T., & Wenger, C. G., *International Perspectives on Community Care for Older People* (Aldershot, England: Avebury, 1995), pp. 125 – 127.

② OECD, Netherlands Long-term Care, From "Help Wanted? Providing and Paying for Long-Term Care", Paris, 2011, http://www.oecd.org/health/longtermcare and www.oecd.org/health/longtermcare/helpwanted.

③ Schmid, H., "The Israel Long-Term Care Insurance Law: Selected Issues in Providing Home Care Services to the Frail Elderly," *Health and Social Care in the Community* 13 (2005): 191 – 200.

47.7%。到 2010 年 12 月，受益人数达到 143912 人。①

20 世纪 90 年代末期，德国约有 180 万人受益于长期护理保险。其中，约有 120 万人受惠于居家护理服务，另有 43 万人接受了机构式全住院护理服务，且补贴的比例最高达到总费用的 75%，还有大约 2% 的人接受了日间照护中心或短期机构护理服务。2006 年底，65 岁及以上老年人口中约有 7% 接受了居家护理服务，3.7% 的老年人享受了机构护理服务。② OECD 统计报告显示，2010 年，德国 3.8% 的 65 岁及以上老年人接受机构护理服务，另外，65 岁及以上老年人中有 7.6% 的人享受了居家护理服务。③ 2000—2005 年，日本护理服务利用人数由 150 万人倍增到 320 万人。2006 年，日本 65 岁及以上老年人中有 9.8% 的人接受了居家护理服务，3% 的人在机构接受了护理服务。④ 与 2006 年相比，2011 年日本居家护理服务人数没有变化，而机构护理服务比例有所下降。⑤ OECD 统计结果表明，2007 年，法国 6.5% 的老年人在家中接受了医疗保健服务（OECD 国家平均水平为 9%），有 65.7 万（约 6.7%）名 65 岁以上老年人接受了疗养院的长期护理服务（OECD 国家平均水平为 4%）。2008 年，大约有 10.6 万个家庭医疗保健服务，其中 95% 的服务对象都是 60 岁及以上的失能老年人。预计到 2025 年，家庭医疗保健服务需求量将达到 23.2 万个。⑥ 2011 年，美国 65 岁及以上老年人当中有 3.9% 的人接受机构护理服务，而接受居家护理服务的比例是 2.6%。⑦

① OECD, Israel Long – Term Care, From "Help Wanted? Providing and Paying for Long – Term Care," Paris, 2011. http：//www. oecd. org/health/longtermcare and www. oecd. org/health/longtermcare/helpwanted.

② OECD, Germany Long – Term Care, From "Help Wanted? Providing and Paying for Long – Term Care," Paris, 2011. http：//www. oecd. org/health/longtermcare and www. oecd. org/health/longtermcare/helpwanted, 2011 – 05 – 18.

③ OECD, A Good Life in Old Age? Monitoring and Improving Quality in Long – Term Care", 2013, http：//www. oecd. org/els/health – systems/Germany – OECD – EC – Good – Time – in – Old – Age. pdf.

④ OECD, Japan Long – Term Care, From "Help Wanted? Providing and Paying for Long – Term Care," Paris, 2011, http：//www. oecd. org/health/longtermcare and www. oecd. org/health/longtermcare/helpwanted, 2012 – 06 – 21.

⑤ OECD, "Health Data," http：//www. oecd. org/els/health – systems/Japan – OECD – EC – Good – Time – in – Old – Age. pdf, 2012.

⑥ OECD, "France Long – Term Care," From "Help Wanted? Providing and Paying for Long – Term Care," Paris, http：//www. oecd. org/health/longtermcare and www. oecd. org/health/longtermcare/helpwanted, 2011.

⑦ OECD, "Health Data," http：//www. oecd. org/els/health – systems/UnitedStates – OECD – EC – Good – Time – in – Old – Age. pdf, 2012.

截至 2009 年，韩国有 1.1% 的 65 岁及以上老年人口在机构接受护理服务，有 2.1% 接受居家护理服务。① 可见，与荷兰、以色列、德国、日本、法国和美国相比，韩国 LTCI 服务供给总量较小。福南德（Fernandez）和弗德（Forder）研究指出，2010 年，日本 LTCI 有 400 万名老年人受益，相当于每 1000 名 65 岁及以上老年人中有 160 名享受保险待遇；德国有 180 万名老年人受益，相当于每 1000 名 65 岁及以上老年人中有 120 名享受保险待遇，另外还有接近 10% 的老年人受益于法定私人护理保险；而英国在 2009 年 10 月，不到 80 万名 65 岁及以上老年人得到社会服务支持，相当于每 1000 名 65 岁及以上老年人中有 100 名受益。② 2008 年一项调查结果表明，台湾 368 个乡镇中有 284 个乡镇为老年人提供居家护理服务（77.2%），其中有 79 个是为残疾人提供服务（21.5%）。③ 纳大施和施忽等人的研究也指出，2008 年台湾 24925 人接受了居家服务，35825 人接受了居家护理，与 45 万—70 万人的需求量相比，受益面狭小。④

二　LTCI 服务供方

除了长期护理商业保险是由市场提供服务外，实行长期护理社会保险的国家大多由政府、非政府组织以及营利组织组成服务提供方。施米特研究认为，以色列长期护理服务提供采取 "半市场化" 方式，既有政府组织也有非政府组织，非政府组织中包括非营利组织和营利组织。1988 年，护理服务的 70% 由非营利组织提供，18% 是由营利组织提供。目前，非营利组织提供的护理服务下降到 37%，而营利组织提供的护理服务提升到 63%。⑤ 2000 年，德国长期护理服务供给者中公共部门有 213 个（比例为 2%），非营利组织有 5103 个（比例为 47%），营

① OECD, Korea Long – Term Care, http：//www. oecd. org/dataoecd/61/40/47877789. pdf, 2011.

② Fernandez, J. L., & Forder, J., "Reforming Long – Term Care Funding Arrangements in England：International Lessons," *Applied Economic Perspectives and Policy* 34（2012）：346 – 362.

③ Yeh, L., Po, C., H., & Chai, W. Y., 2009, Survey of Long – Term Care Supply. Taipei：CEDP（in Mandarin）. Retrieved from http：//www. cepd. gov. tw/dn. aspx？ uid = 7060.

④ Nadash, P., & Shih, Y. C., "Introducing Social Insurance for Long – Term Care in Taiwan：Key Issues," *International Journal of Social Welfare* 22（2013）：69 – 79.

⑤ Schmid, H., "The Israel Long – Term Care Insurance Law：Selected Issues in Providing Home Care Services to the Frail Elderly," *Health and Social Care in the Community* 13（2005）：191 – 200.

利组织有 5594 个（比例为 51%）。① 德国耶邦统计局（Federal Statistical Office）统计结果显示，日益扩张的居家服务和社区护理设施主要依靠公共资金，由私营营利机构供给服务。2009 年德国私营营利机构服务占居家服务的 61.5%。住宅护理设施主要由非营利机构（54.8%）和营利机构（39.9%）供给，公立机构供给仅占 5.4%。② 如今在欧元国家，多数国家都对长期护理服务供给进行了立法规范，公私合作在长期护理服务领域显得非常普遍。③ 在日本，护理服务机构由政府保险机构、株式会社（民间）和志愿者组成，原则上由各都道府县知事来审查指定，私人护理管理公司在促进服务利用方面扮演了一个重要的角色。④

在长期护理服务供给网络中，护理人员的专业水平差异也是影响服务质量高低的一个重要因素。荷兰对长期护理护工的培训，主要包括压力管理、团队工作、沟通技巧和冲突管理等。培训时间分为三个等级：一般照料人员需要 2—3 年，护工需要 3—4 年，专业的社会工作者则要经过 4 年以上的训练。施米特研究表明，以色列的护工中有 2/3 是本国人，另有 1/3 是外国人。家庭护理人员的平均年龄在 43 岁，他们中大多数是兼职的，年收入很低。作为护理阶层，他们并不属于劳动工会，因而就没有劳动保护，也没有额外的收入，其中部分人缺乏正规的教育，特别是缺乏护理老年人的培训。⑤ 德国立法规定，要求服务机构至少雇用一名在过去 5 年中，至少实际工作 2 年的注册护士，这样它才能成为合格的服务提供者。斯博德（Theobald）研究认为，LTCI 实施后德国正式护理人员从 1995 年的 32 万人增加到 2009 年的 89.03 万人。2009 年 39% 的护工经过 3 年的培训，助理护工占 7.6%，10.7% 的人员得到进一步培训，大约

① Brodsky, J., Habib, J., & Mizrahi, I., 2000, *Long - Term Care Laws in Five Developed Countries: A Review*, World Health Organization, Geneva, Switzerland. p34.
② Federal Statistical Office, Pflegestatistik 2009 ［Care statistics 2009］. Wiesbaden. 2011.
③ Riedel, M., Kraus, M., & Mayer, S., "Organization and Supply of Long - Term Care Services for the Elderly: A Bird's - eye View of Old and New EU Member States," *Social Policy & Administration* **50** (2016): 824 - 845.
④ Yoshioka, Y., Tamiya, N., Kashiwagi, M., Sato M., & Okubo, I., "Comparison of Public and Private Care Management Agencies under Public Long - Term Care Insurance in Japan: A Cross - sectional Study," *Geriatrics & Gerontology International* 10 (2010): 48 - 55.
⑤ Schmid, H., "Home Care Workers'assessment of Differences between Nonprofit and for-profit Organizations Delivering Home Care Services to the Israel Elderly," *Home Health Care Services Quarterly* 14 (1993): 127 - 147.

35.5%的人员则没有任何培训经历。没有受过培训的人员大多在兼职岗位，居家服务的兼职人员由1995年的54.2%上升到2009年的73.2%，机构服务兼职人员该比例从39.1%上升到66.7%。① 日本根据介护法律规定②，参加护理支援专门员实务研修考试的可以是医生、牙科医生、药剂师、保健师、助产师、护士、理学疗法师、社会福利师、护理福利师、营养管理师和精神保健师等21个行业的专业人员以及其他从事咨询援助业务或者是从事护理业务工作5年以上的人，当然一部分人则需要10年以上才可以。而在我国台湾地区，护理人员主要是外来劳务人员。2011年4月，台湾有190435个外佣，其中73%来自印度尼西亚，其余的来自泰国、越南和菲律宾。雇用外劳人员将是台湾LTCI制度推行的一个重要问题。

此外，国外学者关于家庭护理人员的工作压力研究也是一个研究热点。有研究认为，日本LTCI实施前后，该项负担几乎没有什么变化。③ 克施达（Kishida）和塔尼贾克（Tanigaki）认为，时间不是负担的特质，原因有两点：其一，通常的家务劳动与老年照料之间的界限非常模糊；其二，单位时间的劳动强度是不一样的，如低强度的照料只是照看和同屋睡觉，而高强度的照料则是医疗康复和便后的清洗等。④ 土特穗（Tsutsui）也指出，一些研究中受访者自我报告的时间与调查者观察到的时间有较大的偏离，所以这些研究结果不可靠。⑤ 通过调查研究，我们不能断定家庭照料强度高与虐待老人之间有必然的因果关系。这是因为，照料强度高与老人被虐待之间有很多影响因素；减少虐待老人的有效手段同样适用于那些照料强度低的人。⑥ 但是，洪（Hong）和卫吉森（Zwijsen）等人在研

———————————————

① Theobald, H., "Combining Welfare Mix and New Public Management: The Case of Long – Term Care Insurance in Germany," *International Journal of Social Welfare* 21 (2012): S61 – S74.

② ［日］住居广士著《日本介护保险》，张天民、刘序坤、吉见弘译，中国劳动社会保障出版社，2009，第104页。

③ Cabinet Office, Kaigo sabisu sijou no issou no kourituka no tameni (Pursuit of Further Efficiency in; Long – Term Care Service Market). Kaigo Sabisu Kakaku ni Kansuru Kenkyukai Hokokusho (Research Report of Study Group on Long – Term Care Price) (in Japanese). 2002.

④ Kishida, K., & Tanigaki, S., Zaitaku sabisu nani ga tarinai – noka? Kazoku – kaigosha no kaigofutankan no bunseki (What's Needed in at – home Service? An Analysis of Family Care Burden). Paper Presented at the 4th Japanese Research Conference on Health Economics, Kyoto (in Japanese). 2004.

⑤ Tsutsui, T., Koreishakai no Kea Saiensu (Care Science in an Aging Society). Tokyo: Chuohoki. 2004.

⑥ Suzuki, W., Ogura, S., & Izumida, N., "Burden of Family Care – Givers and the Rationing in the LTCI Benefits of Japan," *The Singapore Economic Review* 53 (2008): 121 – 144.

究中都表示，长期护理服务的目标是延迟老年人的认知和身体功能的损伤，所以要有效地管理被护理者的行为症状，因为这些问题已经在很大程度上给患者家庭护理人员和机构护理员带来了压抑和沮丧的心情。[1]

三 LTCI 服务质量

服务质量关系到 LTCI 制度健康运行和可持续发展。该项研究也是国外相关研究中的重要关注点。坎特（Cantor）和施金（Chichin）就指出，在以色列有些护理服务组织常常违反法律，降低法律赋予护工的一些社会利益，结果导致护工们对工作的不满意感增强，没有动机去提高工作效率。[2] 而且，护理服务机构依赖政府资金，他们平均收入的 75% 来自政府的分配。这种依赖性使这些组织采取迎合政府政策的行为，更重要的是，他们不再提供那些超越法定的额外服务或服务创新。[3] 昂兹（Arntz）和汤姆森（Thomsen）通过实证研究指出，在德国，个人自付方式与机构护理服务相比，拓展了独立供应商的服务供给，但是老年人的健康效果并没有得到改善。但是，与现金支付方式相比，个人自付方式提高了康复效果，由于正规服务挤出了非正规的家庭服务，LTCI 总费用上涨了一倍。[4] 日本私人护理管理公司是供方主体，但是他们的护理计划质量存在较大问题，这可能源于他们以自己利益为重。为了使 LTCI 制度有效运行，有必要建立公共部门与私人部门之间的平衡机制。[5]

[1] Hong, G. R. S., & Kim, G. R. S., H., "Family Caregiver Burden by Relationship to Care Recipient with Dementia in Korea," *Geriatric Nursing* 29 (2008): 267 – 274. Zwijsen, S. A., Kabboord, A., Eefsting, J. A. et al., "Nurses in Distress? An Explorative Study into the Relation between Distress and Individual Neuropsychiatric Symptoms of People with Dementia in Nursing Homes," *International Journal of Geriatric Psychiatry* 29 (2014): 384 – 391.

[2] Cantor, M. H., & Chichin, E. R., *Stress and Strain among Home Care Workers of the Frail Elderly*, Brookdale Institute on Aging, Third Age Center, Fordham University, New York, 1990.

[3] Gronbjerg, K. A., "Markets, Politics, and Charity: Nonprofits in the Political Economy," *Private Action and the Public Good* (1998): 137 – 150. In Powell, W. W., & Clemens, E. S. (eds.) Yale University Press, New Haven and London.

[4] Arntz M., & Thomsen, S. L., "Crowding Out Informal Care? Evidence from a Field Experiment in Germany," *Oxford Bulletin of Economics & Statistics* 73 (2011): 398 – 427.

[5] Yoshioka, Y., Tamiya, N., Kashiwagi, M., Sato M., & Okubo, I., "Comparison of Public and Private Care Management Agencies under Public Long – Term Care Insurance in Japan: A Cross – Sectional Study," *Geriatrics & Gerontology International* 10 (2010): 48 – 55.

有研究认为，老年人接受居家服务时间越长，那么他们的认知损伤、行为症状的恢复就比入住机构的老年人越好。① 李泰华等人通过对 31319名 65 岁及以上老年人的追踪调查，研究发现，推行 LTCI 后，韩国失能老年人接受长期护理服务后在认知功能、行为症状、身体功能方面都得到较大的改善，而且接受居家服务（HC）的老年人在认知功能、身体功能方面康复效果更好，接受机构服务（IC）的老年人在行为症状方面康复效果更好。② 此外，有研究证明，适当的预防介入有助于减轻病人的心理压抑状态，而且能够改善病人的身体功能。③

四 国内相关研究

1. 关于服务供给体系的构成

穆光宗指出，老年照料体系应当是以老年人自助互助为原则，以家庭支助为基础，以社区服务为依托，以国家和政府的法律、法规、政策为保障。④ 对于失能、失智、贫困老人的长期照护，政府必须作为"第一责任人"出场。⑤ 有调查研究也证实了这个观点，从养老机构所有权、投资主体、养老机构占比等方面来看，公办养老机构都是主要组成部分。⑥ 关于三大服务供给主体在老年人长期护理服务中的地位，学界对此持不同的看法。景天魁认为，应以家庭为基础，同时积极发挥政府在社区养老服务中

---

① Sands, L. P., Xu, H., Weiner, M. et al., "Comparison of Resource Utilization for Medicaid Dementia Patients Using Nursing Homes versus Home and Community based Waivers for Long – Term Care," *Medical Care* 46（2008）: 449 – 453. Song, J. A., Lim, Y. M., Hong, G. S., "Wandering Behaviour of Persons with Dementia in Korea: Investigation of Related Factors," *Aging Ment Health* 12（2008）: 366 – 373. Brodaty, H., Connors, M. H., Xu, J. et al., "Predictors of Institutionalization in Dementia: A Three Year Longitudinal Study," *Journal of Alzheimer's Disease* 40（2014）: 221 – 226.

② Lee, T. W., Yim, E., Cho, E., & Chung, J., "Cognitive Function, Behavioral Problems, and Physical Function in Long – Term Care Insurance Beneficiaries with Dementia in South Korea: Comparison of Home Care and Institutional Care Services," *Journal of the American Geriatrics Society* 62（2014）: 1467 – 1475.

③ Ogata, S., Hayashi, C., Sugiura, K. & Hayakawa, K., "Associations between Depressive State and Impaired Higher – Level Functional Capacity in the Elderly with Long – Term Care Requirements," *PLOS ONE* 10（2015）.

④ 穆光宗:《中国都市社会的养老问题：以北京为个案》,《中国人民大学学报》2002 年第 2 期。

⑤ 方嘉珂:《老年服务机构的类型界定与政策支持》,《社会福利》2007 年第 4 期。

⑥ 青连斌:《我国养老机构基本情况的调查与初步分析》,《晋阳学刊》2017 年第 1 期。

的统领作用，以社区为平台整合养老服务资源，为老年人提供生活照料、家政服务、医疗康复、文化娱乐、精神慰藉、心理健康等综合而全面的服务。① 王延中和吴玉韶都强调，要从服务供给、服务输送、服务利用的整个过程出发，去考虑如何调动包括政府、企业、社会、社区、家庭以及老年人个体在内的多方面力量，满足所有老年人的养老服务需求。② 钱宁对社区居家养老存在的问题提出了一些治理思路。③ 有研究提出养老服务需要机构社区化和社区机构化的发展模式。④ 童星认为，社区居家养老要超越社区本身的狭小空间，充分利用社区外的资源为社区内的居家老人服务，就必须走"互联网＋"的道路。⑤ 何文炯指出，面对服务供需失衡和供给结构性矛盾的问题，要努力创新养老服务供给机制，从补贴供方为主转向需方，以提高效率。要大力发展居家养老服务，优化机构养老的资源配置，实施老年照护服务补贴制度。⑥ 唐钧则进一步提出，把老年服务产业设计成一个"'护'联网"。首先，需要一批以"中档设施、专业水平、优质服务"为标准的老年服务机构，让这些机构用市场和准市场的手段把机构养老、社区养老和居家养老整合成一个"一条龙"的服务体系。其次，这些老年服务机构应该在政府政策支持下，与资本和互联网紧密结合，最终形成一个将"资金－服务－信息－科技"整合为一体的服务平台。⑦ 但是，郑功成从宏观上指出，养老服务业发展思路需做大的调整，从供给导向转向需求导向，从重机构养老转向重居家养老。⑧

2. 关于机构养老与居家养老的比较研究

由于受传统文化的影响，中国老年人以接受来自家庭内部或亲朋好友的非正规护理服务为主，精神慰藉方面比较充裕。⑨ 顾大男、柳玉芝对老

① 景天魁：《创建和发展社区综合养老服务体系》，《兰州大学学报》（哲学社会科学版）2015 年第 5 期。
② 王延中：《构建三位一体中国老年保障体系的基本构想》，《社会保障研究》2014 年第 3 期；吴玉韶：《养老服务热中的冷思考》，《北京社会科学》2014 年第 1 期。
③ 钱宁：《中国社区居家养老的政策分析》，《学海》2015 年第 1 期。
④ 李玉玲：《我国居家、社区、机构养老服务融合模式发展研究》，《学术探索》2016 年第 9 期。
⑤ 童星：《发展社区居家养老服务以应对老龄化》，《探索与争鸣》2015 年第 8 期。
⑥ 何文炯：《努力创新养老服务供给机制》，《中国社会报》2014 年 7 月 28 日。
⑦ 唐钧：《"十三五"需要什么样的老年服务机构》，《中国党政干部论坛》2015 年第 10 期。
⑧ 郑功成：《养老服务业需做大调整》，《人民日报》2015 年 11 月 20 日。
⑨ 韩丽：《中国老年人护理方式选择的影响因素研究——来自 CLHLS 数据的实证》，《社会保障研究》2015 年第 1 期。

年人口健康状况的调查得出，较之居家养老而言，在机构养老的老人具有总体健康状况差、死亡风险大，但生活满意度相对较高的特点。[①] 有学者对深圳市养老院的调查发现，养老院老人的抑郁程度低于居家老人，但对健康状况的自我评价高于居家老人;[②] 不过，有调查发现，养老院老人营养不良情况较严重，贫血严重者占 25%。[③]

3. 关于服务的后续监督保障机制研究

服务监督保障机制包括资质审核、质量监督体系、培训体系、资金的保障等。陈雪萍等人认为，目前国内调查显示尚未建立评估体系，因此通过广泛的科学研究确定评估流程和评估指标，建立标准化评估工具，明确准入资格，是当前推行长期护理首先要解决的问题。[④] 有学者建议健全激励机制和问责机制，包括对地方政府的激励、对非政府组织的激励和对营利性组织的激励。[⑤] 林艳建议为了规范实施老年长期照护，国家和政府应依托老年医院建立老年长期照护评定服务中心。[⑥] 还有学者建议标准化改造后的护理院由政府统一评估，对护理服务资金、服务标准和内容进行规范;同时建立考核指标进行监督，形成完整的评估、监督体系。[⑦] 实践中，青连斌通过对全国十几个省份养老机构的调查发现，养老机构仍然存在一些困境：养老机构建设用地紧张，成为制约扩大规模、满足更多老人入住需求的瓶颈;因为待遇低等原因，护理员队伍不稳定;养老机构的补贴政策难以真正落实;养老机构意外风险多和社会负担过重等。[⑧]

需要重点提到的是，国内学者中也有对国外长期护理制度进行专门研

① 顾大男、柳玉芝：《我国机构养老老人与居家养老老人健康状况和死亡风险比较研究》，《人口研究》2006 年第 5 期。

② 易松国、鄢盛明：《养老院老人与居家老人健康状况比较分析》，《中国人口科学》2006 年第 3 期。

③ 黄瑞琦、茅露平、沈莉：《上海市长宁区养老机构部分自理老人健康状况分析》，《中国慢性病预防与控制》2007 年第 4 期。

④ 陈雪萍、许虹、王先益等：《养老机构老年护理管理现状及建议》，《中华护理杂志》2010 年第 5 期。

⑤ 吉鹏：《社会养老服务供给主体间关系解析——基于委托代理理论的视角》，《社会科学战线》2013 年第 6 期。

⑥ 林艳：《为什么要在中国构建长期照护服务体系》，《人口与发展》2009 年第 4 期。

⑦ 李爱、田杨：《我国老年长期护理服务体系建设研究》，《东岳论丛》2013 年第 11 期。

⑧ 青连斌：《我国养老服务体系建设面临的困境》，《中国劳动保障报》2015 年 2 月 27 日。

究的，如裴晓梅、房莉杰，[①] 他们的著作就上述服务供给体系、居家服务与机构服务的比较以及质量监管体系都有专章论述。

五 几点评述

正如一些文献研究所述，LTCI 制度的核心在于服务供给体系的完善和服务质量的提高。前者在于 LTCI 制度的受益老年人口多少，他们的服务来源于以政府负责的服务机构、民间非营利组织和营利组织为主体的服务供方体系；后者在于护理员的专业技能，以及服务利用者对不同服务方式的满意度。从国外现有的文献来看，由于 LTCI 在一些国家建立较早，制度也相对完善，所以学者研究内容涉及 LTCI 受益人口和受益面、不同性质的服务供给组织的构成及其优点、服务受益者的健康和满意度状况，甚至探究家庭护理人员的工作压力等的微观研究成果也比较丰富。但是，至少还存在两个方面的研究不是非常充分。一是，服务供给机构的遴选标准是什么。虽然各国乃至地区之间对长期护理服务的供给标准不一，但对这些标准的研究有助于其他国家的借鉴。同时，加强该方面研究也有利于 LTCI 国家服务供给体系的完善。二是，护理员培训和获得资格证前后的服务质量的比较研究。例如，如何培训，经过一个什么内容的理论学习和实践，尤其是获得专业技能的护理员在工作岗位上对服务接受者的获得感和满足感产生了多大程度的差异。

如前文所述，国外长期护理服务与我国养老服务有较大的差别。也因为我国还没有建立完善的长期护理服务体系，一切都处于摸索和借鉴之中，所以，近几年来国内学者开始加强了对长期护理服务体系的研究。但从研究内容来看，大多属于宏观上的政策建议，很少考虑城乡之间、地区之间的政策差异。尽管有发达地区提出了"9073"或"9064"不同的服务供给方案，至于这是基于什么考虑，似乎理由还不是很充分。其实，我国长期护理服务需求最大的是农村地区，那么，不同发展水平的农村地区应建立一个什么样的不同供给方案至今缺乏研究。俗话说："兵马未动，粮草先行。"我国建立 LTCI 制度，相应的基础工程如护理员培训标准、质量评估标准等都应提前谋划。而相关讨论和研究成果亦不多见。总之，

① 裴晓梅、房莉杰：《老年长期照护导论》，社会科学文献出版社，2010。

国内研究与国外相比，还处于起步阶段，有很多长期护理服务供给领域有待进一步扩大、加深研究。

<h2 style="text-align:center">第三节　关于长期护理保险的成本
与筹资机制研究</h2>

目前，政府和学界普遍关心的同时也是最重要的一个问题就是：在我国经济"新常态"的形势下，建立长期护理保险制度需要多大成本、资金如何筹集？LTCI 制度一旦建立，会不会出现养老保险基金"收不抵支"、医疗保险服务"看病贵，看病难"等类似的问题？其实，LTCI 制度建立的必要性大家都明白，但是其可行性是一个令人忧心忡忡的疑问。在国外相关的研究成果中也体现了这些问题的高度重要性及其研究价值。

一　LTCI 总成本

在发达国家，无论是采取何种制度模式的长期护理政策，各国 LTCI 支出总成本都处于不断攀升状态。国外学者的研究成果充分证明了这一点。格莱克曼（Gleckman）研究认为，1968 年荷兰开办长期护理保险的费用支出不足 10 亿欧元。截至 1998 年 LTCI 服务支出费用达 128 亿欧元，估计约为荷兰国民生产总值的 3.6%，2000 年为 140 亿欧元，2008 年超过 205 亿欧元，在 OECD 国家中支出最多。[①] 2010 年达到 230 亿欧元。舒特和伯格研究认为，2020 年荷兰 LTCI 费用占 GDP 的 6.4%，而目前是 3.7%。[②] 克尼克斯卡（Chernikovsky）等人指出，20 世纪末，以色列 LTCI 为法定的服务项目年度支出总额约为 3.7 亿美元，占当年国民生产总值的 0.36%。从《长期护理保险法案》生效的 1988—2010 年，单就家庭护理服务一项，以色列政府就花费了 115 亿

① Gleckman, H., *Long-Term Care Financing Reform: Lessons from the U. S. and Abroad* (The Commonwealth Fund, 2010).

② Schut, F. T., & van den Berg, B., "Sustainability of Comprehensive Universal Long – Term Care Insurance in the Netherland," *Social Policy & Administration* 44 (2010): 411 – 435.

美元开支（按 2010 年价格）。①

至 20 世纪末，德国法定护理保险的年支出额约为 310 亿马克（约合 155 亿美元）。其中，机构护理服务支出的资金占总额的 42%，居家护理服务现金补贴占 29%，直接服务支出占 12%，其他支出（如短期照护服务支出）占 9%，累计支出占德国国民生产总值的 0.9%。到 2008 年，整体长期护理服务支出占 GDP 的 1.3%，其中，公共财政支出占 0.9%。随着长期护理服务需求的不断增加，长期护理保险支出也逐年提高，从 1999 年开始出现了护理保险收不抵支的情况。斯博德（Theobald）& 汉姆鲍尔（Hampel）的研究认为，截至 2009 年底，德国长期护理保险基金的累计结余为 48 亿欧元，该部分基金结余可作为储备资金以应对未来不确定的需求。预计未来 40 年德国 LTCI 占 GDP 支出的比例迅速增加，增速可达 168%，到 2050 年该比例为 3.32%。② 2004 年度，日本 LTCI 总费用支出为 3.6 万亿日元，当初预计 2005 年度总费用为 5.6 万亿日元，实际支出了 6.7 万亿日元，比预算增加了 1.1 万亿日元。③ 2009 年日本长期护理服务支出占 GDP 的 1.2%。施米祖坦尼的研究进一步认为，10 年来日本长期护理服务费用由 2000 财政年度的 40 亿日元上涨到 2011 财政年度的 84 亿日元。而且未来上涨速度惊人，到 2025 财政年度将是 190 亿—240 亿日元，约占 GDP 的 3.2%—4.1%。④

法国的情况也不容乐观。OECD 统计显示，2007 年，法国长期护理总开支预计为 250 亿欧元。2008 年法国长期护理总支出占 GDP 的 1.8%（OECD 国家平均水平为 1.5%），其中，APA 支出达到 50 亿欧元。⑤ 2009 年，大约 120 万人接受长期护理服务，APA 津贴共计支出 51 亿欧元，其

———————————

① Chernikovsky, D. et al., "Long – Term Care in Israel: Challenges and Reform Options," *Health Policy* 96 (2010): 217 – 225.

② Theobald, H., & Hampel, S., "Radical Institutional Change and Incremental Transformation: Long – Term Care Insurance in Germany," Ranci, C., & Pavolini, E., *Reforms in Long – Term Care Policies in Europe.* Springer Science Business Media (New York, 2013).

③ 日本みずほ総合研究所:《介護保険制度改革と課題》, 2005, 第 4 頁。

④ Shimizutani, S., "The Future of Long – Term Care in Japan," *Asia – Pacific Review* 21 (2014): 88 – 119.

⑤ Vasselle, A., Rapport d'information sur la prise en charge de la dépendance et la création du cinquième risque [Report on Long – Term Care Towards Elderly People and the Creation of the Fifth Risk], Rapport au Sénat, annexe au procès verbal de la séance du8juillet, 2008.

中40%开支用于机构护理服务。[①] 比翰（Blanche Le Bihan）研究估计，到2040年APA支付将达到每年100亿—115亿欧元，估计未来20—25年，法国长期护理总费用占GDP的2%—2.5%。[②] 美国在2007年长期护理的费用比OECD国家平均水平低0.5%，其中，公共护理费用占GDP的0.6%（OECD的该比例为1.2%），私人护理费用占GDP的0.4%（OECD的该比例为0.3%）。据估计，到2050年美国长期护理费用开支占GDP的比重至少要翻一倍。[③]

二　LTCI个人负担

在实施LTCI的国家，除了社会保险的个人缴费和商业保险的自愿投保之外，多数国家还是需要利用长期护理服务者自付一定的费用。荷兰社会经济报告（SER）指出，荷兰LTCI覆盖全体国民，15岁以上纳税的国民都要参加LTCI缴费。2008年，纳税人缴费131亿欧元，占基金的68%。在利用服务者当中，还有9万人自付，支出13亿欧元。[④] 罗斯干（Rothgang）的统计研究显示，在德国，虽然有公共LTCI制度，但2008年个人付费98.4亿欧元（占长期护理总费用的31.3%），其中，用于机构护理费用76.6亿欧元（占长期护理总费用的24.4%），用于居家护理费用21.8亿欧元（占长期护理总费用的6.9%）。[⑤]

美国人每年自付长期护理费用大约500亿美元，40—54岁美国人只有8%有应对长期护理计划。[⑥] 美国凯瑟医疗救助与非保险委员会（Kaiser Commission on Medicaid and the Uninsured）研究认为，45岁以上美国人中

① OECD，France Long – Term Care，http：//www. oecd. org/dataoecd/11/62/47902097. pdf，2011.

② Le Bihan，B.，& Martin，C.，"Reforming Long – Term Care Policy in France：Private-Public Complementarities," *Social Policy & Administration* 44（2010）：392 – 410.

③ OECD，the United States Long – Term Care "Help Wanted？Providing and Paying for Long – Term Care"，www. oecd. org/health/longtermcare and www. oecd. org/health/longtermcare/helpwanted，2011.

④ SER，Lang durige zorg verzekerd：over de toekomst van de AWBZ［Long – Term Care Assured：about the Future of the AWBZ］，（The Hague：Social and Economic Council，2008），p. 31，34.

⑤ Rothgang，H.，"Social Insurance for Long – Term Care：An Evaluation of the German Model," *Social Policy & Administration* 44（2010）：436 – 460.

⑥ Aglesta J.，& Neergaard，L.，"Americans in Denial about Long – Term Care," NBC News. com，2013，http：//www. nbc news. com/health/americans – denial – about – long – term – care – 6C9578920（Discussing the Lack of Proper Planning by Americans with Regard to Long – Term Care）.

有 5.7%—7.4%（700 万人到 900 万人）投保了商业 LTCI，每年成本为 66 亿美元。投保人每年保险红利在 2255—3294 美元。[1] 据美国阿尔茨海默症协会（Alzheimer's Association）研究，家庭成员每年要花费年收入的 10% 购买长期护理服务。2012 年，由家庭成员和其他不付费方式提供的长期护理服务，仅老年痴呆症一项的经济价值就为 2164 亿美元。[2] 另据菲因福克等人测算，美国一个成人日间护理服务中心的全国平均费用为 43472 美元/年，而一个私人护理之家则为 87600 美元/年。按照平均入住 3 年计算，一个人在日间中心至少需要支付 13 万美元费用，在私人护理之家则需要 26 万多美元。美国 90% 的成年人没有购买 LTCI，老年人医保和私营医疗保险并不支付大多数长期护理服务。[3] 20 年后一个为期 4 年的护理服务成本，按照每年上涨 5%，总共需要 80 万美元。如果是投保人自付，税后成本是 120 万美元。[4] 但兰克福德（Lankford）的研究表明，事实上，2014 年美国 50 岁申请投保商业 LTCI 的人群中有 21% 不予受理，60 岁的有 27%、70 岁的有 45% 被拒绝。如果没有投保商业 LTCI，退休后遭遇一场大病就可能倾家荡产。[5]

称（JOËL）等人的研究也认为，法国老年人自付费用的压力很大，而且不同服务等级的老年人之间的不公平性也受到了质疑。对于 Gir1 – Gir2 等级的重度失能者，如果在家接受医疗保健服务，平均每月自付 1500—4000 欧元；如果在疗养院接受保健服务，则平均每月自付 1300—2000 欧元。对于在疗养院生活照料方面的费用，Gir1 和 Gir2 平均每月自付 547 欧元，Gir3 和 Gir4 平均每月自付 335 欧元，

① Kaiser Commission on Medicaid and the Uninsured, "Medicaid Facts: Medicaid and Long – Term Care Services and Supports," Kaiser Family Foundation (2012), http: //kaiserfamilyfoundation. files. wordp ress. com/2013/01/2186 – 09. pdf.

② Alzheimer's Association, "Alzheimer's Disease Facts and Figures 34," http: //www. alz. org/downloads/ facts_ figures_ 2013. pdf, reprinted in *Alzheimer's & Dementia* 9 (2013).

③ Finefrock, C. J., Gradisher, S. M., & Nitz, C. M., "Long – Term Care Insurance: Comparisons for Determining the Best Options for Clients," *Journal of Financial Planning* 2 (2015): 36 – 43.

④ Leisle, R., "Financing Rationale for Long Term Planning," *Journal of Financial Service Professionals* 1 (2008): 46.

⑤ Lankford, K., "Make Long – Term – Care Coverage Affordable," *Kiplinger's Personal Finance* 10 (2015): 35 – 36.

*Gir*5 和 Gir6 平均每月自付 5 欧元。①

祖哈娜（Izuhara）在研究中也指出，日本 LTCI 个人自付 10% 的服务费用（每项 10% 的费用以及食宿费支出费用），每月自付 450—600 美元不等，但养老金收入不高的老年人就没有能力使用长期护理服务。② 韩国健康保险公司（Korean National Health Insurance Corporation）统计显示，韩国 LTCI 每月支付上限为，一级重度长护，即机构护理 1572.60 美元，家庭社区护理 1140.60 美元；二级中度长护，即机构护理 1458.90 美元，家庭社区护理 1003.70 美元；三级轻度长护，即机构护理 1344.90 美元，家庭社区护理 878.90 美元。个人用服务还要自付其中的 20%，超出了上述支付上限就要全部自付。③ 在中国台湾地区，用社会保险来解决长期护理筹资已经达成共识，这与台湾人传统的共济价值观一致。待遇方面，实行封顶式的共同保险，中等收入家庭的参保人自付保险待遇的 10%，低收入家庭则自付 5%，贫困家庭不要自付服务费。④

三　LTCI 筹资分担

总的来说，实施长期护理社会保险的国家长期护理资金来源基本上是法定的雇主与雇员缴费，以及国家财政支持；在实施商业护理保险的国家，长期护理费用主要来自投保者个人，另有少量的低收入贫困家庭的长期护理补贴。但由于长期护理需求总量、筹资比例、个人收入等方面不同，资金分担的比例各国也相应地有差异。

荷兰 LTCI 覆盖全体国民，15 岁以上纳税的国民都要参加 LTCI 缴费。荷兰社会经济报告通过统计指出，2007 年荷兰使用 LTCI 服务的老年慢性病患者为 36 万人（占全部使用者的 69%），支出 114 亿欧元（占全部费用的 65%）；失智者为 10 万人（19%），支出 46 亿欧元（26%）；失能者

① JOËL, M. E., Dufour-Kippelen, S., & DUCHÊNE, C. et al., "Long – Term Care In France," *ENEPRI Research Report* 77 （2010）.

② Izuhara, M., "Social Inequality under a New Social Contract: Long – Term Care in Japan," *Social Policy and Administration* 37 （2003）: 395 – 410.

③ Korean National Health Insurance Corporation （NHIC）, *Statistics for Long – Term Care Insurance in 2012* （Seoul: NHIC, 2013）.

④ Nadash, P., & Shih, Y. C., "Introducing Social Insurance for Long – Term Care in Taiwan: Key Issues," *International Journal of Social Welfare* 22 （2013）: 69 – 79.

为 1.5 万人（3%），支出 5 亿欧元（3%）；慢性精神病患者为 5 万人（9%），支出 11 亿欧元（6%）。另外，还有 9 万人自付，支出 13 亿欧元。① 舒特和伯格的研究表明，2008 年荷兰纳税人缴费 131 亿欧元，占基金的 68%；共同付费 17 亿欧元，占比 9%；来自一般税收的政府补贴为 46 亿欧元，占比 24%。②

罗斯干对德国 LTCI 资金来源也做了研究，数据显示，2008 年德国公共 LTCI 资金为 216.1 亿欧元，其中，公共 LTCI 基金为 178.6 亿欧元（82.6%），法定私人 LTCI 基金为 5.5 亿欧元（2.5%），社会救助为 26.1 亿欧元（12.1%），战争优抚为 5.9 亿欧元（2.7%）。③ 2012 年，韩国 LTCI 资金共计 390.5 亿美元，其中，LTCI 保险费为 231.4 亿美元，财政支出为 41.5 亿美元，医疗保险支付为 69.4 亿美元，其他收入为 48.2 亿美元。④

法国属于混合模式的 LTCI 制度，长期护理服务是基于家庭、市场和政府的一个复杂的组合。法国长期护理服务体现在各个不同部门，如社会医疗保险、国家对接受长期护理服务家庭的税收减免、私人保险以及家庭成员的非正式服务。食宿费方面，由老年人及其家庭支付，而低收入家庭则由社会救助支持；生活照料方面，由 APA 和利用者本人支付；医疗方面，由社会医疗保险支付。⑤ 虽然法国也在拟定长期护理社会保险法案，但有学者认为考虑到德国 LTCI 经验以及法国目前税负压力，在法国推行社会化 LTCI 制度还不够现实。⑥

美国属于以商业护理保险为主体的国家。穆尔维（Mulvey）和斯塔基（Stucki）就指出，20 世纪 90 年代，美国机构护理服务总费用为 688

① Raad, S. E., *Langdurige zorg verzekerd：over de toekomst van de AWBZ*［*Long - Term Care Assured：about the Future of the AWBZ*］, Publicatienummer3（The Hague：Social and Economic Council, 2008）, p.34.

② Schut, F. T., & van den Berg, B., "Sustainability of Comprehensive Universal Long - Term Care Insurance in the Netherland," *Social Policy & Administration* 44（2010）：411 - 435.

③ Rothgang, H., Borchert, L., Müller, R., & Unger, R., GEK - Pflege report 2008. Medizinische Versorgung in Pflegeheimen［GEK report on Long - Term Care 2008：Medical Care in Nursing Homes］, GEK - Edition Band 66（St Augustin：Asgard - Verlag, 2008）, p.88.

④ Chon, Y., "A Qualitative Exploratory Study on the Service Delivery System for the New Long - Term Care Insurance System in Korea," *Journal of Social Service Research* 39（2013）：188 - 203.

⑤ Bihan B. L., & Martin, C., "Reforming Long - term Care Policy in France：Private-Public Complementarities," *Social Policy & Administration* 44（2010）：392 - 410.

⑥ Albouy, F. X. Y at - il une économie de la dépendance?［Is there an economics of dependency?］, Risques 78（2009）：88 - 93.

亿美元，主要来源：医疗救助占41%，老年人医保占8%，私人保险公司占5%，自付46%。居家护理服务总费用为412亿美元，主要分担者：医疗救助占17%，老年人医保占15%，私人保险公司占5%，自付61%。[①] 2006年美国长期护理总费用上涨到2070亿美元，其中，医疗救助和私人保险各支付一半，2009年上涨到2400亿美元。分担标准为居家服务每天付费108美元，半私人护理之家每天付费193美元，完全私人护理之家每天付费213美元。6年复合费用增长率为4%。这表明每年付费73000美元，在一些大城市每年付费还要增加一倍。[②] 萨尔特（Salte）对美国一项退休人员关于长期护理付费方式的调查表明，依靠个人储蓄占42.5%，购买私人保险占32.2%，依赖节省开支占21%，卖掉房产占14.9%，由老年人医保付费占16.3%，利用家庭资产净值占8.2%，完全依赖家庭占2.2%。[③] 根据2012年的一份统计报告，2009年护理之家年均服务成本是74800美元，社区养老院是39500美元，居家服务成本是每小时21美元，合计成本2400亿美元。其中，个人付费占19%，联邦政府医疗救助占43%，老年人医保占24%。[④] 由此可见，私人LTCI产品在风险转移和减轻负担方面，没有做到像大多数投保人所预期的那样，只能说适合高收入人群购买。[⑤] 不过，也有学者的观点与此相反，公共护理服务资金有多种与收入税相关的渠道，例如公共护理服务补贴、子女津贴、私人保险税惠政策，但私人护理服务资金可以是政府发放的子女津贴，也可以是私人保险支付。[⑥]

其他国家长期护理资金分担也有差异。如2012年，北欧国家（丹麦、芬兰、冰岛、挪威、瑞典）的公共长期护理费用占GDP的1.7%—

① Mulvey, J., & Stucki, B. 1998, Who Will Pay for the Baby Boomers' Long – Term Care Needs? Washington, DC: American Council of Life Insures.

② Weston, H., "The Imperfect Match between Long – Term Care Risk and Long – Term Care Insurance," *Journal of Financial Service Professionals* 7 (2012): 37 – 45.

③ Salter, J. R., Harness, N., & Chatterjee, S., "How Retirees Pay for Current Health Care and Future Long – Term Care Expenses," *Journal of Financial Service Professionals* 1 (2011): 88 – 92.

④ Kaiser Commission on Medicaid and the Uninsured, "Medicaid Facts: Medicaid and Long – Term Care Services and Supports," Kaiser Family Foundation (June 2012), http: //kaiserfamilyfoundation. files. wordpress. com/ 2013/01/2186 – 09. pdf.

⑤ Schmidt, C., "Breathing Life into Long – Term Care," *Best's Review* 112 (2011): 82.

⑥ Pestieau P., & Sato, M., "Long – Term Care: the State, the Market and the Family," *Economic* 75 (2008): 435 – 454.

3.6%，其他如德国是 1.3%（私人支付占 0.4%），瑞士是 2.1%（私人支付占 1.3%），比利时是 2%，美国约是 1%。公共支出 LTC 费用，法国是 1.7%，英国大概是 0.8%，加拿大是 1.2%。[①]

四 国内相关研究

由于我国刚开始长期护理保险制度试点，所以，学术界关于 LTCI 成本和筹资机制的研究成果不是很多，但有渐成研究热点的趋势。

1. 关于长期护理总成本研究

因为相关数据缺乏，有研究者根据美国、日本的部分数据结合我国的既有数据，研究得出从美国标准来看，2010—2020 年我国老年长期护理总成本/GDP 的比值缓慢上升，由 0.38%—0.63% 提高到 0.42%—0.69%，在 2020 年出现峰值。随后略有下降趋势，到 2025 年其比值为 0.41%—0.65%，呈现一谷底。而在 2030—2040 年老年长期护理总成本/GDP 的比值大幅提高，从 0.45%—0.74% 提高到 0.50%—0.84%，在 2040 年出现峰值。从 2041—2050 年老年长期护理总成本/GDP 的比值呈现下降趋势，到 2050 年变为 0.48%—0.80%。如果在 2010—2050 年老年长期护理成本完全由公共财政来承担，从我国 2004 年调查标准中的估计来看，老年长期护理成本占 GDP 的比重在 0.35%—0.40%。[②] 然而，何玉东在博士学位论文中的精算结果有所不同。从长期护理费用的相对值看，2010—2050 年长期护理费用/GDP 的比值呈现持续上升态势，具体数值分别为 0.50%、1.04%、1.77%、2.82% 和 3.99%，说明长期护理费用支出给全社会带来的经济负担日趋严重。[③]

2. 关于财政投入 LTCI 研究

陈垦研究认为，在政府财政投入方面，每年的负担不宜超过当年财政收入的 0.5%，否则政府面临很大的压力。何玉东研究结果显示，以 2010

① Siciliani, L., "The Economic of Long – Term Care," *B. E. Journal of Economic Analysis & Policy* 14 (2014): 343 – 375.

② 贾清显：《中国长期护理保险制度构建研究——基于老龄化背景下护理风险深度分析》，南开大学博士学位论文，2010。

③ 何玉东：《中国长期护理保险供给问题研究》，武汉大学博士学位论文，2012。

年政府可使用的最大公共财政投入 4012.02 亿元为基准，到 2050 年政府可使用的最大公共财政投入为：2.82 万亿元（低估计）、6.01 万亿元（中估计）、12.60 万亿元（高估计）。

3. 关于公共 LTCI 缴费率研究

当上海市的费率设为 2% 时，财政每年负担占当年财政收入的 0.35%，各方都可以承担。而杭州市的费率如果设为 2%，财政则不需要任何投入，且基金还有盈余；即使将费率调低为 1.6%，财政每年的负担也仅占当年财政收入的 0.4%。[①] 但根据刘金涛、陈树文的研究，结论与陈垦的计算结果有很大不同，他们也认为要构建"个人缴付 + 企业缴付 + 政府财政补贴"的筹资机制，通过引入 ILO 筹资模型理论，推导计算出我国老年长期护理保险的筹资比例为 3.3%。[②] 何玉东的研究结果与前两位学者的观点又有所差异，他按照我国柯布 – 道格拉斯生产函数劳动份额的基本逻辑，推测 2020—2050 年个人筹资占劳动报酬的百分比依次为：0.07%、1.44%、3.40% 和 5.58%。从 2020—2050 年，个人筹资的最小边界从 234 亿—340 亿元快速上升至 8.4 万亿—37.7 万亿元，个人筹资占 GDP 的百分比从 0.04% 快速上升至 2.99%。

五　几点评述

应该说，国外研究已经深入 LTCI 成本和筹资机制的各个方面。如前文所述，单从个人长期护理分担和总成本占 GDP 的比重来看，各国财政都难以承受。但从发展的眼光来审视，正如帕卡尔特（Pacolet）等人的研究结论那样，德国 LTCI 模式所需的费用是可控制的，从目前个人缴费率为 1.7% 到 2030 年的 2.4%，这无疑为世界各国解决老年长期护理问题提供了一个非常好的范本，因此是否遵循德国模式建立长期护理社会保险成为欧盟各国争论的焦点。[③] 目前，这也成为我国的一个争论焦点。纵览前文，现有研究还有可拓展空间，表现如下。

① 陈垦：《长期护理保险费率研究》，浙江大学硕士学位论文，2010。
② 刘金涛、陈树文：《我国老年长期护理保险筹资机制探析》，《大连理工大学学报》（社会科学版）2011 年第 3 期。
③ Pacolet, J., *Social Protection for Dependency in Old Age: A Study of the Fifteen EU Member States and Norway* (Aldershot: Ashgate, 2000).

第一，研究专注于 LTCI 成本增量，却忽视了收益总量。我们都知道，LTCI 的筹资各个组成部分都是该制度的成本。依据成本－收益理论，LTCI 制度也会产生经济和社会效益。单从经济效益来说，LTCI 制度实施后会创造大量的就业岗位，并推动老年服务产业的规模经济。如果将这些收益考虑到研究中，那么 LTCI 净成本可能还会下降。而且，该项研究会大大降低其他国家借鉴 LTCI 制度前对财政投入、个人负担等承担能力的心理恐惧效应。

第二，与国外研究比较，国内研究无论在研究范围还是研究深度上都远远不及。未来研究除了加强宏观研究还要瞄准微观研究，除了加强成本研究还应注重收益研究，除了加强城市居民筹资能力研究更要强调农村居民承担能力研究。有学者的研究说明了加强对我国农村居民长期护理负担能力研究的重要性，如 Li 等人①通过对 826 名 60 岁及以上老年人的调查，发现中国失能老年人长期护理服务的家庭负担很重，家庭成员承担照料服务存在巨大的机会成本，社会政策应该促进社区服务和建立 LTCI 来减轻失能老年人特别是农村失能老年人及其家庭的沉重压力。

第四节　关于长期护理保险的国际经验研究

一　LTCI 的主要成就

1. 关于创造就业岗位的研究

弗济撒娃（Fujisawa）和克罗姆博（Colombo）研究认为，近些年来，荷兰的正式与非正式护理人员也呈现稳定增长的趋势。从 2004 年到 2006 年，每年的增长率达到 6.5%，其中非正式护理人员要远超正式护理人员的数量。尽管非正式护理人员在许多 OECD 国家的护理就业中占主导地位，但荷兰的非正式护理人员的数量已是其正式护理人员的 10 倍之多。

---

① Li, M., Zhang, Y., Zhang, Z. et al., "Rural – Urban Differences in the Long – Term Care of the Disabled Elderly in China," *PLOS ONE* 8 (2013)：1 – 7.

除了非正式护理人员数量远超正式护理人员之外，外籍护理人员的人数亦不断增加。从 2001 年到 2006 年，每年的增长率达到 6%，其中正式的外籍护理人员占到了 8.2%。① 2000—2009 年，荷兰参与卫生劳动力市场上的护理人员超过 24 万人，平均每万人约有 151 人提供护理服务。2009 年，护工占总护理人员的比例为 73%。2007 年，德国 65 岁及以上的老年人中每 1000 人均摊 3.6 名护理服务从业人员。2011 年，在所有护理人员中有 26% 是护士，74% 是护工。目前，法国的机构护理有 14 万名全日制护士以及护工，其中 92% 是妇女。② 2006 年美国解决了 430 万人在长期护理岗位正式就业，占整个就业人口的比例为 2.2%，而同期 OECD 国家该比例仅为 1.5%。据 OECD 的统计，2009 年，按照每 1000 名 65 岁及以上人口的平均护工数量来看，各国情况如下：荷兰为 77 人，德国为 38 人，美国为 119 人，位居榜首。③

  2. 关于老年照护服务产业发展的研究

  OECD 研究报告显示，德国机构护理设施数量从 1999 年到 2007 年增长了近 25%，2010 年 65 岁及以上老年人接受机构护理的人数占 3.8%（OECD 平均为 4%），7.6% 的老年人接受居家护理（OECD 平均为 7.9%）。④ 2000 年 4 月 1 日，日本《护理保险法》开始实行，长期护理服务市场规模是 4 万亿日元，到 2025 年预计达到 10 万亿日元。乔尔研究指出，法国 2007 年庇护之家为 2786 个、床位数为 142913 张，老年之家为 6504 个、床位数为 471102 张，疗养院为 903 个、床位数为 68142 张，这些护理机构中有 57% 属于公共设施，27% 为私营非营利机构，16% 为私营营利机构。⑤ 其他国家 2008 年每 1000 名 65 岁及以上老人护理床位数如下：荷兰 69.5 张、以色列 42 张、日本 26.3 张、法国 52 张、美国 42 张。⑥ 从各国老年人护理床位数的增长也可以反映出老年照护服务产业的规模在不断扩大，从而推动老年服务产业经济在各国 GDP 中的份额上升。

---

①　Fujisawa, R., & Colombo, F., "The Long – Term Care Workforce: Overview and Strategies to Adapt Supply to a Growing Demand," *OECD Health Working Papers* 44（2009）: 26 – 30.

②　OECD, France Long – Term Care, http://www.oecd.org/dataoecd/11/62/47902097.pdf, 2011.

③　OECD, "A Good Life in Old Age? Monitoring and Improving Quality in Long – Term Care," 2013.

④　OECD, "Health Data," 2012.

⑤　JOËL, M., Dufour-Kippelen, S., & DUCHÊNE, C. et al., "Long – Term Care In France," *ENEPRI Research Report* 77（2010）.

⑥　OECD, *Help Wanted? Providing and Paying for Long – Term Care*, 2010.

3. 关于 LTCI 社会效果的研究

日本健康和劳动福利部在 2001 年做了一份 11181 个服务利用者的调查，86% 的受访者对接受的服务表示满意。另一份调查结果也显示，有 42% 的受访者对服务价格表示认可，有 52% 的受访者对保险待遇表示认可，37% 的家庭护理人员认为正式的护理服务减轻了他们的负担。① 根据 2005 年日本厚生劳动省公布的报告，调查结果显示，至 2005 年 1 月，认为"非常好"的比例为 15.1%，认为"还可以"的人数占 46%。舒尔茨（Schulz）在研究报告中指出，德国实施 LTCI 制度十几年后，分别于 2008 年、2009 年以及 2012 年特别做了三次包括居家护理、机构护理以及服务使用者的三方满意度调查，其中，第三份调查报告于 2012 年公开发行。报告显示，公众对长期护理服务的满意度从 2007 年的 67% 上升到 2011 年的 76%。②

二 LTCI 筹资的建议

1. 关于长期护理筹资方式评价

巴尔（Barr）通过对国际上几种 LTCI 制度模式分析后提出如下观点。①自掏腰包方式。无论是自付还是储蓄积累方式都是最劣的选择。②私人保险方式。由于保险市场的信息不对称，私人保险非常不适合长期护理，特别是无法精算个人的长期护理需求。③税收支付方式。在英语国家这种方式是难以置信的，在世界其他国家也是如此。随着人口老龄化以及养老金、医疗保险金负担的增加，这种方式面临日益严重的压力。因为这些长期趋势与当前的经济危机是完全不同的。④事后的保险补偿方式。这种方式是一种强制性的，例如一个人达到 65 岁后或花掉资产后，才能够获得保险金。从政治角度来说，这种方式是不可逾越的。⑤事前的社会保险方式。这种之前缴费模式的保险能够解决覆盖面、市场风险、管理以及政治合意性等问题，而且可以利用私人保险、个人储蓄等来满足不同人群的需求。③

---

① Ministry of Health, Labour and Welfare, Long - Term Care Insurance in Japan. 2002.

② Schulz, E., "Quality Assurance Policies and Indicators for Long - Term Care in the European Union Country Report: Germany," *ENEPRI Research Report* 104 (2012): 5.

③ Barr, N., "Long - Term Care: A Suitable Case for Social Insurance," *Social Policy & Administration* 44 (2010): 359 - 374.

2. 关于如何协调 LTCI 公平与资金可持续发展之间矛盾的研究

在对实施 LTCI 制度的国家进行研究后，有学者如克罗姆博（Colombo）和莫西（Mercier）提出了一些建议。[①] ①向普惠制发展，扩大覆盖面。②目标受益人群是急需护理服务的人。③政策制定向前看，寻找创新资金机制。拓宽税收渠道，日本、荷兰、卢森堡和比利时都以工资税替代了财政支付；体现代际公平，征收社会保险缴费；所有社会化 LTCI 都是现收现付制；完全积累制的 LTCI 可能不公正；在长期护理津贴制国家建议通过 GDP 降低债务率来缓解财政压力，改善合作方法，公私协作。④帮助受益人调整资金支付食宿费。

三　各国 LTCI 制度的评价

1. 关于德国 LTCI 制度的评价

罗斯干研究认为德国 LTCI 在以下几个方面有待完善：①在社会化 LTCI 和法定私人 LTCI 的整合体系里，把全体国民作为参保对象的做法没有解决两类风险结构不同的保险机构公平问题；②失智者应该与失能者一样都是 LTCI 的受益对象；③缴费应该基于个人全部收入而不是基于个人工资，以避免收入分配结构变化时发生财政动荡；④LTCI 立法应该制定一个受益上限标准，那么相关条款修订就要考虑到通货膨胀、工资增长等宏观经济变化的情况；⑤应与医疗服务和其他类型服务整合，建立一个竞争性的 LTCI 服务市场体系。[②]

2. 关于韩国 LTCI 制度的评价

第一，覆盖面不足。例如，一些老年痴呆症患者被排除在制度之外。2011 年，韩国的老年人覆盖率只有 5.8%，而 OECD 国家平均是 11%，德国是 14.5%，日本是 18.5%。[③] 第二，由于条件限制和信息不对称，有些老年人享受不到长期护理服务。第三，营利机构之间的竞争导致了一些过

① Colombo, F., & Mercier, J., "Help Wanted? Fair and Sustainable Financing of Long – Term Care Services," *Applied Economic Perspectives and Policy* 34 (2012): 316 – 332.

② Rothgang, H., "Social Insurance for Long – Term Care: An Evaluation of the German Model," *Social Policy & Administration* 44 (2010): 436 – 460.

③ Sunwoo, D. et al., *A Study on Establishment of the 1st Basic Plan to Improve Public Long – Term Care System for the Elderly* (Seoul: Ministry of Health and Welfare, 2013).

度提供服务的情况发生。① 第四，护理服务质量不高和护工人数不足及其薪水较低等问题。新进的有资质护工入职 6 个月就离职的占 50%。② 第五，LTCI 法律针对三级失能者的条文要适当修改，而目前法律规定该类人群不可以接受机构服务，导致三级失能者住院现象普遍，建议用政策鼓励他们以居家服务代替机构服务。③ 第六，韩国政府考虑不增加公共财政的负担，决定让私营部门来构建长期护理服务的基础设施。然而，西方国家的私有化并不适合韩国的国情。④

3. 关于荷兰 LTCI 制度的评价

舒特等人研究指出，第一，荷兰通过地区护理服务预算来限制服务总量达成控制成本的做法没有多大效果，因为忽视了个人自付费用这个部分的支出。第二，地区护理服务行政部门缺乏激励机制吸纳更有效的供方机构，本地区往往存在护理服务供给垄断现象，而且这些部门各自为政也不考虑服务成本问题。第三，申请利用护理服务的六项失能标准太不准确，导致了失能评估不明确。例如，2005—2007 年需要支持性服务的人数戏剧性地上升到 37%。改革的建议：一是有一个明确的享受护理服务权利的条款；二是提高需求评估的机构能力；三是把短期的康复服务交给医疗保险系统以降低 LTCI 资金压力，把生活照料类的服务交给政府的社会支持系统；四是食宿费不再由公共 LTCI 支付，对低收入家庭使用长期护理服务的食宿费由政府津贴付费；五是用需方的预算代替供方的预算，供方可以通过多元化的服务吸引更多客户，从而提高收入。⑤

4. 关于日本 LTCI 制度的评价

日本 LTCI 虽然取得了一些可喜的成就，但是仍存在如下挑战。

① Chon, Y., "A Qualitative Exploratory Study on the Service Delivery System for the New Long – Term Care Insurance System in Korea," *Journal of Social Service Research* 39 (2013): 188 – 203.

② Seo, D., Kim, W., Moon, S., Lee, Y., & Lim, J., *Medium and Long – Term Prediction of Supply and Demand of Care Workers and Improvements for It* (Seoul: National Health Insurance Corporation, 2012).

③ Hyun, K. R., Kang, S., & Lee, S., "Does Long – term Care Insurance Affect the Length of Stay in Hospital for the Elderly in Korea? A Difference – in – difference Method," *BMC Health Service Research* 14 (2014), http://www.biomedcentral.com/1472 – 6963 /14/630.

④ Lee, J. S., & Park, J. H., "Effectiveness Evaluation of Long – Term Care Service for the Elderly through the Diffusion of Market Principle," *Health and Social Welfare Review* 31 (2011): 5 – 33.

⑤ Schut F. T., & van den Berg, B., "Sustainability of Comprehensive Universal Long – Term Care Insurance in the Netherland," *Social Policy & Administration* 44 (2010): 411 – 435.

①LTCI 受益人限定在 65 岁及以上老年人，而 40—64 岁国民则有条件限制，除非是因年龄导致疾病的可以享受，而因事故导致的残疾人不包括在内。②LTCI 政策当初设计是希望促进居家服务，但没想到却导致了机构服务的大幅增加。① ③引入护理管理师的制度是 LTCI 成功的一个重要因素，但是他们的报酬和培训在实践中并没有得到贯彻。护理管理师的收入较低。④尽管与年龄相关的受益标准、评估工具以及每个等级的服务价格都由中央政府决定，但是各地区之间差距较大。② ⑤老年申请人日益增加导致了 LTCI 基金支付压力不断增强，未来的改革可能要在提高消费税、增加保险缴费、上调享受服务的自付费用比例以及降低保险待遇水平等方面做文章。③ ⑥日本 LTCI 制度是由中央政府高度控制，其他措施如私人护理保险则很难有市场。这种情况限制了日本老年人可供选择的范围。⑦建议未来要整合 LTCI 和国家有关残疾人支持政策的资源，为了降低 LTCI 财政赤字，需要把工作人群缴费的年龄从最低年龄 40 岁调整到 20 岁。④

  5. 关于美国商业 LTCI 制度的评价

  杜平豪斯（Doerpinghaus）与科恩（Cohen）和威恩罗博（Weinrobe）的研究都认为，由于老年人口规模巨大而且二战后美国"婴儿潮"的影响，美国私人 LTCI 市场潜力很大。⑤ 但是自 1980 年至 2000 年以来 LTCI 年

---

① Houde, S. C., Gautam, R., & Kai, I., "Long‐Term Care Insurance in Japan: Implications for U. S. Long‐Term Care Policy," *Journal of Gerontological Nursing* 33 (2007): 7 – 13.

② Ikegami, N., Yamauchi K., & Yamada, Y., "The Long Term Care Insurance Law in Japan: Impact on Institutional Care Facilities," *International Journal of Geriatric Psychiatry* 18 (2003): 217 – 221. Yoshida, K., Kawahara, K., "Impact of a Fixed Price System on the Supply of Institutional Long‐Term Care: a Comparative Study of Japanese and German Metropolitan Areas," *BMC Health Service Research* 14 (2014): 48.

③ Yong V. & Saito, Y., "National Long‐Term Care Insurance Policy in Japan a Decade after Implementation: Some Lessons for Aging Countries," *Aging International* 37 (2012): 271 – 284.

④ Mitchell, O. S., Piggott, J., & Shimizutani, S., "An Empirical Analysis of Patterns in the Japanese Long‐Term Care Insurance System," *The Geneva Papers on Risk and Insurance* 33 (2008): 694 – 709.

⑤ Doerpinghaus, H., & Gustavson, S., "The Effect of Firm Traits on Long‐Term Care Insurance Pricing," *The Journal of Risk and Insurance* 66 (1999): 381 – 400. Cohen, M., & Weinrobe, M., "Tax Deductibility of Long‐Term Care Insurance Premiums, Health Insurance Association of America," 2000.

均增长率不超过20%，[①] 2001 年以来 LTCI 利润事实上是萎缩的发展。[②] 究其原因，可能有以下几点：医疗救助的挤占效应；[③] 家庭内部相互复杂的作用；[④] 有限的精算经验；[⑤] 未来护理成本的不确定性；[⑥] 保险市场信息不对称；[⑦] LTCI 保险有无战略重点以及管理者是否独立参与决策等重要影响因素。[⑧]

6. 关于德、日、韩三国 LTCI 制度起因的研究

堪培尔（Campbell）等人做了专门研究。[⑨] 该研究认为，德国、日本和韩国启动 LTCI 的根源在于政治。1989 年德国和日本的政党选举需要大量国内选民的投票支持。2005 年是韩国大选之年，老年人生活照料护理问题一直是选举运动中的一个全社会关注的问题。另一个因素就是既有政策的漏洞。德国当时是机构护理造成了地方财政压力。日本则是"社会性住院"问题导致了医疗保险基金收不抵支问题。韩国政府是基于前瞻意识——到 2030 年 65 岁及以上老年人占比达 20%，2050 年几乎是 1/3，显然老龄化速度比日本快很多。所以，在 LTCI 方面，日本学习德国，韩国学习日本。三国之间政策相互影响并不是最主要的而是间接的，关键在于国内社会问题的出现。

---

① Coronel, S., *Research Findings：Long – Term Care Insurance in* 1997 – 1998 （Washington，DC：Health Insurance Association of America，2000）.

② Panko, R., "2004：A Grim Year for LTC Insurance," *Best's Review* 4 （2005）：69 – 73.

③ Brown, J. R., & Finkelstein, A., "The Interaction of Public and Private Insurance：Medicaid and the Long – Term Care Insurance Market," *American Economic Review* 98 （2008）：1083 – 1102.

④ Zweifel, P., & Struwe, W., "Long – Term Care Insurance in a Two – Generation Model," *The Journal of Risk and Insurance* 65 （1998）：13 – 32.

⑤ Murtaugh, C., Kemper, P., & Spillman, B., "Risky Business：Long – Term Care Insurance Underwriting," *Inquiry* 32 （1995）：271 – 284.

⑥ Moore, J., & Santomero, A., "The Industry Speaks：Results of the WFIC Insurance Survey," in Cummins, D., Santomero, A. eds., *Changes in the Life Insurance Industry：Efficiency，Technology，and Risk Management* （Norwell，MA：Kluwer Academic Publishers，1999）.

⑦ Sloan, F., & Norton, E., "Adverse Selection, Bequests, Crowding Out, and Private Demand for Insurance：Evidence From the Long – Term Care Insurance Market," *Journal of Risk and Uncertainty* 15 （1997）：201 – 219.

⑧ Michael, K., McShane, Larry A. Cox, "Issuance Decisions and Strategic Focus：The Case of Long – Term Care Insurance," *The Journal of Risk and Insurance* 76 （2009）：87 – 108.

⑨ Campbell, J. C., Ikegami, N., & Kwon, S., "Policy Learning and Cross – national Diffusion in Social Long – Term Care Insurance ：Germany，Japan，and the Republic of Korea," *International Social Security Review* 62 （2009）：63 – 80.

第五节　关于中国长期护理保险制度构想的研究

一　中国长期护理保险制度模式的选择

关于长期护理保险制度设想，国外学者研究得很少，在"十二五"期间国家大力推行养老服务体系建设的背景下国内学术界逐渐开始重视该项研究。目前，主要学术观点分为以下几类。

1. 发展商业 LTCI 模式

汤文巍研究认为，在上海市适宜发展商业护理保险，为此，一方面，公共部门要鼓励和推动商业护理保险的发展，另一方面，商业保险公司要加强自身建设以适应市场的需要。① 杨娅婕也持这种观点。②

2. 分阶段发展 LTCI 模式

胡苏云认为，第一步，建立"老年护理保险试点基金"，试点基金关键是整合现有医保、卫生和民政系统中与老年护理和服务有关的基金集中使用，这些资源包括：大部分用于社区老人服务的卫生部门人头预防保健经费；医保部门投入的大量医疗机构和家庭病床的老人护理服务项目费用；民政部门大量用于机构养老和居家养老服务的补贴。第二步，在试点成熟之后扩大护理保险覆盖面，逐步建立长期护理社会保险制度。③ 施巍巍研究认为，我国近期宜实行针对低收入人群的长期护理救助和针对高收入人群的商业护理保险相结合模式，未来可以走向以基金积累筹资模式为主、以现收现付模式为辅的社会化 LTCI。④ 荆涛、谢远涛研究观点与前二者有所不同：首先在发达地区、高收入中青年人群中引入纯粹的商业保险模式，逐步过渡到针对就业人群的以社会保险为基础、以商业保险为补充

---

① 汤文巍：《上海市老年长期护理保险（LTCI）研究》，复旦大学博士学位论文，2005。
② 杨娅婕：《我国发展长期护理保险的障碍与对策》，《经济问题探索》2011 年第 5 期。
③ 胡苏云：《老年护理保险制度的建立研究——上海个案分析》，《上海金融学院学报》2011 年第 6 期。
④ 施巍巍：《发达国家老年人长期照护制度研究》，知识产权出版社，2012，第 227—232 页。

的运行模式，最终采取全民强制参保的纯粹社会保障模式。[1]

3. 社保与商保并行模式

贾清显[2]和韩振燕、梁誉[3]研究都认为，采用社会保险和商业保险并行的模式，由社会保险提供最基本的、必要的长期护理服务或其费用支出，并对这种长期护理进行全民强制保险，而商业性护理保险用于满足民众对长期护理的多样化和多层次需求。此外，社会化 LTCI 委托专业健康保险机构运营可以成为我国长期护理保险的运营模式。[4]

4. 依托医保模式

吕国营、韩丽和曹信邦都认为长期护理费用支付可以依靠社会医疗保险来解决，但二者在具体路径上大不相同。前者认为，依托已有的基本医疗保险体系，不是单独建立一套系统；遵循以收定支的原则，其筹资来源主要是参保人缴费，而不是依靠现有的医疗保险基金结余。[5] 后者则认为，在制度建立的初期，在全国全面推行医疗护理保险制度，医疗护理保险与医疗保险捆绑实施，强制推行，资金来源于医疗保险基金，不需要额外缴费；3—5 年后再在全国建立独立的公共长期护理保险制度。[6]

5. 单一 LTCI 模式

仝利民针对上海人口老龄化情况，提出在高峰到来之前建立上海"老年医疗生活护理保险制度"，即从目前的医疗保险制度中将老年人的技术性护理服务分割出来，与福利服务一起整合为一个单独的制度。其个人账户基金主要来源于劳动者缴纳收入的 1%—2%，60 岁及以上老年人为 0.5%—1%；另一个来源可以从目前医疗保险中划拨出来。在具体实施中，将 60 岁及以上老年人的医疗保险个人账户的剩余资金按照一定比例（0.5%）转入新制度的个人账户中。[7] 何玉东则提出另一种思路[8]：针

①　荆涛、谢远涛：《我国长期护理保险制度运行模式的微观分析》，《保险研究》2014 年第 5 期。

②　贾清显：《中国长期护理保险制度构建研究——基于老龄化背景下护理风险深度分析》，南开大学博士学位论文，2010。

③　韩振燕、梁誉：《关于构建我国老年长期护理保险制度的研究——必要性、经验、效应、设想》，《东南大学学报》（哲学社会科学版）2012 年第 3 期。

④　盛和泰：《我国长期护理保险体系建设的运营模式选择》，《保险研究》2012 年第 9 期。

⑤　吕国营、韩丽：《中国长期护理保险的制度选择》，《财政研究》2014 年第 8 期。

⑥　曹信邦：《中国失能老人公共长期护理保险制度的构建》，《中国行政管理》2015 年第 7 期。

⑦　仝利民：《日本护理保险制度及其对上海的启示》，华东师范大学博士学位论文，2008。

⑧　何玉东：《中国长期护理保险供给问题研究》，武汉大学博士学位论文，2012。

对 LTCI 资金筹资，摒弃个人、单位、政府的多方传统筹资模式，采取"个人 + 政府"的简单筹资模式，个人的出资不与工资等任何基准挂钩，政府出资采取财政补贴累退比率制度。长远来看，在外部环境具备条件的情况下，"个人 + 政府"的简单筹资模式可以作为一种过渡性制度安排，最终走向"个人"的单一筹资模式。

二　几点评述

长期护理保险制度的国际经验是我国探索建立长期护理保险的参考和借鉴的基础。从文献综述来看，LTCI 国际经验基本上是国外学者的研究，研究成果比较全面、具体；而我国 LTCI 制定构想亦是以国内学者研究为主，可以说研究刚开始，还有一些亟待加强之处。

一是，LTCI 国际经验与我国 LTCI 制度构想的研究形成"两层皮"现象。虽然我国有自己的国情，但是对国外 LTCI 制度运行过程中存在的问题和教训不甚了解，很难产生科学的建制思路。因此，对全球国家实施 LTCI 制度的理念、背景、法律、运行、改革及发展做全面深入的研究，将是我国学术界下一步重点关注的主题。

二是，建议商业 LTCI 先行，可能忽视了该保险的核心目标所在。长期护理保险的核心目标是解决失能老年人的长期护理服务需求风险。如前文所述，国际上不少国家的确是商业护理保险先行，原因在于这些国家已有较完善的长期护理服务体系。但其后为社会化护理保险所取代，也是商业 LTCI 保费过高以及覆盖面太小的缘故。如果缺乏长期护理服务基础，商业 LTCI 就变成了我国目前健康保险市场上用于投资、理财的分红金融产品。所以，研究我国长期护理服务供给总量和体系构成十分重要，不能割裂长期护理服务与 LTCI 保险之间的关联。

三是，正如巴尔的研究观点[1]，长期护理社会保险是最优选择，但是具体路径也是至关重要的。技术决定进步，细节决定成败。关于 LTCI 国际经验的文献综述表明，一个国家或地区选择什么样的长期护理保障模式，取决于两大前提：第一，失能老年人的长期护理服务已成为一个新的

---

① Barr，N．，"Long - Term Care：A Suitable Case for Social Insurance，" *Social Policy & Administration* 44（2010）：359 - 374.

社会风险；第二，长期护理制度的建立依赖已有的制度路径。因此，依托社会医疗保险模式，需要认真研究德国 LTCI 模式；分步推进 LTCI 模式，加强对韩国 LTCI 制度进展的研究尤为必要；建议社会保险模式在参保对象上宜重点研究日本 LTCI 的初衷；提倡社保与商保并行模式，不仅要研究实施津贴模式的国家，而且要研究实施社保模式的国家，因为二者都有补充地位的商业 LTCI。可见，即便确立了建立长期护理社会保险的大方向，但在具体路径上还是要以全球 LTCI 制度为参照物，吸收其经验，避免其教训。

第六节 进一步评价

由于前述学术史分析对每个方面的研究都做了评述，所以这里仅就国内外研究整体情况做如下评价。

第一，从国内外研究可以看出，国外学者对长期护理保险制度的研究更全面、更细致。而且，随着时间的推移研究逐步深入微观层面：从早期对 LTCI 制度背景、政策设计、改革措施到目前涉及不同服务供给方式的经济负担、护理管理水平对政策的影响、家庭护工的情绪压力以及各国 LTCI 的挑战，甚至具体到某种疾病，例如痴呆症患者的康复效果等诸多方面。从研究领域来说，真正地实现了跨学科研究，涉及社会政策、应用经济、公共管理、老年护理、心理学以及高等教育等。"五普"统计结果显示，我国开始进入老龄化社会。十年后"六普"统计数据更表明我国人口结构步入快速老龄化阶段。失能老年人的长期护理问题逐步由媒体报道到学术界讨论再到引起政府的高度关注，进而提升到国家决策层面。由于人口基数大，失能老年人的长期护理问题已经成为一个新的社会风险，在学界和政府之间达成了共识。与此同时，整个学术界对国际上的 LTCI 制度研究还处在一个初步阶段，多数研究成果囿于对某一个国家、LTCI 制度的某一个方面进行介绍，尽管有一些精算研究，但由于相关数据缺失或借鉴他国数据，所以提出的一些政策建议也缺乏针对性和准确性，可能难免存在断章取义之嫌。另外，在研究方法上，国外学者定量研究成果较多，而国内学者偏定性研究。

第二，国外研究成果虽然丰富，但研究对象集中在少数几个国家。如前学术史综述，实施 LTCI 的国家很多，其中，颁布社会化 LTCI 法案的国家主要有荷兰、以色列、德国、卢森堡、日本、韩国，推出商业 LTCI 产品的国家或地区除了美国是主体制度设计外，其实，加拿大、墨西哥、阿根廷、哥伦比亚、巴西、智利、德国、法国、西班牙、瑞典、丹麦、英国、荷兰、意大利、捷克、葡萄牙、俄罗斯、乌克兰、日本、以色列、韩国、新加坡、马来西亚、孟加拉国、澳大利亚、新西兰和中国台湾地区等也都有商业 LTCI。所以，其他国家 LTCI 研究后续有待加强。

第三，无论是国外学者的研究还是国内学者的研究，LTCI 制度的前因与后果研究都应该是着力加强的地方。一个制度的起因是我们建制的根源，一个制度的效果是我们建制的目的。由于国外 LTCI 制度建制较早，运行相对成熟，学者们更多的是关注细节研究；而国内学者研究在探索建立 LTCI 制度之际，更应该涉及"为什么"、"怎么做"，以及效果预测"怎么样"等方面。即使在失能老年人长期护理的社会风险达成社会共识的情况下，各国 LTCI 制度的建立也不是一帆风顺的。各国将老年人失能风险开始提上议事日程（荷兰 1962 年、德国 1974 年、日本 1992 年、韩国 1999 年），可见各国 LTCI 制度从提议到立法生效差不多都有 10 年左右，德国更是长达 20 年。其间，各国政党、议会、政府、企业界、工会、社会组织等各方都参与政策制定的博弈过程，最终就制度模式、财政投入、雇主责任、雇员义务、供给基础等诸多方面达成了比较一致的方案。其实，就美国实行商业 LTCI 而言，有学者如弗兰克（Frank）研究认为由于联邦预算法案和美国政治环境所限，美国没有其他渠道能够解决长期护理风险，社会保险可能是一个较好的方案。[①] 而虽然法国政府在讨论是否要实行社会化 LTCI，但是有研究认为，由于 20 世纪 90 年代出台的现金津贴支付模式影响，这个改革措施坚定了法国 LTCI 制度的路径依赖，从而难以推行社会化 LTCI 制度。[②] 由此可见，各国长期护理保障制度模式的取舍抉择是一个复杂多变的过程。关于各国 LTCI 制度背景以及国家

① Frank, R. G., "Long – Term Care Financing in the United States: Sources and Institutions," *Applied Economic Perspectives and Policy* 34 (2012): 333 – 345.

② Le Bihan, B. Martin, C., "Reforming Long – Term Care Policy in France: Private-Public Complementarities," *Social Policy & Administration* 44 (2010): 392 – 410.

（政府）责任，在国外学者的研究中并不是很充分，当然更是国内学者以后重点研究之处，本研究在第三章也做了尝试研究。再者，在 LTCI 制度效果研究方面，如前文评述，国外学者较少研究成本－收益之间的关系，那么，下一步对我国 LTCI 制度的预期收益进行研究是我们重点深入研究的内容，不仅指经济效益，更重要的是社会效益。

第三章　老年福利制度变迁的 V 型责任理论

　　我国几千年的传统社会和历朝历代法律都将子女"反馈模式"的家庭养老奉为圭臬，[①] 现在国家为什么要推行长期护理保险试点？这显然是人口结构与家庭结构等方面的变化加剧了我国养老风险[②]的缘故。在养老由过去的家庭责任[③]演变成今天的社会风险之际，政府便开始主动分担养老的更多责任。可见，老年社会福利[④]政策的变迁关键在于养老责任的演变。也就是说，有什么样的养老责任就有什么样的老年社会福利政策。福利是刚性的但更需要可持续化，养老责任的边界如何划分？未来老年社会福利政策又向何处去？良好的社会政策应该是建立在严格的社会科学研究基础上的，同时也应考虑到更广泛的社会价值观。[⑤] 因此，搞清楚我国传统文化下的养老责任演化是下一步老年福利政策走向的基础。

---

① 费孝通：《家庭结构变动中的老年赡养问题——再论中国家庭结构的变动》，《北京大学学报》（哲学社会科学版）1983 年第 3 期。

② 养老风险是指人在年老时，由于缺乏基本的生活保障而可能遭受生存危险的意外性和不确定性，包括风险发生与否及危险程度大小的不确定性（邓大松、王增文：《我国的养老风险及其规避问题探究——从风险理论的视角》，《河南社会科学》2008 年第 5 期）。

③ "责任"是指做了分内应做的事的行为，也指"不做出这些行为就意味着做出不公正的事情，这些行为就叫作责任"（［德］叔本华：《叔本华论道德与自由》，韦启昌译，上海人民出版社，2006，第 159 页）。

④ 依据中国的社会福利历史发展路径和现行法律、法规与官方文献，社会福利是中国社会保障体系中一个重要的子系统，是中国社会保障体系三大构成部分之一（郑功成：《中国社会福利改革与发展战略：从照顾弱者到普惠全民》，《中国人民大学学报》2011 年第 2 期）。本书的社会福利沿用中国语境中这一约定俗成的概念。老年社会福利一般包括现金津贴、福利服务以及社会优待等（郑功成：《中国社会保障 30 年》，人民出版社，2008，第 187 页）。

⑤ Levin‑Waldman, O. M., "Welfare Reform and Models of Public Policy: Why Policy Sciences Are Required," *Review of Policy Research* 22 (2005): 519–539.

第一节 社会福利责任：建构、分化与整合

一 福利责任发端：不同范式的"福利三角"

较早提出社会福利范式的是美国学者威廉斯基和黎鲍克斯，1958 年他们将福利按正规性与非正规性分为两种：一是以家庭和市场为责任主体的"补缺型福利"（the residual welfare），二是以政府为责任主体的"制度型福利"（the institutional welfare）。[1] 第二次世界大战结束至 20 世纪 70 年代以前，由于英国《贝弗里奇报告》的影响[2]和"福利国家"在欧洲的大范围建立，福利理论主要集中于国家责任，而市场和社区福利变得无足轻重。[3] 那是因为此前西方社会工业化水平还很低，市场发育不完善，社会成员的需要主要通过家庭、邻里、小区、宗教组织的互助来满足，[4] 现在则由国家来满足国民生活的基本需要，所以福利的"风向"立即发生了转移。[5] 这样就形成了家庭、国家和市场共同负责的"福利三角"。在现代社会，一个国家的福利总量应当来源于家庭中生产的福利、通过市场交易获得的福利以及政府提供的福利。[6]

---

[1] Wilensky, H. L., & Lebeaux, C. N., *Industrial Society and Social Welfare* (New York：The Free Press, 1965).

[2] Beveridge, W., *Social Insurance and Allied Services* (London：Her Majesty's Stationary Office, 1958).

[3] Heisler, H., *Foundation of Social Administration* (London：Macmillan, 1977).

[4] Pinker, R., *The Idea of Welfare* (London：Heinemann Educational, 1979), p. 66.

[5] 马歇尔认为福利的国家责任基于公民权利到社会权利的转化 [Marshall, T. H., *Citizenship and Social Class and Other Essays* (Cambridge：Cambridge University Press, 1950).]，因为社会权利的一个重要参数是公共福利，从一个公民的可供选项发展到整个社会的公共福利是公民的社会权利的转变 [Pierson Christopher, *Beyond the Welfare State* (Cambridge：Polity Press, 1991), p. 110.]。

[6] Rose, R., "Common Goals but Different Roles：The State's Contribution to the Welfare Mix," in Rose, R., & Shiratori R., *The Welfare State East and West* (Oxford：Oxford University Press, 1986).

阿布瑞汉森①和杜非②研究认为，国家、市场和市民社会是福利提供的责任主体。该理论强调了市民社会对家庭的责任替代功能。不过，二者福利责任的内涵不同。前者指出，国家负责提供权力，市场负责提供财源，市民社会提供团结。后者则认为，国家提供被动情形下的保障，市场提供风险发生后的机会，市民社会提供价值观分离后的社会团结。

艾斯平 - 安德森则依据"非商品化"程度将福利国家划分为三种类型：民主主义、自由主义和保守主义。③ 不同类型的福利国家的福利水准不尽相同。"非商品化"的实质也是依据国家、家庭、市场"福利三角"在福利提供中的不同责任来确定的。民主主义福利模式是国家责任占主导，自由主义福利模式是以市场责任为主体，而保守主义福利模式则是国家、市场和家庭的责任结合体。艾斯平 - 安德森还进一步指出，即使两个国家福利支出的总量水平相同，但各国支出的责任主体也可能不同，如美国主要来自家庭、市场，而瑞典偏重国家开支。④

二　福利责任演进：从"福利三角"到福利多元

英国学者蒂特姆斯在福利责任"二分法"基础上增加了"工业成就型福利"（the industrial achievement - performance），认为既要考虑公民权利，又要体现个人责任，从而使福利获得排除了懒惰行为。⑤ 实际上，福利责任就从三角关系演进到包括家庭、市场、国家和个人的"福利四角"。后来，安东尼·吉登斯的"第三条道路"理论也是在强调国家履行社会投资责任的同时，目标是实现个人自我负责，"让人们在市场中变成更加强大的行动者"。⑥ 被誉为"穷人经济学家"的印度诺贝尔奖获得者阿

①　Abrahamson，P.，"Welfare Pluralism：Towards a New Consensus for a European Social Policy，" in *Poverty and Social Politics：The Changing of Social Europe*（Samiko Project，Copenhagen，1994）.

②　Duffy，K.，*The Human Dignity and Social Exclusion Project Research Opportunity and Risk：Trends of Social Exclusion in Europe*（Strasbourg：Council of Europe，1998）.

③　Esping - Andersen，G.，*The Three Worlds of Welfare Capitalism*（Cambridge：Polity Press，1990）.

④　Esping - Andersen，G.，*Social Foundations of Postindustrial Economies*（Oxford：Oxford University Press，1999）.

⑤　Titmuss，R. T.，*Social Policy*（London：Allen & Unwin，1974）.

⑥　Giddens，A.，*The Third Way：The Renewal of Social Democracy*（Cambridge：Polity Press，1998）.

马蒂亚·森更加明确地阐述了吉登斯的"福利全球范围合作"理念，他提出了基于全球公正的国家联合体"大普遍主义"（Grand Universalism）的福利概念。[①] 这可以看成是福利的国家责任概念外延的拓展。

　　与上述"福利四角"的主体不同，约翰逊[②]和伊瓦思[③]强调民间社会（志愿组织）在福利提供中的重要作用，形成了家庭、市场、国家和民间社会的福利四大主体。不过，约翰逊认为，社会福利多元主体中国家的作用不宜夸大，他批评了过分慷慨的福利国家行为。[④] 而伊瓦思对此持不同观点，他指出在一定的文化、经济、社会和政治背景中，国家和家庭提供的福利在很大程度上能够分担社会成员在遭遇市场失败时的风险，风险越大，国家责任也相应增加。[⑤]

　　借鉴国外研究，国内有学者明确指出，我国社会福利体系的目标建设应该具备以政府为主导、以社会以及家庭（个人）为支撑的多层次供给主体。[⑥] 雷雨若、王浦劬认为社会福利建设的成功实施必须以有效的政府、发达的市场和强大的社会组织、和谐的家庭和有担当的个人为基础，否则，多元化合作只是空中楼阁。[⑦] 这是"福利五角"或福利多元形态。正是改革开放后中央政府在福利责任中的逐步"退场"，加之户籍制度的影响，最终造成了社会福利的区域碎片化结构[⑧]，以及经济与社会发展失调和社会不公平的现象[⑨]。景天魁则认为，我国社会福利缺乏理论基础，导致政府、市场、社会和个人之间的责任边界模糊，社会福利财政支出的

① Sen, A., "Global Justice, Beyond International Equity", In Kaul, I., Grunberg, I., & Stern, M. A., *Global Public Goods*, *International Cooperation in the 21ˢᵗ Century* (Oxford: Oxford University Press, 1999), pp. 116–125.

② Johnson, N., *The Welfare State in Transition*: *The Theory and Practice of Welfare Pluralism*. (Brighton: Wheatsheaf, 1987).

③ Evers, A., & Wintersberger, H. (eds.), *Shifts in the Welfare Mix*: *Their Impacton Work*, *Social Services and Welfare Policies*. (Eurosocial, Vienna, 1988).

④ Johnson, N., *Mixed Economies of Welfare*: *A Comparative Perspective* (NewYork: Prentice Hall Europe, 1999).

⑤ Evers, A., & Svetlik, I. (eds.), *Balancing Pluralism*: *New Welfare Mixed in Care for the Elderly*. (Aldershot: Avebury, 1993).

⑥ 高和荣:《中国社会福利体系责任结构的顶层设计》,《吉林大学社会科学学报》2012 年第 2 期。

⑦ 雷雨若、王浦劬:《西方国家福利治理与政府社会福利责任定位》,《国家行政学院学报》2016 年第 2 期。

⑧ 严国萍:《当代中国碎片化社会福利体制的形成与突破》,《中国行政管理》2014 年第 7 期。

⑨ 徐月宾、张秀兰:《中国政府在社会福利中的角色重建》,《中国社会科学》2005 年第 5 期。

结构和比例不尽合理。①

综上所述，既有的文献研究呈现以下几个特点。一是，国外社会福利责任研究虽然从"福利三角"发展到"福利多元"，但涉及的责任主体基本上是静态的，缺乏同一时期的不同福利主体的责任大小划定，以及不同时期的多元责任主体的走向。二是，国内学者的研究大多是归纳了国外研究成果，认为我国社会福利责任是家庭、市场、国家、社会和个人共同负责的"责任包"，缺乏阶段性分析，显得过于笼统。三是，既有的研究没有区分不同国家尤其是发展中国家福利的责任主体的边界。美国学者卡扎指出，在比较不同福利国家的政策时，研究者几乎很难推断出"福利范式"内在的一致性，因为人们必须考虑到这些政策背后的历史基础、政治差异性、政策过程的变革，还包括外国模式对它们的不同影响。② 我国养老福利政策在理论建构上也存在这样的缺憾。

第二节　老年社会福利在困难中起步（1949—1977 年）：家庭责任为主，企业责任与国家责任为辅

一　家庭养老，古今责任

中华民族传统文化绵延数千年，是一个"礼"与"法"的社会集合体。家庭成员始终遵循"养儿防老"的礼训，"当父母年老而不能劳动时，他们就由儿子们来赡养"③，"家，强调了父母和子女之间的相互依存。它有利于保证社会的延续和家庭成员之间的合作"。有史可考，从汉代开始，"孝"被正式写入了法律，以孝治理天下。"五刑之属三千，而罪莫大于不孝"（《孝经·五刑》），"不孝者，斩首枭之"（《春秋·公羊

---

① 景天魁：《围绕农民健康问题：政府、市场、社会的互动》，《河北学刊》2006 年第 4 期。
② Kasza, G. J., "The Illusion of Welfare 'Regimes'," *Journal of Social Policy* 31 (2002): 271 – 287.
③ 费孝通：《江村经济——中国农民的生活》，商务印书馆，2006。

传·文公十六年》）是一条重要的汉律。自此，历经唐、宋、元、明、清各朝代，① 家庭养老的法律责任一直延续至今，"成年子女有赡养扶助父母的义务"②。老年人的衣食住行等基本生活，以及生病治疗、精神抚慰、死亡安葬等都是家庭成员更是子女不可推卸的责任，也是全体社会成员责任"内化"的一个社会道德标准。

二 城乡分割，二元责任

1. 面向城镇企业职工的老年福利：从"国家－企业责任"到"企业责任"

新中国成立后，经济上实行了计划经济体制，户籍上实行了城乡二元管理。1951 年，政务院颁布了《中华人民共和国劳动保险条例》，规定"企业按月缴纳相当于各该企业全部工人与职员工资总额的百分之三，作为劳动保险金"，其中，"百分之三十，存于中华全国总工会户内，作为劳动保险总基金；百分之七十存于各该企业工会基层委员会户内，为支付工人职员按照本条例应得的抚恤费、补助费与救济费之用"。③ 企业劳动保险金用于职工养老待遇方面的规定，男工人与男职员（年满 60 岁）、女工人与女职员（年满 50 岁），并依据其工龄和本企业工龄的长短，付给相当于本人工资 35%—60%④的养老补助费。⑤ 对于集体企业，由各地方工会组织、各产业工会组织负责办理疗养所、残废院、养老院、休养所等项目。⑥ 对于因身体衰弱不能工作而不符合退休养老条件的企业工人，1952 年规定，"男工人男职员年满（或未满）50 岁以上，女工人女职员年满（或未满）45 岁以上，在本企业工龄已满 10 年者，发给原工资 6 个月（或 5 个月）。本企业工龄超过 10 年部分，每满 1 年，增发原工资半个月，但退职金总额不得超过原工资 12 个月"，"本企业工龄未满 10 年者，

---

① 有学者对此进行了专门研究（王跃生：《历史上家庭养老功能的维护研究——以法律和政策为中心》，《山东社会科学》2015 年第 5 期）。

② 参见《中华人民共和国宪法》（2004 年修正版）第四十九条。

③ 参见《中华人民共和国劳动保险条例》（1951 年 2 月 26 日）第八、九条。

④ 相比于今天的基本养老保险 59% 的替代率来说，计划经济时代的企业社会保险似乎是"高福利"，但在全民"低工资"的那个时代，企业退休人员的养老金只能是一种异化的、有限的养老补助。

⑤ 参见《中华人民共和国劳动保险条例》（1951 年 2 月 26 日）第十五条。

⑥ 参见《中华人民共和国劳动保险条例》（1951 年 2 月 26 日）第十七条。

其本企业工龄在 2 年以内，发给原工资 2 个月，以后本企业工龄每增加 1 年，增发原工资一个月的 1/3"。① 该项规定对于因病不能工作而不符合退休养老条件的职工的晚年生活给予了一定的福利保障。

1958 年国务院发布了《关于工人、职员退休处理的暂行规定》《关于工人、职员退职处理的暂行规定（草案）》，适用条件是"安置年老的和身体衰弱、因工残废而丧失劳动能力的工人、职员"，覆盖范围扩大到"国营、公私合营的企业、事业单位和国家机关、人民团体"。② 按规定，退休养老费用"在实行劳动保险的企业单位，由劳动保险基金中支付；在没有实行劳动保险的企业单位，各项费用全部由企业行政支付"；③ 退职养老费用"由所在企业、机关从本单位行政费项下开支"。④ 三年自然灾害期间，退休后的企业职工生活水平十分低下。1964 年内务部、财政部发布《关于解决企业职工退休后生活困难救济经费问题的通知》，如有退休职工经过民政部门的救济，生活仍然有困难的，企业基层工会组织可以从劳动保险基金中给予适当补助。⑤ 1965 年 6 月国务院发布的《关于精减退职的老职工生活困难救济问题的通知》规定，提高退职老、弱、残职工的救济标准，医疗费用由民政部门补助，家庭生活仍有困难的再按照社会救济标准给予救济。⑥ 此外，还有一些面向退休职工的老年人活动中心、职工医院或疗养院、子女就业、住宅福利等。

针对集体企业职工养老福利的缺失，1966 年 4 月第二轻工业部、全国手工业合作总社发布《关于轻、手工业集体所有制企业职工、社员退休统筹暂行办法》《关于轻、手工业集体所有制企业职工、社员退职处理暂行办法》，但其退休、退职养老待遇的水平要低于国营企业和事业单位职工。1969 年 2 月财政部发布的《关于国营企业财务工作中几项制度的改革意见（草案）》规定，"国营企业一律停止提取劳动保险基金"，"企业的退休职工、长期病号工资和其他劳保开支，改在营业外列支"，实报

---

① 参见政务院《国营企业工人职员退职暂行办法（草案）》（1952 年 1 月 12 日）第二条。

② 参见国务院《关于工人、职员退休处理的暂行规定》（1958 年 2 月 9 日）、《关于工人、职员退职处理的暂行规定（草案）》（1958 年 3 月 7 日）两个法案的第一、二条。

③ 参见国务院《关于工人、职员退休处理的暂行规定》（1958 年 2 月 9 日）第十二条。

④ 参见国务院《关于工人、职员退职处理的暂行规定》（1958 年 3 月 7 日）第八条。

⑤ 参见《关于解决企业职工退休后生活困难救济经费问题的通知》（1964 年 3 月 6 日）（内城字第 30 号、财政王字第 156 号）第二条。

⑥ 参见国务院《关于精减退职的老职工生活困难救济问题的通知》（〔1965〕国内字 224 号文）。

实销。这样，原先由国家、企业共同负责的劳动保险，因为丧失了全国性的统筹基金，实际上已蜕变为企业负担全部责任的"企业保险"模式。①

2. 面向机关、事业单位职工的老年福利：财政"掏腰包"的国家责任

1952年6月政务院颁布《国家工作人员实行公费医疗预防的指示》，公费医疗制度由此建立。同年8月，政务院批准卫生部制定的《国家工作人员公费医疗预防实施办法》，规定"各级人民政府应将公费医疗预防经费列入财政预算，由各该级卫生行政机关掌握使用，应专款专用"。② 1956年8月，国务院人事局、卫生部、内务部联合发出了《关于国家机关工作人员退休后仍应享受公费医疗待遇的通知》，规定在国家机关的工作人员退休以后仍可以享受公费医疗的政策待遇。

1955年12月国务院发布了《国家机关工作人员退休处理暂行办法》、《国家机关工作人员退职处理暂行办法》以及《关于处理国家机关工作人员退职、退休时计算工作年限的暂行规定》等法规，这标志着国家机关、事业单位职工退休、退职福利制度的确立。《国家机关工作人员退休处理暂行办法》规定，退休人员（男子60岁，女子55岁）按照不同工龄，每月发放相当于本人工资50%—80%的退休金；退休金来源由"工作人员退休后居住地点的县级人民委员会在优抚费项下发给，到他死亡时为止"。③ 老年人退休以后的生活、医疗保健、文化娱乐、服务等全部由原单位负责。

3. 面向城乡孤寡者的老年福利：城市民政主管的国家责任与乡村集体责任

1951年8月内务部发布了《关于城市救济福利工作报告》，报告内容包括对旧有福利设施的改造、健全对私立救济福利机构的管理和领导，以及保障无依无靠的城镇孤寡老人、孤儿或弃婴、残疾人等。1954年9月，一届全国人大一次会议制定并通过了《中华人民共和国宪法》，明确规定，"中华人民共和国劳动者在年老、疾病或者丧失劳动能力的时候，有获得物质帮助的权利"。④ 1956年，内务部在《关于改善城市残老儿童教

① 虽然说是企业"保险"，但实际上失去了保险的风险共担功能，养老金等福利待遇的实施过程体现了"企业包办、封闭运行"的特点（郑功成：《中国社会保障制度变迁与评估》，中国人民大学出版社，2002，第10—11页）。

② 参见卫生部《国家工作人员公费医疗预防实施办法》（1952年8月24日）第八条。

③ 参见国务院《国家机关工作人员退休处理暂行办法》（1955年12月29日）第二、三、七条。

④ 参见《中华人民共和国宪法》（1954年9月20日）第九十三条。

养院工作的通知》中，决定把老人和儿童从生产教养机构中划分出来，单设残老院和儿童教养院，并明确其性质属于社会福利机构。在民政部门的主管下，城市福利院和养老院收养老年人数量逐年增加。但由于"十年内乱"的影响，到1978年城市福利院收养的孤寡老年人数量下降到1964年的一半左右。①

在农村，鳏寡孤独老年人福利主要通过乡村集体福利来实现。1956年全国人大颁布《高级农业生产合作社示范章程》，规定"农业生产合作社对于缺乏劳动力或者完全丧失劳动力，生活没有依靠的老、弱、孤、寡、残疾的社员，在生产上和生活上给以适当的安排和照顾，保证他们的吃、穿和柴火的供应，保证年幼的受到教育和年老的死后安葬，使他们生养死葬都有依靠"。② 为了解决一些老年人无人照料的问题，一些地方开始试办敬老院，对五保对象实行集中供养。1960年二届全国人大二次会议通过《1956年到1967年全国农业发展纲要》，再次明确，对农村的孤、老、残、幼实行保吃、保穿、保烧、保教（儿童和少年）、保葬（老人）的"五保"制度。③ 1962年第八届中央委员会第十次全体会议颁布的《农村人民公社工作条例（修正草案）》规定，生产队可以提留一定数量的公益金，作为社会保险和集体福利事业的费用，用于生活没有依靠的老、弱、孤、寡、残的社员，遭到不幸事故、生活发生困难的社员，实行供给或者给予补助。④ 与城市老年福利一样，"十年动乱"期间的农村老年福利也几乎处于停滞状态。

这一历史时期的老年社会福利，除了家庭养老的根本责任以外，基于企业责任与基于财政责任的企业和机关事业单位退休职工福利因保障全面、水平较高而成为老年社会福利制度的主体，基于民政责任的城市孤寡老人和基于乡村集体责任的农村"三无"老人福利因救济水平较低而成为老年社会福利制度的两翼。财政负责和民政负责虽然说都体现了国家责

---

① 多吉才让：《社会福利》，中国社会出版社，1996，第141页；崔乃夫：《当代中国的民政》（下），当代中国出版社，1994，第211—212页。

② 参见《高级农业生产合作社示范章程》（1956年6月30日第一届全国人民代表大会第三次会议通过）第五十三条。

③ 参见《1956年到1967年全国农业发展纲要》（1960年4月10日第二届全国人民代表大会第二次会议通过）第三十条。

④ 参见《农村人民公社工作条例（修正草案）》（1962年9月27日第八届中央委员会第十次全体会议通过）第三十六条。

任，但二者覆盖的对象因身份不一样而导致享受的福利水平差别很大。事实上，在计划经济时代，"低工资"的企业福利和乡村集体福利也可以都看成是国家责任的一种体现。

第三节　老年社会福利在改革中发展（1978—2000 年）：家庭责任主体，企业责任剥离，国家责任兜底，市场责任提出

一　家庭养老功能弱化：主体责任仍存

20 世纪 70 年代末至 80 年代初，我国的经济、社会领域发生了重大变革，一是经济领域的改革开放，从计划经济转向市场经济；二是社会领域的人口控制，从自主生育转向计划生育。前者使城乡"隐性失业"渐渐"显性化"，"离土离乡"转移就业的现象至今仍在延续。后者使家庭规模逐渐缩小，户均人口从 1982 年的 4.4 人到 2000 年的 3.4 人。[1] 家庭成员的异地就业和传统大家庭的消失，再加上平均寿命的延长以及疾病结构慢性病化[2]等一系列因素的共同作用，使传统家庭养老模式出现了瓦解，[3] 家庭养老能力逐渐弱化，城乡老年人尤其是农村老年人的服务需求和精神慰藉形成很大的"缺口"。但是，家庭养老的主体责任并没有消失。1996 年颁布的《中华人民共和国老年人权益保障法》规定，"老年人养老主要依靠家庭，家庭成员应当关心和照料老年人"。[4] 1999 年《中华

---

① 国家统计局：《中国人口统计年鉴》，2000。

② 建国初期，我国城乡居民死亡主因（疾病谱）是传染性疾病。但据 1997 年统计，疾病谱变化为恶性肿瘤、心脑血管病等慢性非传染性疾病（中国卫生年鉴编辑委员会：《中国卫生年鉴》，人民卫生出版社，1998，第 360 页）。

③ 穆光宗：《家庭养老面临的挑战以及社会对策问题》，《中州学刊》1999 年第 1 期。

④ 参见《中华人民共和国老年人权益保障法》（主席令第 73 号）第十条。其他关于"家庭赡养与抚养"内容参见第十一至十八条。

人民共和国宪法》（修订）也仍保留了 1982 年《宪法》中首次出现的"成年子女有赡养扶助父母的义务"① 的条文。

二　市场经济体制建立：企业福利责任开始剥离

1984 年 10 月《中共中央关于经济体制改革的决定》发布，标志着我国进入社会主义经济体制改革新时期，增强企业活力是这一场经济体制改革的中心环节。为了建立现代企业制度，"要使企业真正成为相对独立的经济实体，成为自主经营、自负盈亏的社会主义商品生产者和经营者，具有自我改造和自我发展的能力，成为具有一定权利和义务的法人"，"对其他大量产品和经济活动，根据不同情况，分别实行指导性计划或完全由市场调节"。② 由此，为了减员增效，企业再也不能像过去一样"大包大揽"职工福利。1986 年国务院颁布的《国营企业实行劳动合同制暂行规定》明确指出，国家对劳动合同制工人退休养老实行社会保险制度；退休养老基金的来源，由企业和劳动合同制工人缴纳；退休养老金不敷使用时，国家给予适当补助。③

这样，随着劳动合同制取代企业职工的"铁饭碗"和《中华人民共和国企业破产法（试行）》④ 的颁布，原来依附于国有企业和集体企业经济的"职业福利"包袱逐渐萎缩，"企业人""单位人"变成了"社会人"，老年人养老、医疗、住房等福利需求也逐渐与原企业单位分离，过渡到社会化福利。

三　社会进入转型期：国家履行兜底责任，福利市场机制提出

1978 年五届全国人大一次会议通过《中华人民共和国宪法》修订案，对劳动者福利，劳动者在年老、疾病或者丧失劳动能力时的物质帮助等做

---

① 参见《中华人民共和国宪法》（1982、1999）第四十九条。

② 参见《中共中央关于经济体制改革的决定》（1984 年 10 月 20 日中国共产党第十二届中央委员会第三次全体会议通过）第三、四部分。

③ 参见《国营企业实行劳动合同制暂行规定》（1986 年 7 月 12 日国务院发布）第二十六条。

④ 1986 年 12 月 2 日第六届全国人民代表大会常务委员会第十八次会议通过。

出了原则性规定。① 同时，决定重新设置民政部，主管全国社会救济、社会福利以及优抚安置事务。1982 年五届全国人大五次会议修订通过《中华人民共和国宪法》，再次明确了"公民在年老、疾病或者丧失劳动能力的情况下，有从国家和社会获得物质帮助的权利。国家发展为公民享受这些权利所需要的社会保险、社会救济和医疗卫生事业"。② 伴随城市企业的市场经济体制确立，以及农村家庭联产承包责任制推行，整个经济社会进入了转型期，再加上人口老龄化格局已经形成，老年社会福利也相应地得到重视并进行政策变革。

1986 年，民政部制定第二个五年规划（1986—1990 年），明确提出了社会福利事业改革发展要由国家单一负担转变为国家、集体、个人三方共同负担，实现从"救济型"福利事业到"福利型"福利事业的转变。1993 年 4 月，民政部发布《国家级福利院评定标准》，8 月民政部会同国家计委等 14 个部委联合发布了《关于加快发展社区服务业的意见》，其中明确提出为城市老年人、残疾人、优抚对象提供社会福利服务。③ 1994 年国务院颁布了《农村五保供养工作条例》，规定五保供养的对象为"三无"老年人、残疾人，所需经费和实物应当从村提留或者乡统筹费中列支，不得重复列支；在有集体经营项目的地方，可以从集体经营的收入、集体企业上交的利润中列支。④

社会福利社会化目标的提出，其实质就是在原有的企业福利、财政福利和民政福利的基础上增加一个市场化的路子。其主要表现在两个方面，一是资金筹集市场化。1987 年 6 月，中国社会福利有奖募捐委员会在北京成立，并颁发了《中国社会福利有奖募捐委员会章程》和《发行社会福利有奖募捐试行办法》。1994 年 12 月，民政部先后发布《中国福利彩票管理办法》和《有奖募捐社会福利资金管理使用办法》，对福利彩票这一市场化筹集福利资金的重大举措进行了相应的规范。1999 年《中华人民共和国公益事业捐赠法》发布，首次用法律的形式规范并激励社会捐赠支持各项福利事业。二是服务供给市场化。1999 年民政部先后颁布《社会福利机构管理暂行办法》《关于开展民办非企业单位复查登记工作

① 参见第四十八、五十条。
② 参见第四十五条。
③ 参见《关于加快发展社区服务业的意见》（民福发〔1993〕11 号）第四条。
④ 参见《农村五保供养工作条例》（1994 年 1 月 23 日国务院令第 141 号）第六、十一条。

意见》，开始将民办福利机构与公益机构纳入统一的、规范的福利服务供给体系。2000 年 2 月，国务院办公厅又批转民政部等 11 个部委制定的《关于加快实现社会福利社会化的意见》，进一步指出了"资金来源社会化、服务对象社会化、职工队伍社会化、管理体制社会化"的福利制度发展的政策取向，其实质是逐步确立社会福利的市场经济运行体制。老年社会福利作为整个社会福利的重要组成部分，任何一项社会福利政策的出台也都决定着其发展的方向及其进程。

这一时期社会福利社会化虽然提出了个人责任，但是在企业"下岗"职工较多、退休金不能按时足额发放，[①] 以及城乡福利机构以"三无"老年人为主的情况下，老年福利的个人责任是非常有限的，在多元福利责任中占不到重要地位。

第四节 老年社会福利在和谐中建设（2001 年至今）：家庭责任提升，国家责任推进，市场与社会责任强化，个人责任介入

一 以居家养老为基础，家庭责任提升

第五次全国人口普查统计结果显示，我国在世纪之交进入老龄化社会，属于典型的"未富先老"国家。为了应对人口老龄化，2000 年 8 月中共中央、国务院发布了《关于加强老龄工作的决定》（中发〔2000〕13号），提出"建立以家庭养老为基础、社区服务为依托、社会养老为补充的养老机制"。[②] 2001 年 7 月，国务院又公布了《中国老龄事业发展"十五"计划纲要（2001—2005 年）》（国发〔2001〕26 号），再次明确"坚

---

① 针对这种情况，时任国务院总理朱镕基提出了两个"确保"，即确保企业离退休人员基本养老金按时足额发放，确保国有企业下岗职工基本生活费按时足额发放。1999 年 9 月国务院又颁布《城市居民最低生活保障条例》，以保障低收入群体的基本生活。

② 参见《关于加强老龄工作的决定》（中发〔2000〕13 号）第六条。

持家庭养老与社会养老相结合，继续鼓励和支持家庭养老"，并特别指出"农民养老以家庭赡养为主"。①

2005 年 3 月民政部发布《关于开展养老服务社会化示范活动的通知》（民函〔2005〕48 号），首次提出"以居家养老为基础，以社区老年福利服务为依托，以老年福利服务机构为骨干的老年福利服务体系"。② 此后，居家养老③的基础性地位在一些重要政策文件中都得到确认，如《关于加快发展养老服务业意见的通知》（国办发〔2006〕6 号）、《中共中央、国务院关于全面加强人口和计划生育工作统筹解决人口问题的决定》（中发〔2006〕22 号）、《关于全面推进居家养老服务工作的意见》（全国老龄办发〔2008〕4 号）、《国民经济与社会发展第十二个五年规划纲要》（2011 年 3 月 16 日）、《关于加快发展养老服务业的若干意见》（国发〔2013〕35 号）、《关于进一步做好养老服务业发展有关工作的通知》（发改办社会〔2015〕992 号）以及《国民经济和社会发展第十三个五年规划纲要》（2016 年 3 月 17 日）等。④ 其间，建立养老服务体系的政策表述在多个文件中有所修改，主要表现在对机构养老的认识从"十五"时期的"骨干"地位，到"十一五"下降为"补充"地位，到"十二五"体现为"支撑"地位，再到"十三五"回归到"补充"地位，虽几经调整，但"以居家养老为基础"的方向性定位没有改变，家庭责任在强调中提升。

二　顺时应变，国家责任积极推进

2010 年第六次人口普查的统计结果表明，经过十年的发展，我国人

---

① 参见《中国老龄事业发展"十五"计划纲要（2001—2005 年）》（国发〔2001〕26 号）第二、三部分。

② 参见《关于开展养老服务社会化示范活动的通知》（民函〔2005〕48 号）第三部分第三条。

③ 居家养老不完全等同于家庭养老，它是指老年人养老的居住方式在自己的家庭，但其部分或全部的生活津贴或照料服务等来源于家庭以外的社会（杨宗传：《居家养老与中国养老模式》，《经济评论》2000 年第 3 期）。

④ 关于建立以居家养老为基础的养老服务体系的文件表述经历了三次调整变化：第一次是《关于加快发展养老服务业意见的通知》第二部分"以居家养老为基础、社区服务为依托、机构养老为补充的服务体系"；第二次是《国民经济与社会发展第十二个五年规划纲要》第三十六章第四节"建立以居家为基础、社区为依托、机构为支撑的养老服务体系"；第三次是《国民经济和社会发展第十三个五年规划纲要》第六十五章第二节"建立以居家为基础、社区为依托、机构为补充的多层次养老服务体系"。

口结构进入快速老龄化阶段。进入 21 世纪以来，国家和政府在老年社会福利方面制定并颁布了一些政策文件，先后采取了积极的干预措施，主要表现在下列几个方面。

首先，城乡并进，加快建设老年福利的基础设施。2001 年民政部发布《"社区老年福利服务星光计划"实施方案》（民发〔2001〕145 号），决定今后两至三年，从中央到地方，通过发行福利彩票筹集的福利金，[①]绝大部分用于资助城市社区的老年人福利服务设施、活动场所和农村乡镇敬老院的建设。这是新中国成立后首次大规模、全方位推进城乡社区老年人福利设施建设的政府行动。

其次，缓解老年贫困，全面建立高龄津贴制度。《中华人民共和国老年人权益保障法》首次规定，国家鼓励地方建立 80 周岁以上低收入老年人高龄津贴制度，[②] 要求各地建立健全经济困难的高龄、失能等老年人补贴制度。[③] 补贴所需资金，由地方财政负担，列入年度财政预算。[④] 截至 2015 年 8 月，全国 19 个省份建立了 80 周岁以上高龄老人津贴制度，23 个省份建立了生活困难老人养老服务补贴制度，4 个省份建立了失能老人护理补贴制度。[⑤]

最后，增进老年人福祉，初步建立老年优待制度。2012 年修订后的《老年人权益保障法》首次从法律层面明确"老年人有享受社会服务和社会优待的权利"，要求县级以上人民政府及其有关部门根据经济社会发展情况和老年人的特殊需要，从社会保障、卫生保健、交通出行、商业服务、文体休闲等方面，制定优待老年人的办法，逐步提高优待水平。为了深入贯彻该法律，全国老龄委等 24 个部门在《关于加强老年人优待工作的意见》（全国老龄办发〔2005〕46 号）的基础上修订颁发了《关于进一步加强老年人优待工作的意见》（全国老龄办发〔2013〕97 号），要求"进一步落实各项财税优惠政策，保障老年人优待工作经费"，[⑥] 这是目前我国老年人社会优待领域最全

---

① "星光计划"的实施，如果加上地方配套资金和社会力量投入以及街居自筹，资金总投入超过 100 亿元。

② 参见《中华人民共和国老年人权益保障法》（第十一届全国人大常务委员会第三十次会议 2012 年 12 月 28 日修订通过，主席令第 72 号）第三十三条。

③ 参见国务院《关于加快发展养老服务业的若干意见》（国发〔2013〕35 号）第三部分第四条。

④ 参见《关于建立健全经济困难的高龄、失能等老年人补贴制度的通知》（财社〔2014〕113 号）第三部分第五条。

⑤ 参见新华网《民政部：全国 19 个省份建立 80 周岁以上高龄老人津贴制度》，2015 年 8 月 20 日。

⑥ 参见《关于进一步加强老年人优待工作的意见》（全国老龄办发〔2013〕97 号）第三部分。

面、最具体的一个全国性专项文件。尽管该文件存在粗疏零散、碎片化以及对违规行为缺乏有效的处罚措施等缺陷,[①] 但仍表明我国已经初步建立了体现国家责任、标志社会文明进步的老年人优待制度体系。

三 提高老年福利水平,引导市场与社会责任

1. 积极引导民间资本进入,扩大养老服务供给体系

改革开放以来,民间资本在我国投资不断发展壮大,鼓励民间资本参与兴办养(托)老服务和残疾人康复、托养服务等社会福利事业开始成为政府政策的重要关注点。[②] 为此,《社会养老服务体系建设规划(2011—2015 年)》(国办发〔2011〕60 号)要求充分发挥市场在资源配置中的基础性作用,为各类服务主体营造平等参与、公平竞争的环境,实现社会养老服务可持续发展。于是,民间资本在参与居家和社区养老服务、举办养老机构或服务设施、提供基本养老服务、参与养老产业发展等方面拉开了序幕。[③] 国务院进一步要求,逐步使民间资本成为发展养老服务业的主体,以满足养老服务多样化、多层次需求。[④]

随着我国养老服务需求量的不断增大,鼓励外国投资者在华独立或与中国公司、企业和其他经济组织合资、合作举办营利性养老机构,[⑤] 成为我国养老服务领域一个创新性的思维。同时,在民间资本参与方式上支持"项目化"运作,按照融资—投资建设—回收资金封闭运行的模式,[⑥] 将企业项目收益债券推广到养老服务领域。积极引导民间资本在推动医养融合方面有所作为,对民办非营利机构在投融资、税费优惠等政策方面给予照顾。[⑦]

---

① 李志明:《中国老年优待制度的发展定位与政策建议》,《学术研究》2015 年第 4 期。
② 参见《国务院关于鼓励和引导民间投资健康发展的若干意见》(国发〔2010〕13 号)第十六条。
③ 参见《关于鼓励和引导民间资本进入养老服务领域的实施意见》(民发〔2012〕129 号)。
④ 参见《关于加快发展养老服务业的若干意见》(国发〔2013〕35 号)。
⑤ 参见商务部、民政部《鼓励外国投资者在华设立营利性养老机构从事养老服务》公告(2014 年第 81 号)。
⑥ 参见国家发展改革委办公厅、民政部办公厅、全国老龄办综合部《关于进一步做好养老服务业发展有关工作的通知》(发改办社会〔2015〕992 号)。
⑦ 参见民政部、发展改革委等十部委《关于鼓励民间资本参与养老服务业发展的实施意见》(民发〔2015〕33 号)。

2. 激发公益慈善的社会意识，弘扬尊老爱老传统文化

"十二五"期间，《中国老龄事业发展"十二五"规划》（国发〔2011〕28号）就指出，要大力发展为老服务志愿者队伍。同时，国家鼓励慈善组织以及其他组织和个人为老年人提供物质帮助。① 中央政府则使用专项彩票公益金对中、西部农村地区老年幸福院项目建设给予大力支持。② 为进一步加强和改进慈善工作，更好地保障和改善困难群众民生，国务院发布了《关于促进慈善事业健康发展的指导意见》（国发〔2014〕61号），倡导通过捐赠、支持志愿服务、设立基金会等方式，兴办公益性医疗、教育、养老、残障康复等方面的机构和设施。对于一些企业（包括公益、慈善企业）参与养老服务事业面临融资难的问题，可以通过向民政部、国家开发银行申请养老服务专项贷款项目③来获得支持。

四　摒弃传统福利观念，强化个人责任

计划经济时代的"单位福利"对老年人来说，至今仍有很大的吸引力。但2000年以来的福利市场化与社会化，逐渐改变了人们对福利的依赖心理。除了特困老年人和"三无"老年人享有国家免费的福利外，根据服务对象的不同情况，实行有偿、减免等多种服务，④ 在较大程度上强化了个人责任。特别是针对人口老龄化程度较重和老年人口较多的农村，养老服务政策明确支持家庭、个人承担应尽的责任。⑤

近几年来，我国青岛市、长春市、南通市等地先后试行失能老年人医疗照护保险政策。无论是通过划拨医疗保险结余资金，还是个人缴费和政府补贴方式来筹资支付参保人失能后的照料服务和医疗保健的费用，⑥ 二者在体现了国家责任的同时，表明了国民个人也要为自己的养老服务买

---

① 参见《中华人民共和国老年人权益保障法》（主席令第72号）第三十五条。
② 参见财政部、民政部关于印发《中央专项彩票公益金支持农村幸福院项目管理办法》的通知（财综〔2013〕56号）。
③ 参见民政部、国家开发银行《关于开发性金融支持社会化养老服务体系建设的实施意见》（民发〔2015〕78号）。
④ 参见《关于加快实现社会福利社会化的意见》（国办发〔2000〕19号）。
⑤ 参见国务院《关于加快发展养老服务业的若干意见》（国发〔2013〕35号）。
⑥ 按照国际经验，长期护理社会保险基金应来源于雇主、雇员缴费以及政府补贴等渠道（戴卫东：《OECD国家长期护理保险制度研究》，中国社会科学出版社，2015）。

单。随着《关于开展长期护理保险制度试点的指导意见》（人社厅发
〔2016〕80 号）的发布，[①] 以及在不久的将来长期护理保险试点的全面推
广，国民在养老服务方面的个人责任还会进一步加强。

第五节 中国老年福利政策：
V 型责任理论建构

一 理论依据：经济发展、养老风险与养老责任的关系

1. 从传统农业社会到工业化社会[②]：养老风险集中，国家责任介入

在我国传统农业社会，由于生产力水平十分低下，人均劳动生产率很
低，剩余劳动产品较少，为了拥有足够的劳动力以维持家庭经济的简单再
生产，不得不采取多生子女的策略，形成了人口众多的大家庭和复合家
庭。这种家庭规模和代际结构使家庭养老成为必然。在这一时期，家庭成
员的经济、情感和价值观都是相互依存的一个整体。养老基本上局限在家
庭内部，以及部分邻里互助和特殊时期（自然灾害、战争）官方零星的
赈济。

中华人民共和国成立后，我国进入了社会主义改造和集体经济的工业
化初期阶段。社会分工变化和工业化发展是养老的个人需求转化为社会需
求的基本原因。[③] 社会生产方式的进步、工业化的推进，促使传统的农业

---

① 参见人力资源和社会保障部办公厅《关于开展长期护理保险制度试点的指导意见》（人社厅发
〔2016〕80 号）。

② 新中国成立以后，中国的工业化进程可以分为两个大的阶段：一是传统计划经济体制下工业化道
路时期，该阶段奠定了我国的工业基础，形成了比较全面的工业体系；二是改革开放以后的中国
特色的工业化道路时期，该阶段实现了中国基本经济国情从农业大国向工业大国的转变（陈佳
贵、黄群慧：《工业发展、国情变化与经济现代化战略——中国成为工业大国的国情分析》，《中
国社会科学》2005 年第 4 期）。根据工业化水平综合指数估算，到"十一五"期末的 2010 年，
中国就快速地走完了工业化中期阶段。进入"十二五"，中国工业化进程将步入工业化后期（黄
群慧：《中国的工业化进程：阶段、特征与前景》，《经济与管理》2013 年第 7 期）。

③ 王虎峰：《养老金生产论》，中国劳动社会保障出版社，2004，第 15 页。

结构逐步弱化，家庭保障不能解决每一个社会成员的养老风险。再加上社会经济环境的骤然变化，"一大二公"统收统支，家庭经济遭到破坏，特别是在农村地区养老风险集中爆发出来。在这样剧烈的社会结构大变革时期，养老再也不可能仅仅是单个家庭的责任，需要国家"父爱主义"责任的体现。

2. 从工业化初期到后工业化社会：养老拓展，风险递进，责任多元

始于 70 年代末期的改革开放和现代企业制度的建立直接推动了工业化进程，在生产力水平显著提高和经济快速发展的同时，我国的家庭结构、人口结构、就业结构以及疾病结构等发生了很大的变化，毋庸置疑，这些变化也导致了我国养老结构的演变、养老风险的逐渐增强。前工业化社会的养老主要在于吃、穿、住等基本生活的经济保障，进入工业化和城镇化社会以后，养老不再受限于经济供养，而是拓展到生活照料的服务保障和情感慰藉的精神保障。有实证研究也证明了这个观点。[1] 相应地，养老风险也产生了递进，由原来单一的经济保障风险，延伸为经济供养、生活照料和情感维护[2]三个方面的风险。

一般情况下，风险越大，化解风险的责任越大。经济结构和社会结构的转型，使国家和政府难以承担全体国民的养老风险。其实，在很多从计划经济向市场经济转型的国家中，政府还是主要的养老福利待遇提供者。不过，这个状况也在改变，这些国家的政府在准备或者已经向私营机构转移养老保障责任。[3] 我国养老福利的责任走势正是如此，福利责任多元化是方向，无论从公平还是从效率角度，再也不可能回到企业"大包大揽"和国家"一手包办"的计划经济时代的福利状态。

二 V型责任：老年福利政策的理论建构

通过对中华人民共和国成立后不同历史时期的老年社会福利法律、政策文件的梳理与解读，我们初步了解到各个阶段老年福利责任主体的构成。在理论依据分析的基础上，透过对同一时期的老年福利不同责任主体

---

[1] 于长久：《人口老龄化背景下农民的养老风险及其制度需求——基于全国十个省份千户农民的调查数据》，《农业经济问题》2011 年第 10 期。

[2] 参见《中华人民共和国老年人权益保障法》（2015 年修正）第十四、十八条。

[3] 科林·吉列恩、约翰·特纳、克里夫·贝雷等：《全球养老保障——改革与发展》，杨燕绥等译，中国劳动社会保障出版社，2002，第 25 页。

的比重大小，以及不同时期的老年福利同一责任主体的走势二者的综合分析，本书尝试建立一个具有中国特征的老年社会福利政策的理论框架（见图 3 - 1），以期对中国老年社会福利理论的完善和政府发展型社会政策的定位提供一些有价值的参考。

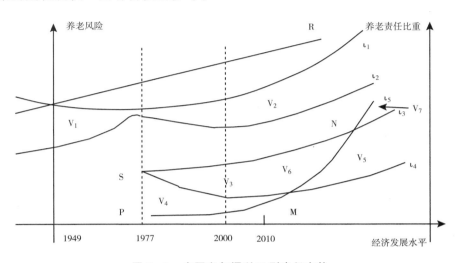

图 3 - 1 中国老年福利 V 型责任态势

1. V 型责任理论的解释

根据经济发展水平、养老风险与养老责任三者之间的关系，本书绘制了一个两轴折线图。横轴为不同经济发展水平的年份，左纵轴表示养老风险，右纵轴表示养老责任度。图中 R 为养老风险线，表明随着经济发展水平的提高，整个社会的养老风险相应地提升。但必须说明的是，R 是一条假想的养老风险线，因为当经济发展到一个很高水平的时候，整个社会及个人预防和化解风险的能力也就越来越强，此时 R 线应该呈现下降的趋势。不过，现在的 R 线趋势并不影响本研究的结论。依据本章第二至第四节，ι_1 是表示家庭责任的抛物线，ι_2、ι_3、ι_4、ι_5 分别表示国家责任、市场责任、社会责任（公益慈善）以及个人责任。

（1）福利责任主体的度量

图中 ι 线自下至上，表示相关主体的责任比重越来越大。在整个老年福利体系中，现阶段各责任主体的分量由大到小依次是家庭责任、国家责任、市场责任、社会责任以及个人责任。每条代表责任方向的 ι 曲线相交所构成的 V 型区域,表明两点:一是,可明确两条 ι 曲线的责任比重大小,责任大的 ι 线位于上方;二是,V 型区域面积越大,V 型开口就越大,两条 ι 线所代表的责任偏差就越大。

(2) 福利责任 V_1 区域的形成

在中华人民共和国成立前的传统农业社会里,家庭养老几乎是全部的也是最重要的责任,旧政府责任只是少量的零星的社会救济。1949 年后,我国处在工业化前期与传统农业社会并存的阶段,新生的人民政权特别重视城乡贫困老年人的养老问题,但由于国力有限而重点放在老年人基本生活的经济保障上。相比之下,国家责任比重明显增加,家庭养老的负担得到减轻。"十年动乱"期间,城乡老年福利建设停滞,全民政治运动导致民政部被撤销,政府也没有专项资金规划。因此,图中 $ι_1$、$ι_2$ 形成了 V 型福利的第一个区域 V_1。

(3) 福利责任 V_2 区域的延伸

20 世纪 70 年代末到 80 年代初,我国进入改革开放的经济发展时期,一直持续到 21 世纪的第一个十年,基本上完成了工业化中期的国民财富巨大积累阶段。在老年社会福利方面,家庭养老虽然面临一些挑战,但家庭养老的法律责任在不断发展中逐渐强化。在人口老龄化进程加快的巨大推力下,国家责任在强大国力支撑下显著推进。因为 1966—1977 年的国家养老责任显著下降,所以,$ι_1$、$ι_2$ 构成了老年社会福利的 V_2 区域。

(4) 福利责任 V_3 区域的诞生

90 年代初期,市场经济体制开始建立,是后来社会福利市场化的前奏。福利彩票资金的筹集、民间资本进入养老服务领域等成为老年福利市场化的具体形式。公益、慈善等民间互助传统文化虽然一直都存在,但是产生的作用不大,甚至有弱化的趋势。"十二五"初期,官方文件才正式倡导志愿服务、慈善支持养老服务业的发展。这样,图中 $ι_3Sι_4$ 所构成的 V 型面即为 V_3 区域。在整个老年社会福利体系中,相对于家庭责任和国家责任而言,市场责任、社会责任的分担才刚起步,相关政策法规还处在逐步完善之中。

(5) 福利责任 V_4 区域的彰显

虽然养老保险领域早在 20 世纪 80 年代中后期就开始提出企业、个人和政府三方付费的"社会统筹与个人账户相结合"制度,但是在社会福利领域,国企改革面临的困难导致个人责任仅限于政策文件,难以付诸实践。但是,2000 年以来在老年社会福利领域,个人责任极速推进,尤其是近两年来体现为"医养融合"的长期护理保险制度试点与推进，使老年福利中的个人缴费责任逐步放大，个人责任发展的速度与势头都超过了公益慈善倡导的社会责任，因而不可避免地产生了图中 ι_4、ι_5 相交后构成的 SMP（V_4）区域。

2. V 型责任的发展趋势

根据我国的传统文化、经济发展水平、民生建设进程以及全球社会福利改革的总体走势，未来十年老年福利的 V 型责任线惯性有可能呈现以下几个趋势。

（1）V_2 区域的开口逐渐扩大

养老的家庭责任在我国不可能消失，这是由中华民族的传统文化所决定的，但是 ι_1 曲线也不可能无限上升，也就是说，在人口老龄化、工业化和城镇化推进的大背景下，家庭难以承担养老的全部责任。因此，ι_1 曲线可能在平稳中延伸。而体现国家责任（包括企业福利、财政福利或民政福利）的 ι_2 曲线，目前来看处于增幅状态，但不排除以后在经济不景气的年份里而走势向下。随着"小政府，大社会"理念在全球达成共识，长期来看 ι_2 曲线是缓慢地偏向下方，所以，ι_1、ι_2 曲线所围成区域的开口，在相当长的时期内会慢慢增大。

（2）V_3 区域的开口向右上方延伸

市场化在我国老年福利领域刚刚起步，下一步营利企业和非营利企业在养老服务体系中要发挥重要作用，那么，代表市场责任的 ι_3 曲线会较快地向右方上升，可能在未来某个时间与 ι_2 相交，形成新的 V 型区域。而代表社会责任的 ι_4 曲线，在养老领域（救助、服务等）的责任越来越得到倡导和弘扬，呈现向右上方延伸的趋势，但是不会与 ι_3 相交。这是由市场化的主体责任和公益慈善的补充地位所决定的。

（3）V 型新区域的形成

个人责任在养老、医疗等福利领域的强化，正成为一种潮流冲击着传统社会福利制度。未来的养老保障福利，家庭和国家都不可能全部包下来，方向应该是以个人为责任主体的，加上国家帮助的、辅之以社会化的保障模式。[①] 老年福利在未来应该是面向全体老年人的一种常态的正式制

---

① 姜向群：《养老转变论：建立以个人为责任主体的政府帮助的社会化养老方式》，《人口研究》2007 年第 4 期。

度安排，而不是今天的"补救式"制度定位。可以预见，代表个人责任的 ι_5 曲线在不久的将来向右上方延伸，先后与 ι_4、ι_3 相交。与 ι_4 相交，形成新的 V 型区域 V_5（$\iota_5 M \iota_4$）；与 ι_3 相交，又形成新的 V 型区域 V_6（SNP）、V_7（$\iota_5 N \iota_3$）。V_4、V_5 区域分别表示个人责任低于或高于社会责任（公益慈善）的阶段，而 V_6、V_7 区域分别表示个人责任低于或高于市场责任的阶段。如果看的更远一点，ι_5 有可能与 ι_2 相交，那说明老年福利的国家责任真正成了"最后一道防线"。

3. 福利 V 型责任理论与西方福利理论的差异

首先，二者在责任态势上的差异。西方福利理论虽然从"福利三角"发展到福利多元，但是不同时期的同一福利责任主体、同一时期的不同福利责任主体间的走势鲜有阐明。福利 V 型责任理论则弥补了这一不足，动态地论述了各个时期的福利责任主体之间的形态及其发展趋势。

其次，对家庭责任的重视不同。西方福利理论认为，工业化国家的社会福利由国家、市场和市民社会来承担，淡化了家庭的责任。尽管后工业化国家现在又倡导"回到家庭中去"，但是与我国老年福利中家庭责任长期以来的基础地位不同，西方国家福利的家庭责任所占比重相对处于较低层次。

最后，对个人责任和社会责任的态度不同。西方福利国家由于自由主义的文化和市民社会的发育较完善，所以在福利三角理论的基础上比较早地提出了包括个人责任、社会责任在内的福利四角关系。同样，我国传统"孝"伦理和"家"文化，以及计划经济时代国家福利的历史与政治因素，决定了工业化后期的市场经济社会具备了提出个人责任、倡导志愿服务与公益慈善社会价值的条件。可以说，我国老年福利政策遵循着一条从不同经济发展水平阶段的"福利二元""福利三角"到"福利多元"的发展路径。

第六节　老年福利多元供给主体的责任变化

前文已述，养老包括老年人的经济保障、生活照料、健康维持以及精神慰藉等方面。那么，老年社会福利政策就需要针对这些方面来明确相关责任主体。V 型责任理论中各个责任主体所承担的福利成分，随着经济和社会结构的转型，应做进一步的讨论和界定。换句话说，代表责任主体的 ι 线走势没有发生转向，但所包含的福利成分会有或多或少的变化。

家庭养老是人类社会的本能所系，家庭责任是可持续的。[①] 在传统农业社会和工业化前期社会里，中西方国家家庭成员的生、老、病、死等经济、照料和情感都来源于家庭内部。伴随工业化的推进和社会结构的变迁，家庭没有能力承担全部的养老责任，可持续性主要表现在家庭提供部分生活照料、健康服务以及情感慰藉上。家庭是一切社会形式所凭依的最基本的单元，家庭体系给文化和文明的滋长提供了坚实的基台。[②] 即使社会发展到后工业化阶段，家庭仍然是人类社会的情感皈依。

在计划经济时代，国家养老责任主要体现在城市贫困老年人和农村"三无"老年人的生存保障上。进入工业化中期以来，老年人的服务保障渐渐得到国家的重视，除了维持"底线公平"的公立养老机构建设外，推动多层次养老保障体系构建也成为"服务型政府"的重要责任内涵。

市场责任在老年社会福利体系建设过程中占据越来越重要的地位。从 80 年代中后期的养老福利资金筹集市场化以来，非营利和营利民间资本进入养老服务领域的路径在逐步拓宽，表现为公建民营、民办公助、民营独资等多种形式。

计划经济时代销声匿迹的公益慈善和志愿服务，近些年在老年福利领域也崭露头角，焕发出新的生机。随着社会文明的进步，体现社会责任的志愿互助和慈善捐赠行动会深入老年福利的贫困救助、照料帮助、健康维护以及老年人文化生活中去。此外，老年人本身也是一个巨大的志愿服务资源，通过政策的调整、社会组织的培育和社区建设等多方面努力，老年志愿服务会有更大的发展空间。[③]

提到养老的个人责任往往会触及一些人的神经。在他们的意识里，国家责任和家庭责任是养老保障的天和地。在前工业化社会，个人是家庭的

① 有关研究对家庭养老的可持续性进行了分析（戴卫东：《家庭养老的可持续性分析》，人大复印资料《社会保障制度》2010 年第 6 期全文转载，原文刊载于《现代经济探讨》2010 年第 2 期）。

② ［美］T. 菲利普斯：《以我们的错误为戒：希望建立以家庭为中心的现代化》，《国外社会科学》2002 年第 2 期。

③ 钱宁：《积极老龄化福利政策视角下的老年志愿服务》，《探索》2015 年第 5 期。

一分子，"下一代从完全依赖父母到担当合作的角色，最后到挑起赡养父母的全部责任"，① 个人责任与家庭责任是融合在一起的。改革开放前的"单位福利""集体福利"也让现在受益的老年人难以割舍。每个人为自己的养老分担一部分责任，既是作为"社会人"的责任，也是养老福利制度能够可持续发展的需要。现在来看，这种责任更多的是体现在付费接受养老服务和缴费参加长期护理保险上。而且，个人承担养老责任有可能会成为较快发展的趋势。

---

① 费孝通：《江村经济——中国农民的生活》，商务印书馆，2006，第77页。

第四章　长期护理服务的需求差异

事实上，家庭、国家、市场、社会（公益慈善）以及个人等多元主体在养老福利上的责任大小，除了与政府执政的理念相关，还与国民经济、养老服务需求以及传统文化等因素密切相关。一般来说，政府执政为民、以人为本就会高度重视民生问题；国民经济实力越强大，国家责任就会越充分体现出来，反之，家庭和个人的责任占主导；养老服务需求总量越来越大、形势越来越迫切，单靠哪一个主体都不能解决问题，但是国家、市场和社会就必须担当"领头羊"；而当一个社会的传统文化比较浓厚时，那么，养老的家庭观念和个人意识则相对比较强烈。特别是当一个国家和社会从传统养老服务向长期护理服务转型时，各方主体的责任更是有所加重。所以，本章的任务主要是开展我国长期护理服务的需求总量，以及需求差异性方面的研究。

第一节　我国长期护理服务的需求总量

长期护理服务的对象一般是指部分或完全丧失生活自理能力的人群。由此可见，老年人是这个群体的主要组成部分，其中，有长期护理服务需求的则是失能的老年人和老年慢性病（慢性病也是失能的重要致因）患者。进而，失能的老年人和老年慢性病患者越多，长期护理服务的需求总量就越大，二者呈显著的正相关关系。

一 失能老年人口持续剧增：长期护理服务需求的紧迫性

2010 年全国老龄办和中国老龄科学研究中心的全国失能老年人状况专题研究报告《全国城乡失能老年人状况研究》显示，2010 年全国城乡部分和完全失能老年人约有 3300 万人，占全部老年人口数的 19.0%。2015 年，全国失能、半失能老年人已经达到 4063 万人，占老年人口的 18.3%。① 调查显示，85 岁及以上高龄老年人行动不便的比例为 46.6%，比 65—69 岁低龄老年人高 35.4 个百分点，近半成 80 岁及以上老年人在自我照顾上存在困难。② 又如表 4 - 1 所示，城乡老年人失能状况存在差异。在"行走能力、听力、说话、视力"上存在不同程度的障碍，其中视力存在困难的老年人比例最高。农村老年人失能状况比城市严重。

表 4 - 1 老年人口失能状况

单位：%

失能	城市				农村			
	小计	东部	中部	西部	小计	东部	中部	西部
行走能力								
长期卧床	3.4	2.8	3.9	3.5	3.2	2.9	3.6	3.0
没人帮不能走	1.9	1.5	2.0	2.3	2.1	1.9	2.3	2.1
不能独自出门	6.4	6.5	5.5	7.3	7.3	6.1	6.9	9.0
听力								
很难听清楚	4.9	4.3	5.5	5.2	6.4	6.0	6.5	6.8
需提高声音	16.1	14.0	14.7	20.1	20.5	18.1	21.7	21.9
说话								
有困难	11.2	8.9	12.2	13.1	10.1	8.8	11.4	10.3
视力								
中度困难	18.4	15.2	17.8	23.2	24.9	23.7	25.6	25.5
极度困难	3.4	2.8	3.3	4.3	4.0	3.5	4.2	4.4

资料来源：国家卫生计生委统计信息中心编著《2013 第五次国家卫生服务调查分析报告》，中国协和医科大学出版社，2015，第 145 页。

---

① 中华人民共和国民政部：《三部门发布第四次中国城乡老年人生活状况抽样调查成果》，http：//www.mca.gov.cn/article/zwgk/mzyw/201610/20161000001974.shtml，2016 - 10 - 09。
② 国家卫生计生委统计信息中心编著《2013 第五次国家卫生服务调查分析报告》，中国协和医科大学出版社，2015，第 144 页。

而且，老年残疾失能人口呈继续增长的趋势。从规模来看，2035年以前60岁及以上残疾老年人每5年增加量都在700万人以上，特别是2020—2030年，每5年增加量都在1000万人以上；到2050年，残疾老年人规模达到1.03亿人，在2010年的基础上增加了1.5倍。随着人口老龄化速度不断上升，高龄残疾老年人的比例也随之上升。高龄残疾老年人占整体残疾老年人的比例，2030年为23.2%，2040年上升到30.7%，2050年激增到43.3%，高龄残疾老年人的规模是2010年的4.3倍。在平均增长量上，60岁、65岁和80岁及以上的残疾老年人的年均增长分别为154.4万人、146.5万人和85.7万人。其中，2030年以前，60岁及以上的残疾老年人增幅较大，此后高龄残疾老年人增速较快。[①]

二　老年慢性病患者"社会性住院"：长期护理服务供给不足的结果[②]

　　日本自20世纪70年代以来，在低生育率、低死亡率和高人均寿命等因素的共同作用下，人口老龄化势不可挡。1975年，80岁及以上老年人口仅占1%，但是到2000年迅速增长到3.7%。[③] 进入80年代尤其是90年代以来，家庭功能的弱化和养老机构床位数的不足，以及入住养老机构与入住医院二者之间在手续的便利性、费用负担的差别性等方面原因，造成许多日本老年慢性病患者以入住医院来代替入住养老机构的"社会性住院"现象（Socialization of Elderly Hospitalization）。[④] 这个老年人群长期住院的行为消耗了他们医疗资源成本的1/3，人均医疗费用是年轻人的5倍多。这个现象也最终促成了日本长期护理保险（日本称之为"介护保

① 丁志宏：《我国老年残疾人口：现状和特征》，《人口研究》2008年第4期。

② 本节内容参见戴卫东《老年慢性病患者"社会性住院"的经济风险》，《中国医疗保险》2017年第10期。此处引用有删改。

③ Ministry of Health, Welfare and Labour（2000），Basic Survey on the Life of People, Tokyo.

④ Yong V., & Saito, Y., "National Long - Term Care Insurance Policy in Japan a Decade after Implementation: Some Lessons for Aging Countries," *Aging International* 37（2012）：271 - 284. Izuhara, M., "Social Inequality under a New Social Contract: Long - Term Care in Japan," *Social Policy and Administration* 37（2003）：395 - 410. Mitchell, O. S., Piggott, J., & Shimizutani, S., "An Empirical Analysis of Patterns in the Japanese Long - Term Care Insurance System," *The Geneva Papers on Risk and Insurance* 33（2008）：694 - 709.

险"）法案于 2000 年生效。那么，在我国城乡社会医疗保险待遇的利益驱动下，在家庭小型化以及养老服务体系还不健全的国情下，一亿多名老年慢性病患者也存在"社会性住院"现象吗？如果答案是肯定的，医疗资源消耗的风险又有多大？

（一）我国老年慢性病患者人数的状况及趋势

据 1997 年卫生部统计，我国居民死因前十位顺位为恶性肿瘤、脑血管病、心脏病、呼吸系统疾病、损伤和中毒、消化系统疾病、内分泌、代谢及免疫系统疾病、泌尿生殖系统疾病、精神疾病。[①] 这表明我国疾病谱首次发生了改变，传染性疾病已不再是导致居民死亡的主要原因，而不良生活方式、心理、社会和环境等因素导致的非传染性慢性疾病上升为死亡的主要原因。随着疾病谱和死亡主因的改变，我国城乡居民慢性病的患病率、死亡率也发生了相应的变化，老年人是慢性病患者中的最大人群。根据第五次国家卫生服务调查[②]，2013 年老年人慢性病患病情况如表 4-2 所示。

表 4-2　老年人慢性病患病率及构成（2013 年）

顺位	合计			城市			农村		
	疾病名称	患病率（‰）	构成（%）	疾病名称	患病率（‰）	构成（%）	疾病名称	患病率（‰）	构成（%）
1	高血压	331.1	46.5	高血压	380.4	47.2	高血压	276.8	45.4
2	糖尿病	79.3	11.1	糖尿病	110.8	13.8	糖尿病	44.5	7.3
3	脑血管病	33.4	4.7	缺血性心脏病	34.2	4.3	脑血管病	33.3	5.5
4	缺血性心脏病	27.8	3.9	脑血管病	33.5	4.2	慢性阻塞性肺病	28.0	4.6
5	慢性阻塞性肺病	24.5	3.4	慢性阻塞性肺病	21.3	2.6	类风湿性关节炎	23.4	3.8

资料来源：国家卫生计生委统计信息中心编著《2013 第五次国家卫生服务调查分析报告》，中国协和医科大学出版社，2015，第 153 页。

表 4-2 显示，老年人口患病率排名前五位的慢性病依次为高血压、糖尿病、脑血管病、缺血性心脏病和慢性阻塞性肺病。城市地区老年

[①]　卫生部：《中国卫生年鉴 1998》，人民卫生出版社，1998，第 360 页。

[②]　本次调查老年人口数为 61057 人（男性占 48.8%），占调查总人口的 22.3%，其中，城市地区老年人占 24%，农村地区占 20.7%。

人高血压、糖尿病的患病率明显高于农村地区，农村地区老年人的慢性阻塞性肺病和类风湿性关节炎的患病率高于城市地区。这五种疾病的患病人次占总患病人次的 69.7%；老年人患 1 种慢性病的比例为 33.6%，患 2 种及以上慢性病的比例为 16.2%。[1] 城市地区老年人患多种慢性病的比例高于农村地区。

相比于 20 世纪 90 年代，老年人患慢性病比例也明显地持续上升。城市地区慢性病患病率始终高于农村地区，但农村老年人慢性病患病率的增速比城市快得多（参见图 4-1）。总体来说，二十年来我国城乡老年人慢性病患者人数不仅显著增加，而且尤其是近十年来其增长速度惊人，农村地区更是如此。

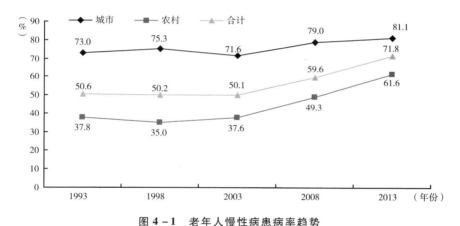

图 4-1　老年人慢性病患病率趋势

资料来源：国家卫生计生委统计信息中心编著《2013 第五次国家卫生服务调查分析报告》，中国协和医科大学出版社，2015，第 150 页。

（二）我国存在"社会性住院"现象吗？

理论上，随着城乡居民生活水平的提高和城乡社会医疗保险覆盖面的扩大及其待遇支付比例的提升，老年慢性病患者选择门诊看病和住院治疗是一种常见的现象。事实能不能证明这一点，从国家第五次卫生服务调查统计的大数据可以反映出来。表 4-3 统计显示，2013 年城乡老年人住院

---

[1]　国家卫生计生委统计信息中心编著《2013 第五次国家卫生服务调查分析报告》，中国协和医科大学出版社，2015，第 154 页。

率排在前五位的疾病主要是慢性病，包括脑血管病、高血压、缺血性心脏病、慢性阻塞性肺病和糖尿病。

表 4 - 3　老年人慢性病住院率及构成（2013 年）

顺位	合计			城市			农村		
	疾病名称	住院率（‰）	构成（%）	疾病名称	住院率（‰）	构成（%）	疾病名称	住院率（‰）	构成（%）
1	脑血管病	22.5	12.6	脑血管病	22.5	11.9	脑血管病	22.4	13.4
2	高血压	15.5	8.7	高血压	16.0	8.5	高血压	15.0	8.9
3	缺血性心脏病	10.4	5.8	缺血性心脏病	12.2	6.5	慢性阻塞性肺病	10.9	4.7
4	慢性阻塞性肺病	9.9	5.6	糖尿病	9.7	5.1	缺血性心脏病	8.3	5.0
5	糖尿病	7.4	4.2	慢性阻塞性肺病	9.1	4.8	感冒	7.3	4.4

资料来源：国家卫生计生委统计信息中心编著《2013 第五次国家卫生服务调查分析报告》，中国协和医科大学出版社，2015，第 163 页。

　　为此，有必要了解城乡老年人慢性病患者住院的总体走势情况，如图 4 - 2 所示。2013 年老年人住院率为 17.9%，城市地区和农村地区分别为 18.9% 和 16.8%。也就是说，相对于前 10 年老年慢性病患者住院人数增长 10 个百分点以上，差不多每 6 个老年人中就有 1 个住院。而且，2003 年以来的增长速度快于前 10 年，其中，城市地区住院率始终高于农村地区，但农村地区近 5 年与城市的差异明显缩小。老年人的平均住院时间为 12.8 天，城市为 13.8 天，农村为 11.6 天。在城市地区，中部平均住院时间最长为 15 天，东部与西部在 13 天左右。在农村地区，区域之间的平均住院时间在 12 天左右。中部地区城乡老年人的住院时间差距最大。① 随着新医改的推进，与 2008 年相比，城市地区老年人平均住院时间有所减少，但农村地区整体上几乎没有变化，东部农村还呈现增加趋势。可见，我国城乡老年慢性病患者的"社会性住院"现象已经形成，而且有加速的趋势。

---

① 国家卫生计生委统计信息中心编著《2013 第五次国家卫生服务调查分析报告》，中国协和医科大学出版社，2015，第 164 页。

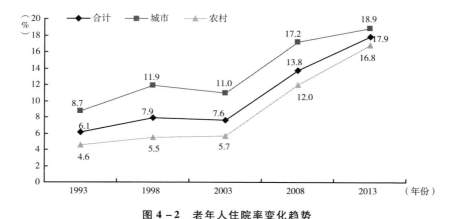

图 4 - 2　老年人住院率变化趋势

资料来源：国家卫生计生委统计信息中心编著《2013 第五次国家卫生服务调查分析报告》，中国协和医科大学出版社，2015，第 160 页。

（三）我国产生了"社会性住院"新风险吗？

1. 医疗资源的消耗和家庭经济的支出

截至 2015 年底，我国 60 岁及以上老年人口为 2.2 亿人，[①] 其中，城市老年人口占 52.0%、农村老年人口占 48.0%。[②] 由此计算出城市老年人口为 1.144 亿人，农村老年人口为 1.056 亿人。假定 2015 年老年慢性病患病率和住院率与 2013 年变化不大，结合表 4 - 2、表 4 - 3，我们可以测算出 2015 年城乡老年慢性病患者的疾病别住院人数（参见表 4 - 4、表 4 - 5）。

统计结果显示，城市老年慢性病患者住院一般选择市级医院（44.5%），而农村老年慢性病患者选择县级医院住院的比例较高（52.6%）。[③] 由于缺乏县级、市级医院各种慢性病住院治疗的费用数据，本书采取换算的方式获取上述五类慢性病的城乡住院的人均医药费用。

---

① 民政部：《2015 年社会服务发展统计报告》，http：//www.mca.gov.cn/article/sj/tjgb/201607/20160700001136.shtml，最后访问时间：2016 年 7 月 11 日。

② 全国老龄办、民政部、财政部：《第四次中国城乡老年人生活状况抽样调查成果》，http：//www.mca.gov.cn/article/zwgk/mzyw/201610/20161000001974.shtml，最后访问时间：2016 年 10 月 9 日。

③ 国家卫生计生委统计信息中心编著《2013 第五次国家卫生服务调查分析报告》，中国协和医科大学出版社，2015，第 164 页。

表 4 - 4　农村老年人前五位慢性病患者的住院人数及其负担（2015 年）

疾病名称	患病人数（百万人）a_1	住院人数（百万人）b_1	县级医院人均医疗费用（元/人）c_1	住院总费用（百万元）d_1	2015 年农村居民人均可支配收入（元）e_1	住院费用支出占个人可支配收入比（%）f_1
脑血管病	3.52	0.08	7486.85	598.95		65.5
高血压	29.23	0.44	5288.14	2326.78		46.3
糖尿病	4.70	0.04	6056.00	242.24	11422	53.0
慢性阻塞性肺病	2.96	0.03	8352.93	250.59		73.1
缺血性心脏病	2.94	0.02	8695.96	173.92		76.1

注：a_1 = 农村老年人慢性病患病率×农村老年人口数；b_1 = a_1×农村老年人慢性病患者的住院率。c_1 资料来源：城市地区人均住院医药费用为农村地区的 1.6 倍（《2013 第五次国家卫生服务调查分析报告》，第 167 页），设定农村地区人均住院费用为 X，那么城市地区则为 1.6X，所以城乡住院人均费用：λ = （X + 1.6X）/2。在给定人均费用 λ 的条件下，X = 0.77λ。人均住院费用（假定一年仅住院一次）：脑血管病为 9723.18 元、高血压为 6867.71 元、糖尿病为 7864.93 元、慢性阻塞性肺病为 10847.96 元、缺血性心脏病为 11293.45 元（国家卫生和计划生育委员会编《2016 中国卫生和计划生育统计年鉴》，中国协和医科大学出版社，2016，第 145—146 页）。故 c_1 = 0.77λ；d_1 = c_1×b_1；e_1 资料来源于国家统计局网站《2015 年国民经济和社会发展统计公报》；f_1 = c_1/e_1。

表 4 - 5　城市老年人前五位慢性病患者的住院人数及其负担（2015 年）

疾病名称	患病人数（百万人）a_2	住院人数（百万人）b_2	市级医院人均医疗费用（元/人）c_2	住院总费用（百万元）d_2	2015 年城市居民人均可支配收入（元）e_2	住院费用支出占个人可支配收入比（%）f_2
脑血管病	3.83	0.09	11978.96	1078.11		38.4
高血压	43.52	0.70	8461.02	5922.71		27.1
缺血性心脏病	3.91	0.05	13913.54	695.68	31195	44.6
糖尿病	12.68	0.12	9689.60	1162.75		31.1
慢性阻塞性肺病	2.44	0.02	13364.69	267.29		42.8

注：a_2 = 城市老年人慢性病患病率×城市老年人口数；b_2 = a_2×城市老年人慢性病患者的住院率；c_2 = 1.6c_1；d_2 = c_2×b_2；e_2 资料来源于《2015 年国民经济和社会发展统计公报》；f_2 = c_2/e_2。

　　根据表 4 - 4、表 4 - 5，在城乡老年慢性病患者每年住院一次的假设下，农村老年人因慢性病（前五位）住院产生的医疗费用支出占家庭人均可支配收入的比例几乎都在 50% 以上，最高为 76.1%；城市这个比例最低也在 25% 以上，最高比例接近 45%。可见，城乡老年人患慢性病住院给个人和家庭带来的贫困风险都处于高位，农村老年人家庭比城市"因病致贫"的风险系数更高。如果老年慢性病患者一年住院两次或以上，或因癌症住院一次，城乡老年人家庭陷入极端贫困的境地显而易见。

　　由表 4-4、表 4-5 还可以计算出，2015 年农村前五种慢性病老年患者住院所产生的总费用为 35.9248 亿元，城市该费用总额为 91.2654 亿元，合计 127.1902 亿元。2015 年我国政府卫生支出 12475.28 亿元，其中，医疗卫生服务支出 5191.25 亿元，医疗保障支出 5822.99 亿元。[①] 由此，城乡前五种慢性病老年患者住院所产生的总费用占政府卫生支出的比例为 1.02%，占医疗卫生服务支出的 2.45%，占医疗保障支出的 2.18%。另据科学推算，2003 年我国仅缺血性脑卒中一项的直接住院负担即达 107.53 亿元，脑卒中的总费用负担为 198.87 亿元，占国家医疗总费用的 3.79%，占国家卫生总费用的 3.02%。[②] 如果将老年慢性病所有患者住院的总费用纳入其中，那这三个比例还会有较大上升的空间，因为肿瘤（包括良性和恶性）、消化系统疾病以及泌尿生殖系统疾病等患病率虽然较低，但其治疗费用相比高很多（见表 4-6）。

表 4-6　几种重症慢性病的县级、市级医院的次均住院医药费用

单位：元

年份	市级医院				县级医院			
	胃肿瘤	食管肿瘤	膀胱肿瘤	心梗搭桥	胃肿瘤	食管肿瘤	膀胱肿瘤	心梗搭桥
2012	17030.4	16141.4	14428.1	34605.0	12448.6	12069.2	11308.4	37796.0
2013	20537.1	20198.0	16751.2	50717.4	14057.9	13760.1	12690.6	49561.0
2014	21091.2	20708.5	16919.8	56233.4	14458.2	14042.8	12436.6	51066.7
2015	22068.5	21652.5	17554.0	56125.1	15026.0	14522.3	12765.7	55815.3

　　资料来源：根据国家卫计委编《中国卫生和计划生育统计年鉴》（2013—2016 年）（中国协和医科大学出版社）历年有关数据整理。

---

① 国家卫生和计划生育委员会编《2016 中国卫生和计划生育统计年鉴》，中国协和医科大学出版社，2016，第 93 页。

② 中国疾病预防控制中心：《中国慢性病报告》2006 年 5 月，http：//www.gov.cn/gzdt/2006 - 05/12/content_ 279061.htm。

表4－6显示，近四年来胃肿瘤、食管肿瘤、膀胱肿瘤以及心梗搭桥等几种重症慢性病，无论是县级医院还是市级医院，每种慢性病的次均住院医药费用（不包括病床费）都在上涨，而且市级医院比县级医院的增幅最高为33%以上。总体来说，城乡老年慢性病患者住院治疗不仅导致了医疗卫生资源的严重浪费风险，而且给老年人个人及其家庭带来了较高的经济贫困风险。

2. 入院后自理功能的康复状况

老年慢性病是生理机能衰退和长期不健康生活方式等共同作用的结果，一般难以治愈，而且多数情况下导致入院和出院老年人日常生活自理能力的下降。这是有科学根据的现象，这是因为，首先，长期卧床少走动导致老年人骨质疏松，入院老年人虽然慢性病症状有缓解但行动自理能力反而较差。[1] 其次，在院期间因经济上、康复上的精神忧郁和压抑在很大程度上促成了老年人病情的恶化，健康状况难以改善。[2] 再次，有些老年人对住院治疗有心理依赖性，入住时间越长，生活质量越降低，出院后更需要较多的照料、康复护理服务；[3] 而且，患者年龄越大，自理功能恢复效果越差，一般在住院期间就发生了其他功能性方面障碍。[4]

实证研究表明，医院慢性病康复病房的入住老年人的失能率为64.5%，重度和极重度失能比例较高。[5] 另有研究发现，康复病房老年人失能率高于这一比例，上升到74.8%，其中，男性76.3%，女性72.3%。失能老人中的轻度失能占56.1%，中度失能占10.6%，重度失能占6.5%，极重度失能占1.6%；中高龄组中重度失能明显增加；尤其是老

① Creditor, M. C., "Hazards of Hospitalization of the Elderly," *Annals of Internal Medicine* 118 (1993): 219 – 223.

② Barry, L. C., Murphy T. E., & Gill, T. M., "Depression and Functional Recovery After a Disabling Hospitalization in Older Persons," *Journal of the American Geriatrics* Society 59 (2011) 1320 – 1325.

③ Carlson, J. E., Zocchi, K. A., Bettencourt, D. M. et al., "Measuring Frailty in the Hospitalized Elderly: Concept of Functional Homeostasis," *American Journal of* Physical Medicine & *Rehabilitation* 77 (1998): 252 – 257.

④ Kenneth E. Covinsky, Robert M. Palmer, Richard H. Fortinsky et al., "Loss of Independence in Activities of Daily Living in Older Adults Hospitalized with Medical Illnesses: Increased Vulnerability with Age," *Journal of the American Geriatrics Society* 51 (2003): 451 – 458.

⑤ 蒋佼佼、罗理、杨茗等：《四川省老年人失能现状的多样本比较分析》，《华西医学》2015年第6期。

年慢性病患者、老年抑郁症的失能率分别为 75.8%、81.5%,[①] 二者比例明显高于康复病房老年人的平均失能率。

综上，老年慢性病患者住院治疗对个人健康的促进作用并不大，不仅导致了医疗资源的不必要损失，还产生了较高的失能风险，并进一步增强了家庭的经济风险和情感负担。可以想见，如果我国基层公共卫生和养老服务的"医养结合"体系真正地建立并完善，老年慢性病患者住院、再住院治疗的"社会性住院"风险一定会逐步得到有效的化解。

第二节　我国长期护理服务需求的地区差异

一　数据描述

为了使研究得出的结果更具有代表性，本研究选择 2010 年第六次人口普查的我国 31 个省区市（港澳台除外）作为研究样本，如无特别说明，本节数据均来自"六普"数据，以各地区 60 岁及以上老年人为研究对象。其中，各地区城镇居民家庭人均可支配收入数据来自《中国统计摘要（2011）》。

1. 指标体系构建

考虑区域的不同特点很重要，因此，我们选用 5 个指标对全国 31 个省区市的长期护理需求状况进行聚类分析。这 5 个指标分别为失能率、老年人口比重、老年人口抚养比、各地区 GDP 比重、城镇居民家庭人均可支配收入（详见表 4 - 7）。下面我们根据既有的理论和研究的经验结果对指标的选择进行说明。①老年人失能指标。最为关键的指标是老年人失能率。失能率是指生活不能自理的老年人占总体老年人数量的比重，是反映一个地区老年人长期护理需求状况的最重要的指标，失能率的高低往往代表了长期护理需求的多少。②老龄化指标。老年人口比重的高低代表了地区不同的人口老龄化程度，比例越高，人口老龄化程度就越深。③老年人

---

① 杨永学、汪子琪、沈静、黄晓芳：《康复病房老年失能现状调查及相关因素分析》，《中国康复医学杂志》2015 年第 8 期。

抚养负担指标。老年人抚养比反映了人口结构。一个地区的老年人口抚养比是衡量该地区老龄化和养老压力的重要指标，通常来说，老年人抚养比越高，养老压力越大。④财政指标。一个地区的 GDP 反映了该地区政府面对失能老年人口护理需求的财政压力。通常来说，GDP 占比越高的地区，财政能力越强，能够较好地整合长期护理服务资源。⑤收入指标。不论是时间成本还是费用成本，长期护理的负担最终都是要落实到收入上。各地区城镇居民家庭人均可支配收入更多反映了居民在需要长期护理相关服务时的购买能力，反映的是居民在应对养老问题上承受的支付压力。

表 4 - 7　各地区各指标数据差异

地区	失能率（％）	老年人口比重（％）	各地区 GDP比重（％）	城镇居民家庭人均可支配收入（元）
北京	4.40	13.50	3.40	29072.90
天津	3.60	14.40	2.20	24292.60
河北	3.50	13.20	4.90	16263.40
山西	3.70	11.90	2.20	15647.70
内蒙古	3.50	11.90	2.80	17698.20
辽宁	2.70	15.80	4.50	17712.60
吉林	2.60	13.70	2.10	15411.50
黑龙江	2.50	13.50	2.50	13856.50
上海	3.70	15.30	4.20	31838.10
江苏	2.40	16.50	10.00	22944.30
浙江	2.40	14.10	6.70	27359.00
安徽	3.40	16.10	3.00	15788.20
福建	2.00	12.10	3.60	21781.30
江西	2.20	11.90	2.30	15481.10
山东	2.70	15.10	9.50	19945.80
河南	3.20	13.00	5.60	15930.30
湖北	3.00	14.90	3.90	16058.40
湖南	3.00	15.40	3.90	16565.70
广东	1.80	9.90	11.10	23897.80
广西	2.30	14.10	2.30	17063.90
海南	3.10	11.30	5.00	15581.10
重庆	3.10	18.70	1.90	17532.40

续表

地区	失能率 （％）	老年人口 比重（％）	各地区 GDP 比重（％）	城镇居民家庭人均 可支配收入（元）
四川	3.30	17.30	4.20	15461.20
贵州	3.40	13.40	1.10	14142.70
云南	3.90	11.50	1.80	16064.50
西藏	5.50	7.80	0.10	14980.50
陕西	3.20	13.50	2.50	15695.20
甘肃	3.50	12.90	1.00	13188.60
青海	3.70	9.70	0.30	13855.00
宁夏	3.30	10.00	0.40	15344.50
新疆	3.20	9.70	1.30	13643.80

注：该表不含"老年人口扶养比"这一指标及其数据。

资料来源：根据国家统计局网站数据计算所得；国家统计局：《中国统计摘要（2011）》，中国统计出版社，2011，第110页。

2. 描述性分析

将指标数据录入 SPSS20.0，如表 4 - 8 所示，标签 X1 代表失能率，X2 代表老年人口抚养比，X3 代表老年人口比重，X4 代表各地区 GDP 比重，X5 代表城镇居民家庭人均可支配收入。

表 4 - 8　指标变量说明

标签	变量名	标签	变量名
X1	失能率	X4	各地区 GDP 比重
X2	老年人口抚养比	X5	城镇居民家庭人均可支配收入
X3	老年人口比重	—	—

根据表 4 - 9，失能率最高的是西藏（5.50%），比最低的广东（1.80%）高 3.1 倍，平均失能率为 3.20%；老年人口抚养比最高的是重庆（16.50%），比最低的西藏（7.20%）高 2.3 倍，平均值为 11.50%；老龄化最严重的是重庆（18.70%），比最低的西藏高出 2.4 倍，平均值为 13.30%；广东 GDP 占比最高，比最低的西藏高出 11.1 倍，西藏仅占 0.10%，平均值为 3.60%；家庭人均可支配收入最大值是上海的 31838.10 元，比最低的甘肃（13188.60 元）高 2.4 倍，平均值为 18067.70 元。

表 4 - 9　各变量的最大、最小值及均值

	最小值	最大值	平均值
X1	1.80	5.50	3.20
X2	7.20	16.50	11.50
X3	7.80	18.70	13.30
X4	0.10	11.10	3.60
X5	13188.60	31838.10	18067.70

二　聚类分析及结果

聚类分析是将样本中各指标的"性质"直接进行比较，并在比较的过程中将性质相近的样本归为一类，将性质差别较大的样本归为不同类。本节采用系统聚类法将各地区进行归类。由于聚类分析主要是根据数据间的相似性进行研究分析，所选择的指标存在量纲差异，为了提高研究的效果，在计算前采用"Z 得分"方法对数据进行标准化处理。

1. 地区聚类结果

以下利用统计分析软件 SPSS20.0 中的系统聚类过程 H（Hierarchical Cluster Analysis）进行聚类分析，采用离差平方和法。图 4 - 3 清晰地表示了聚类的全过程及所有可能的聚类结果。

由聚类树图，可以看出广东与西藏这两个地区在归属上存在差异较大。因此，本章将全国 31 个省区市分为七类是比较合理的。其中，北京、天津和上海相似度较高，凝聚成第 1 类；吉林、黑龙江、江西、福建、湖北、陕西、河北、河南、海南、山西、云南、内蒙古、贵州和甘肃相似度较高，凝聚成第 2 类；辽宁、湖南、广西、安徽、四川、重庆等地凝聚成第 3 类；江苏、山东和浙江相似度较高，凝聚成第 4 类；广东、西藏自成一类，分别是第 5 类和第 6 类；宁夏、新疆、青海凝聚成第 7 类。

具体分类如下：

类型Ⅰ：包含北京、天津和上海 3 个地区。

类型Ⅱ：吉林、黑龙江、江西、福建、湖北、陕西、河北、河南、海南、山西、云南、内蒙古、贵州和甘肃 14 个地区。

类型Ⅲ：包括辽宁、湖南、广西、安徽、四川、重庆 6 个地区。

类型Ⅳ：包含江苏、山东和浙江 3 个地区。

类型Ⅴ：包含广东 1 个地区。

类型Ⅵ：包含西藏 1 个地区。

类型Ⅶ：包含宁夏、新疆、青海 3 个地区。

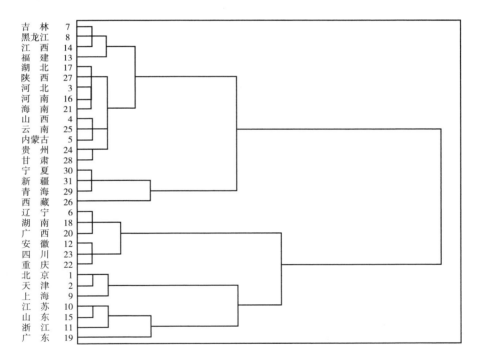

图 4-3 老年人口状况地区聚类

对聚类结果进行方差分析检验可知，表 4-10 中失能率、表 4-11 中老年人口抚养比、表 4-12 中老年人口比重、表 4-13 中地区 GDP 比重和表 4-14 中家庭人均可支配收入对聚类的单因素方差分析结果 P 值均近似为 0，差异显著，说明此种分类结果是可靠的。

表 4 – 10　失能率对聚类的单因素方差分析

X1	平方和	df	均方	F	显著性
组间	10.734	6	1.789	7.609	0.000
组内	5.643	24	0.235		
总数	16.377	30			

表 4 – 11　老年人口抚养比对聚类的单因素方差分析

X2	平方和	df	均方	F	显著性
组间	107.583	6	17.931	18.257	0.000
组内	23.570	24	0.982		
总数	131.154	30			

表 4 – 12　老年人口比重对聚类的单因素方差分析

X3	平方和	df	均方	F	显著性
组间	149.047	6	24.841	19.311	0.000
组内	30.872	24	1.286		
总数	179.919	30			

表 4 – 13　地区 GDP 比重对聚类的单因素方差分析

X4	平方和	df	均方	F	显著性
组间	180.100	6	30.017	17.294	0.000
组内	41.655	24	1.736		
总数	221.755	30			

表 4 – 14　家庭人均可支配收入对聚类的单因素方差分析

X5	平方和	df	均方	F	显著性
组间	569055283.226	6	94842547.204	19.597	0.000
组内	116150936.724	24	4839622.363		
总数	685206219.950	30			

2. 结果分析

根据表 4 - 15 可知，全国老年人口失能率平均水平为 3.20%，老年人口抚养比均值为 11.50%，老年人口比重均值为 13.30%，各地区 GDP 比重均值为 3.60%，人均可支配收入平均水平为 18067.70 元。

表 4 - 15　各地区各指标总平均值

	失能率（%）	老年人口抚养比（%）	老年人口比重（%）	各地区 GDP 比重（%）	人均可支配收入（元）
总平均	3.20	11.50	13.30	3.60	18067.70

由上可知，依据变量指标对相似地区进行了分类（见表 4 - 16）。通过地区间比较分析发现其特征及形成差异的原因如下。

表 4 - 16　老年人口状况地区聚类分析结果

类型	失能率（%）	老年人口抚养比（%）	老年人口比重（%）	各地区 GDP 比重（%）	人均可支配收入（元）
Ⅰ	3.90	11.10	14.40	3.30	28401.20
Ⅱ	3.10	11.00	12.80	3.00	15914.30
Ⅲ	3.00	14.30	16.20	3.30	16687.30
Ⅳ	2.50	13.20	15.20	8.70	23416.40
Ⅴ	1.80	8.90	9.90	11.10	23897.80
Ⅵ	5.50	7.20	7.80	0.10	14980.50
Ⅶ	3.40	8.80	9.80	0.70	14281.10

类型Ⅰ：该类型将北京、天津、上海等东部省市包括在内，这些地区的基本特征是经济发展水平最高，城镇家庭人均可支配收入比国内平均水平高 36.4 个百分点。得益于较好的经济基础，医疗卫生条件好，近些年来，死亡率大大降低，老年人口存活率高，带病存活的概率大大提升，由此造成人口老龄化严重。并且这些地区严格执行计划生育政策，独生子女多，老年人口抚养比高。又由于环境污染严重、工伤事故以及交通事故频发等，伤残率较高，因此这一类地区失能率也很高，仅次于西藏地区。

类型Ⅱ：这个类型的特点是地区数量多达 14 个，然而 GDP 占比只有

3.00%，低于全国平均水平。该类型中的省区市多位于我国中部、西部、北部及东北经济欠发达地区。这些地区城镇家庭人均可支配收入比全国平均值低11.9个百分点，然而人口老龄化程度较高。由此可知，劳动人口的养老压力大。失能程度也达到了3.10%，未来将面临严峻的养老服务压力。

类型Ⅲ：该类型的显著特点是老年人口抚养比以及老年人口规模都是最高的，分别为14.30%和16.20%，可以推断该地区人口老龄化相对严重得多，人口老龄化程度最深。虽然与类型Ⅰ、类型Ⅱ相比，该地区老年人失能率略低，但是该类地区老年人口基数大，老年人面临极大的失能风险。

类型Ⅳ：该类型的显著特点是老年人口抚养比以及老年人口规模都较高，分别为13.20%和15.20%，仅次于类型Ⅲ。可以推断该地区人口老龄化严重。同时，这些地区经济发展迅速，家庭可支配收入高，人们生活较富裕，对长期护理服务的支付能力强。而且这些地区医疗卫生条件好，环境宜居，失能率较北京、天津、上海这类地区要低得多。

类型Ⅴ：广东省位于我国东南沿海地区，地处我国改革开放的前沿地带，社会经济发展迅速。近些年，外来务工人员大量涌入，而且务工人员大都是年轻力壮之人，促成了该地区人口结构年轻化。所以该地区失能率、老年人口抚养比、老年人口比重都较低。

类型Ⅵ：西藏地区较为特殊。该地区的特点是失能率最高，而老年人占比只有7.80%，还未步入老龄化；GDP占比以及家庭可支配收入都较低。这可能是由于少数民族地区没有实行计划生育政策，出生率相对较高，新增人口多，人口结构较年轻。然而医疗卫生条件差，自然环境较恶劣，导致老年人无法及时获得医疗救助；生活水平低，收入低，导致人们无法支付医疗费用，失能率高。由此可见，该类型地区的老年人长期护理需求形势严峻。

类型Ⅶ：这些地区老年人口比重相对于其他地区来说并不高，未达到10%的人口老龄化标准线，然而失能较严重，失能率达到3.40%。GDP比重的平均值仅为0.70%，经济发展水平低，家庭可支配收入在所有类型中最低。该类型包括宁夏、新疆、青海三个少数民族聚居省份，这些地区的医疗卫生条件还不太完善，慢性病患病率高，这导致了较高的失能率。

三 老年人失能状况的城乡差异

上文对不同经济类型区老年人进行分类研究后发现，地区间的老年人口状况在经济发展、社会环境、生育政策等因素的影响下产生了明显差异，老年人口失能状况也存在明显的地区差异。为具体阐述长期护理需求的城乡差异，本节将对地区间老年人失能率及失能规模做进一步的比较研究，这对于坚持从基本国情出发，因地制宜地制定切实可行的长期护理政策措施具有重要意义。

1. 老年人失能率的城乡差异

如表 4 - 17 所示，分地区来看，西藏地区完全失能老年人的比例最高，为 5.50%；北京仅次于西藏，老年人失能率为 4.40%。一个为经济欠发达地区，另一个为经济发达地区，由于社会、经济、生活环境等因素的综合影响（前文已做分析），二者的失能率都较高。整体上看，北部、中部地区比东南沿海地区失能率要高。分城乡来看，城乡完全失能老年人占老年人的比例，农村高于城镇。上海地区较为特殊，城镇老年人失能率略高于农村，这可能与农村老年保障待遇好、城镇居民慢性病致残率高有关。

表 4 - 17 各地区城乡老年人失能率

单位：%

地区	整体	城镇	农村	地区	整体	城镇	农村
西 藏	5.50	2.20	6.00	新 疆	3.20	2.70	3.60
北 京	4.40	4.10	6.40	海 南	3.10	2.40	3.50
云 南	3.90	2.90	4.40	重 庆	3.10	2.30	3.70
山 西	3.70	2.70	4.40	湖 北	3.00	2.20	3.60
上 海	3.70	3.80	3.30	湖 南	3.00	2.40	3.30
青 海	3.70	2.20	4.80	辽 宁	2.70	2.40	3.20
天 津	3.60	3.60	3.80	山 东	2.70	2.50	2.80
河 北	3.50	2.80	3.90	吉 林	2.60	2.20	3.10
内蒙古	3.50	2.80	4.30	黑龙江	2.50	2.20	3.00
甘 肃	3.50	2.30	4.00	江 苏	2.40	2.20	2.50
安 徽	3.40	3.00	3.60	浙 江	2.40	2.10	2.60

地区	整体	城镇	农村	地区	整体	城镇	农村
贵　州	3.40	2.50	3.70	广　西	2.30	2.00	2.40
四　川	3.30	2.00	3.90	江　西	2.20	1.70	2.40
宁　夏	3.30	2.60	3.90	福　建	2.00	1.80	2.10
河　南	3.20	2.80	3.40	广　东	1.80	1.50	2.10
陕　西	3.20	2.60	3.70				

2. 城乡失能老年人的规模差异

如表4－18所示，分地区来看，失能老年人规模排在首位的是四川省，达43.30万人。西藏地区虽然失能率最高，然而老年人失能规模是最小的。除四川省外，失能老年人规模超30万人的有河南省、山东省、河北省、安徽省、海南省、江苏省，分别为38.30万人、38.20万人、32.70万人、30.40万人、30.40万人、30.20万人。失能老年人数少于10万人的大多位于西部少数民族居民稀少地区。分城乡来看，农村失能老年人规模比城镇老年人规模普遍要大得多，尤其是在失能老年人数庞大的省份更是明显。如四川地区，农村失能老年人数是城镇的3.8倍。北京、上海、天津地区城镇化水平高，城市人口多，因此城镇失能规模要比农村大得多。其中，黑龙江省和辽宁省城镇失能老年人数量略高于农村，这可能与调查样本分布有关。

表4－18　各地区城乡失能老年人规模

单位：万人

地区	整体	城镇	农村	地区	整体	城镇	农村
四　川	43.30	8.90	33.80	贵　州	15.20	3.10	12.00
河　南	38.30	11.00	27.10	广　西	13.90	4.10	9.80
山　东	38.20	14.50	23.30	上　海	12.80	11.40	1.40
河　北	32.70	10.60	21.70	黑龙江	12.50	6.40	6.10
安　徽	30.40	9.70	20.50	江　西	11.20	3.60	7.40
海　南	30.40	1.00	2.00	甘　肃	11.10	2.30	8.80
江　苏	30.20	14.40	15.60	北　京	10.80	8.30	2.60
湖　南	28.70	8.40	19.90	内蒙古	9.90	3.90	6.00
湖　北	23.90	7.70	16.20	吉　林	9.40	4.50	5.00

续表

地区	整体	城镇	农村	地区	整体	城镇	农村
云 南	19.80	4.80	15.00	福 建	8.40	3.60	4.80
广 东	18.30	8.60	9.60	新 疆	6.70	2.70	4.00
辽 宁	18.20	9.80	8.70	天 津	6.10	4.70	1.50
浙 江	18.10	7.80	10.10	青 海	2.00	0.50	1.40
重 庆	15.60	4.90	10.70	宁 夏	2.00	0.70	1.30
陕 西	15.30	4.90	10.50	西 藏	1.30	0.10	1.20
山 西	15.20	4.50	10.70				

从图4-4可以看出，地区失能老年人口数量与老年人口数量之间存在较强的正相关关系，可以看出老年人数越多，老年人失能风险越大。根据散点分布状况发现，失能老年人规模存在明显的地区差异，老年人口基数越大的地区，失能老年人越多。

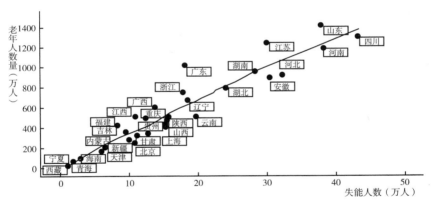

图4-4 失能老年人规模的地区分布

注：①各地区60岁及以上老年人数来源于国家统计局网站"六普"数据。②各地区老年人失能率是根据"六普"老年人长表数据计算得出。③各地区失能老年人数＝各地区60岁及以上老年人数×各地区老年人失能率。

四 失能老年人长期护理需求的地区差异

涉及日常生活自理能力（ADL）的问题，选取"穿衣、上厕所、室内活动、控制大小便、吃饭和洗澡"6项指标，以"不需要帮助"、"需要一些帮助"和"完全需要帮助"三个等级进行评分。"不需要帮助"对应为完全自理,"需要一些帮助"对应为部分自理,"完全需要帮助"对应为完全不能自理;1—2 项 ADL 失能为轻度失能;3—4 项 ADL 失能为中度失能;5 项及以上 ADL 失能为重度失能。老年人失能的等级程度不同,决定其对长期护理服务方式的选择不同。在我国,居家养老、社区养老和机构养老是养老服务的三种模式,这三者都是保证老年人生活质量、维护老年人晚年生活尊严的有效途径。

长期以来,我国区域之间、城乡之间在社会经济发展水平、医疗卫生资源分配、养老机构及社区服务供给等方面存在较大的差距,经济欠发达地区、农村的失能老年人可利用的社会化照料资源远少于经济发达地区和城市的失能老年人。而从失能老年人的失能等级上看,无论区域经济发展状况如何,无论是城市还是农村,重度失能老年人比中轻度失能老年人更需要社会化护理服务,中度失能老年人相对于轻度失能老年人选择社会化照料的可能性更大。随着人口老龄化进程的推进,整个社会对长期护理服务的需求不断增加,但重度失能老年人的各项基本生活活动基本上都需要依赖他人照顾才能进行,护理任务重、护理费用高,导致重度失能老年人往往难以选择社会化护理服务。这就要求我们在构建长期护理服务体系时给予高度关注。

总之,不同失能状况的老年人需要不同的长期护理服务的提供;不同地区和城乡老年人的失能率、失能规模、失能程度都有较大差异,相应地需要的长期护理服务内容也就不同,同样地,长期护理服务需求也表现出地区、城乡之间的差异性。

第三节　我国长期护理服务需求的时间差异

一　数据来源与样本情况

本节采用北京大学老龄健康与家庭研究中心主持的"全国老年人口健康状况调查项目"(CLHLS)2008 年和 2011 年 65 岁及以上的老年人数

据。文中如没有特别说明，则所有数据来源均为 CLHLS。

CLHLS2008 年的样本涵盖了 22 个省区市 800 多个县市区的 16198 名 65 岁及以上老年人，2008 年与 2011 年正好在 2010 年第六次人口普查前后，因此具有一定的可比性。同时，2011 年的调查是根据 2008 年调查对象名单进行跟踪调查，为了更好地进行比较研究，筛选出 22 个省区市（除去海南省）的 9046 名 65 岁及以上的老年人作为样本。据此，对我国老年人长期护理需求时间上的变化趋势进行比较分析。调查样本的基本情况如表 4 - 19 所示。

表 4 - 19 2008 年和 2011 年调查对象基本情况

单位：%

年份	性别		年龄组				居住地	
	男	女	65—69 岁	70—79 岁	80—89 岁	90 岁及以上	城镇	农村
2008	42.18	57.82	8.46	17.45	25.79	48.30	40.02	59.98
2011	45.09	54.91	6.69	26.09	27.21	40.02	49.31	50.69

总体来看，这两次调查中的老年人以女性老年人、农村老年人居多，另外，以高龄老人居多，尤其是 90 岁及以上超高龄老年人占比最高。

二 不同时间段失能老年人口结构特征

这里对 2008 年和 2011 年 65 岁及以上老年人各项失能状况进行了整体的，分项目、性别、年龄、城乡的描述统计。

1. 整体失能状况

从老年人整体失能状况上看，洗澡和穿衣项不能自理的情况最多、最严重。2008 年，老年人总体失能的比例为 16.29%，其中不能吃饭的比例为 2.73%，不能洗澡的比例为 14.58%，不能穿衣的比例为 8.54%，不能上厕所的比例为 4.35%，不能室内活动的比例为 3.93%，不能控制大小便的比例为 1.25%。2011 年，老年人总体失能的比例为 20.61%，其中不能吃饭的比例为 3.16%，不能洗澡的比例为 18.98%，不能穿衣的比例为 11.88%，不能上厕所的比例为 5.58%，不能室内活动的比例为 4.65%，不能控制大小便的比例为 1.63%（详见表 4 - 20）。

表 4 - 20   2008 年和 2011 年老年人失能总体状况

单位：%

年份	总体	吃饭	洗澡	穿衣	上厕所	室内活动	控制大小便
2008	16.29	2.73	14.58	8.54	4.35	3.93	1.25
2011	20.61	3.16	18.98	11.88	5.58	4.65	1.63

2. 分项失能状况

如表 4 - 21 所示，2008 年女性老年人在吃饭、洗澡、穿衣、上厕所、室内活动和控制大小便等日常功能活动中不能自理的比例均高于男性老年人；年龄越高的老年人在吃饭、洗澡、穿衣、上厕所、室内活动和控制大小便等日常功能活动中不能自理的比例越高；农村老年人在吃饭、洗澡、穿衣、上厕所、室内活动和控制大小便等日常功能活动中不能自理的比例均高于城镇老年人。

表 4 - 21   2008 年分性别、年龄、居住地老年人各项 ADL 障碍率

单位：%

	吃饭	洗澡	穿衣	上厕所	室内活动	控制大小便
男	0.75	3.93	2.35	1.10	0.98	0.36
女	1.98	10.64	6.19	3.25	2.95	0.88
65—69 岁	0.01	0.07	0.07	0.02	0.02	0.02
70—79 岁	0.10	0.47	0.34	0.19	0.17	0.07
80—89 岁	0.34	1.75	1.02	0.53	0.49	0.20
90 岁及以上	0.43	12.29	7.11	3.62	3.25	0.96
城镇	1.33	6.52	3.78	1.99	1.67	0.58
农村	1.40	8.06	4.76	2.36	2.26	0.67

如表 4 - 22 所示，2011 年吃饭、洗澡、穿衣、上厕所、室内活动和控制大小便上失能率的高低分布与 2008 年一致，女性老年人各项功能活动障碍高于男性老年人，年龄越大各项活动不能自理的比例越高，农村老年人各项功能活动不能自理的老年人比例均高于城镇。2008 年老年人分年龄生活不能自理的比例普遍高于 2011 年的比例，总的来看，各个年龄组老年人生活不能自理的比例都在提高。老年人各项生活自理能力障碍率

也是如此，其中 2011 年分性别、年龄、居住地老年人各项障碍率相较于 2008 年均有所增加。

表 4 – 22　2011 年分性别、年龄、居住地老年人各项 ADL 障碍率

单位：%

	吃饭	洗澡	穿衣	上厕所	室内活动	控制大小便
男	1.03	6.14	4.01	1.74	1.32	0.67
女	2.13	12.85	7.87	3.85	3.34	0.95
65—69 岁	0.02	0.12	0.03	0.02	0.02	0.01
70—79 岁	0.14	1.16	0.82	0.28	0.20	0.13
80—89 岁	0.44	3.40	2.11	0.99	0.77	0.36
90 岁及以上	2.55	14.29	8.92	4.29	3.66	1.12
城镇	1.03	6.14	4.01	1.74	1.32	0.67
农村	2.13	12.85	7.87	3.85	3.34	0.95

3. 分性别失能状况

在性别项上，女性老年人的失能比例比男性老年人的失能比例高，这反映出女性老年人健康状况较男性老年人要差（见表 4 – 23）。2008 年男性老年人失能的比例为 4.43%，女性老年人失能的比例为 12.04%，女性老年人失能比例是男性老年人的 2.72 倍。2011 年男性老年人失能的比例为 6.80%，女性老年人失能的比例为 13.75%，女性老年人失能比例是男性老年人的 2 倍还要多。2008 年与 2011 年调查样本的情况一致。

表 4 – 23　分性别老年人失能状况

单位：%

性别	2008 年	2011 年
男	4.43	6.80
女	12.04	13.75

4. 分年龄失能状况

如表 4 – 24 所示，年龄差异上，年龄越高的老年人失能的比例越大。2008 年，65—69 岁老年人失能的比例为 0.09%，70—79 岁老年人失能的比例为 0.56%，80—89 岁老年人失能的比例为 1.96%，90 岁及以上老年

人失能的比例为 13.68% 。2011 年，65—69 岁老年人失能的比例为 0.12% ，70—79 岁老年人失能的比例为 1.40% ，80—89 岁老年人失能的比例为 3.78% ，90 岁及以上老年人失能的比例为 15.30% 。

表 4 – 24　分年龄老年人失能状况

单位：%

年龄 (岁)	2008 年	2011 年
65—69	0.09	0.12
70—79	0.56	1.40
80—89	1.96	3.78
90 及以上	13.68	15.30

5. 分城乡失能状况

如表 4 – 25 所示，城乡差异上，2008 年城镇老年人失能的比例为 7.25% ，农村老年人失能的比例为 9.04% 。2011 年城镇老年人失能的比例为 11.09% ，农村老年人失能的比例为 9.52% ，城镇老年人失能的比例比乡村老年人要高。

表 4 – 25　分城乡老年人失能状况

单位：%

居住地	2008 年	2011 年
城镇	7.25	11.09
农村	9.04	9.52

三　不同时间段老年人失能状况和护理需求的变化趋势

为了更加深入地揭示老年人长期护理需求在时间上的变化趋势，该部分对 2008 年和 2011 年老年人的失能状况按失能项、年龄、性别、城乡、失能等级进行比较分析。

1. 老年人各项日常生活自理能力的比较

失能的评判标准是各项日常生活自理能力的障碍程度，因此对失能的各项活动进行分析和比较是必要的。

如图 4 - 5 所示，老年人各项生活自理能力变差。2008 年和 2011 年，失能老年人的比例按照控制大小便、吃饭、室内活动、上厕所、穿衣、洗澡的难度依次递增。与 2008 年相比，2011 年不能控制大小便、不能吃饭、不能室内活动、不能上厕所的比例略微上升，不能穿衣和不能洗澡的老年人的比例显著上升。其中，在各项活动中不能洗澡的老年人所占的比例最高，上升幅度最大。

保证日常生活功能是老年人维持正常生活的基本条件，失能老年人需要他人的协助或者器具辅助才能生存下去。丧失的功能不同，长期护理服务的需求也不同。因此，长期护理服务应该向多层次性、多元化发展，利用现代科学技术改善老年人的居住环境，从而满足失能老年人日益迫切的长期护理需求。

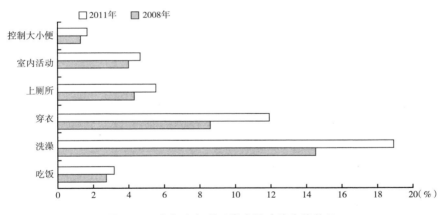

图 4 - 5　老年人各项日常生活功能失能状况

老年人日常生活自理能力的丧失可以表现为一项或几项基本生活自理能力的丧失，失能项数越多，代表老年人失能程度越重。如图 4 - 6 所示，老年人生活自理能力受损程度还是以 1 项为主，其次为 2 项，几项功能同时丧失的情况也比较多见。与 2008 年相比，2011 年 1 项、2 项、3 项、4 项、5 项、6 项自理能力丧失的老年人比例均有所上升，其中 3 项及以上自理能力丧失的老年人比例整体上升明显，失能情况变得更加严重。

1—2 项日常生活自理能力丧失的比例上升幅度最大，说明随着老龄化的发展，老年人口规模越来越庞大，越来越多的人患有失能。随着时间的推移，3—4 项、5—6 项失能老年人的比例也在上升，说明老年人口失能状况越来越恶化，这部分失能老年人的护理问题是需要相当重视的。

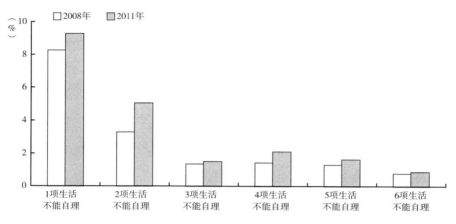

图 4-6　老年人生活不能自理项数变化

2. 分年龄老年人失能状况的比较

年龄越高的老年人，失能率明显升高。如图 4-7 所示，65—69 岁低龄老年人失能率最低，70—79 岁中龄老年人失能率较低，80 岁及以上老年人失能率迅速升高。与 2008 年相比，2011 年各年龄段老年人的失能率均有所上升。从结果中还可以看出，低龄老年人需要护理的比例上升趋势较缓，而高龄老年人尤其是 90 岁及以上超高龄老年人需要护理的比例增加幅度大，明显比低龄老年人要高得多。因此，随着老年人口高龄化的发展，高龄老人所占的比例越来越高，老年人失能状况也就越来越严重，需要护理的老人的比例进一步增加。高龄老年人的长期护理需求高，支付能力弱，随着时间的推移，越来越多的老年人需要长期护理服务。

解决高龄老年人的长期护理问题对于长期护理体系的构建具有重要影响。据"六普"数据可知，我国低龄老年人口数量大。而低龄老年人的生活自理能力仍然较强，可以充分发挥他们的余热，将这部分老年人培养成为长期护理服务的人力资源，来照料高龄失能老年人。这样一来，不仅解决了我国长期护理的人力资源问题，同时也能起到减轻老年人的护理服务成本的作用，为低龄老年人未来自身的养老护理开销做资金积累。

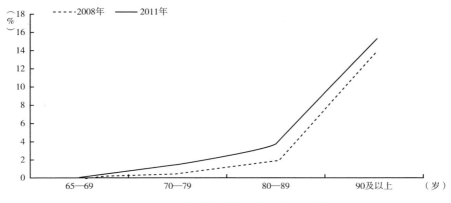

图4-7 老年人失能率按年龄变化趋势

3. 分性别老年人失能状况的比较

图4-8反映了2008年与2011年分性别老年人的失能率随着年龄变化的趋势。如图4-8所示,2008年与2011年各年龄段女性老年人失能率均高于男性老年人。无论是女性老年人还是男性老年人,都显现出随年龄增长失能率逐渐提高的态势,特别是在80—89岁时老年人失能比例增速较快。与2008年相比,2011年男性老年人失能率与女性老年人失能率均呈现上升趋势。其中,女性高龄老年人失能率增幅最为明显。

由于生理上的差异、生活习惯的不同以及后天形成的风险等多种多样的原因,女性普遍较男性寿命更长、存活率更高。女性老年人口的生活质量问题成为健康老龄化过程中的一个重要部分。女性老年人生活自理能力相比同龄男性老年人要差,尤其是进入高龄阶段后,情况更甚。身体状况较差的女性老年人成为有长期护理服务需求的重点人群。因此,研究如何有效满足女性老年人的护理需求不仅有助于女性老年人晚年生活质量的提高,而且有利于进一步推进健康老龄化进程。

4. 分城乡老年人失能状况的比较

图4-9反映了2008年与2011年城乡老年人失能率按年龄变化的趋势。从中可以看出,2008年城镇低龄老年人失能率高于农村,原因可能是农村老年人由于更多地从事农业活动,因此自理能力较城镇老年人好;然而到了高龄阶段,农村老年人失能率高于城镇,原因可能是农村老年人健康意识较弱,发现疾病不及时、治疗不到位,导致疾病缠身,生活自理能力差。与2008年相比,无论城乡,2011年老年人的失能率均有所上

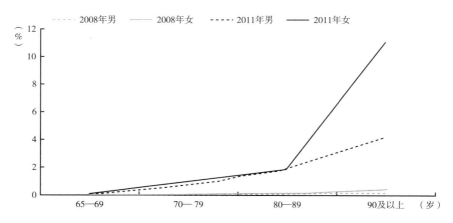

图 4 - 8 分性别老年人失能率按年龄变化趋势

升。一方面，可能是因为随着社会基本医疗保险的覆盖面扩大，医疗卫生服务的可及性增强，老年人的寿命得以延长；另一方面，得益于居住环境及便民设施的改善，老年人带残带病的生存时间更长了。

城乡差异是我国经济社会发展的典型特征，也是我国人口老龄化、高龄化的典型特征，同时也是我国失能老年人口分布的典型特征。随着时间的推移，农村老年人口失能状况明显比城镇老年人口更差。城镇和农村失能老年人数量都保持上升趋势，但城镇失能老年人口上升速度将快于农村。据相关预测，城镇失能老年人口的增速将在3%—5%，最高可接近6%，而农村失能老年人口的增速均在3%以下并持续下降。① 这可能是由于我国城镇化不断发展，农村人口总量和老年人口数将降低，而城镇人口增加，城镇老年人口也将上升。城乡老年人口的巨大变化将导致城镇失能老年人口赶上并超过农村失能老年人数。中国未来长期护理资源的布局必须充分考虑到这一点。

5. 分等级失能老年人变化的比较

如图 4 - 10 所示，从老年人整体失能水平上看，1998 年整体失能率为 22.45%，2002 年整体失能率为 19.21%，下降 3.24 个百分比；2005 年整体失能率为近几年最高，为 37.48%；2008 年降至 16.29%，2011 年小幅度上升，为 20.61%。可以看出，2008 年以前老年人失能率较高，2008

① 林宝：《中国不能自理老年人口的现状及趋势分析》，《人口与经济》2015 年第 4 期。

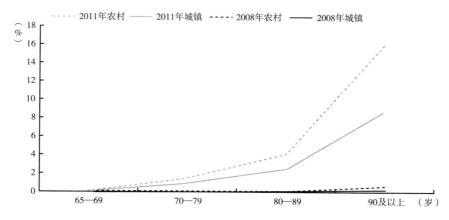

图 4 - 9 分城乡老年人失能率按年龄变化趋势

年之后失能率有所下降并维持在一定水平。这可能跟 2009 年我国新医改有关。自 2009 年以来，我国不断深化医药卫生体制改革，建立健全覆盖城乡居民的基本医疗保险制度，为改善居民健康取得了一定的成效。总的来说，随着时间推移，失能率有升有降，然而我国老年人失能率仍处于较高水平。

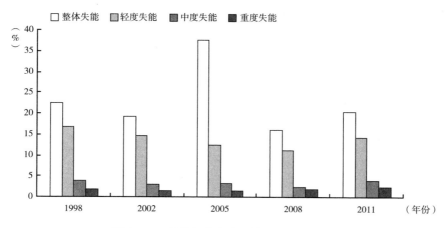

图 4 - 10 分等级老年人失能状况变化趋势

资料来源：根据北京大学 1998、2002、2005、2008 和 2011 年全国老年人口健康状况调查数据计算所得。

从失能等级上看，轻度失能老年人比例最高，其次为中度失能老年人的比例，重度失能老年人口数占总体失能老年人的比例最小。就轻度失能来看，1998 年老年人轻度失能率为 16.92%，2002 年为 14.66%，2005 年为 12.59%，2008 年为 11.47%，轻度失能率处于递减状态，到 2011 年，老年人轻度失能率又上升至 14.69%，轻度失能老年人在失能老年人整体中所占比例一直是最高的，且随着时间推进呈小幅度增减波动态势。就中度失能来看，中度失能率的变化与轻度失能率的变化相一致，1998 年中度失能率为 3.63%，2002 年降低至 3.04%，2005 年中度失能率也是 3.04%，2008 年继续下降至 2.85%，到了 2011 年，中度失能率又上升至 3.71%。重度失能率虽然相对轻度失能率和中度失能率要小，但可以发现重度失能率自 2002 年以来一直处于上升趋势。与 1998 年相比，2011 年老年人总体失能率下降 1.84 个百分点，轻度失能老年人占比减少 1.23 个百分点，而中度失能老年人和重度失能老年人占比分别增加 0.08 个百分点、0.64 个百分点。尤其要注意的是老年人重度失能率的增加，这意味着失能老年人中重度失能老年人规模的增加，这部分老年人对长期护理服务的需求最紧迫也最大。庞大的轻度失能老年人口生活自理能力较强，在日常生活中要进一步增强健康意识和养老意识，充分发挥余热，实现社会互助。这意味着需要高强度高水平长期照护的老年人增多，重度失能老年人需要更多更专业的护理服务，而这样的服务一般在养老机构中才能实现。

6. 失能老年人长期护理需求的时间差异性

通过对 2008 年与 2011 年数据进行比较分析发现，我国失能老年人口结构变化明显，长期护理需求增加，老年人长期护理服务需求形势越加严峻。具体表现为失能老人中不能够控制大小便、吃饭的比例较低，洗澡、穿衣、上厕所需要帮助的比例较高，并且各项失能率都随时间推进呈现一定的上涨幅度。失能老年人需要帮助的项目不同，说明我国失能老年人长期护理服务的内容需要多元化，以便更全面地满足失能老年人的需要。老年人失能状况日益高龄化，高龄老年人失能率大大高于低龄老年人。女性失能老年人增加幅度远高于男性老年人，女性高龄老年人失能状况严重。城乡老年人失能率上升，其中高龄老年人上升幅度尤其大，城镇老年人失能率高于农村，且随着我国城镇化的发展、城镇率的提高，未来城镇失能老年人口将超过农村，长期护理资源的配置需考虑到这一重大转变。就失能程度而言，重度失能老年人占比逐年上升，随着我国人口老龄化、高龄化的进一步深入发展，重度失能老年人的护理需求必须解决。

毋庸置疑，我国老年人长期护理需求处于增加态势。有关研究结果也显示，2014 年我国 65—79 岁的老年人中大约有 3752 万人处于轻度失能状态，2050 年可能达到 6849 万人；2050 年处于重度失能状态的老年人数量是 2014 年的 2.40 倍；2050 年中度失能的老年人数是 2014 年的 2 倍，而 2050 年总的失能老人是 2014 年的 1.77 倍。80—94 岁的老年人中，2014 年轻度失能人数为 1473 万人，2050 年可能上升到 4026 万人；2014 年中度失能的老年人为 741 万人，2050 年可能上升到 2171 万人；重度失能的老年人可能会从 2014 年的 541 万人上升到 2050 年的 1737 万人。2014 年 95 岁及以上的老年人中轻度失能者约为 47 万人，2050 年可能达到 1334 万人；2014 年重度失能的老年人约为 27 万人，2050 年上升到 966 万人，上升速度非常之快。[1] 由此可见，随着时间推进，各失能等级老年人数量越来越多，与之相应的长期护理服务需求也越来越强烈。满足老年人长期护理需求，化解失能老年人生活照料、医疗服务的风险任重而道远。

第四节　小结

随着人口结构快速老龄化进程的推进，我国残疾老年人和老年慢性病患者呈现快速增加的趋势，从总量上来说失能老年人口到 2050 年达到"瓶颈"状态。通过对第六次全国人口普查统计数据，以及北京大学老龄健康与家庭研究中心主持的"全国老年人口健康状况调查项目"（CLHLS）2008 年和 2011 年 65 岁及以上老年人数据的分析，研究发现我国长期护理服务需求伴随失能老年人口演变状况而表现出较大的地区差异、时间差异。

地区差异和城乡差异大是失能老年人口的显著特征，西藏、北京、天津、上海等是失能率较高的地区，失能老年人数量超过 30 万人的大规模

---

[1]　胡宏伟、李延宇、张澜：《中国老年长期护理服务需求评估与预测》，《中国人口科学》2015 年第 3 期。

地区有四川省、河南省、山东省、河北省、安徽省、海南省、江苏省，此外，农村老年人失能率明显高于城镇。

从时间上看，我国失能老年人口比例及规模将持续增长。总体上，中高年龄段、女性失能老年人口在全部失能老年人口中比重较大且逐年增加，重度失能老年人比例呈一定幅度逐年递增。失能老年人呈现高龄化、女性化、重度失能化以及城镇失能老年人增速快的趋势。

相应地，我国长期护理服务体系建设要重视失能老年人状况的地区差异和时间差异，根据地区差异需要因地制宜、根据时间差异要有所侧重，而不是"一刀切""一哄而上"，所以，推进长期护理服务"安全网"建设应该体现高瞻远瞩的顶层设计。

第五章　长期护理服务的供给困境

长期护理服务的供给内容丰富、结构复杂，涉及长期护理服务的政府支持、市场供给以及社会合作等；在供给方式上，涉及居家护理、社区护理和机构护理三种服务。长期护理服务作为一种准公共产品，一方面，需要政府出面提供，才能产生政策上的效果，实现国家的调控和保障功能。另一方面，服务是存在差别的，宏观上有地区差异和时间差异；微观上有个体差异，每个服务需求者的需求不尽相同，不同的护理服务方式能够更好地满足多样化的护理服务需求。

第一节　三种护理服务方式的供给状况

我国养老护理服务按供给主体的不同分为三种——居家护理、社区护理和机构护理，这也是把养老护理的责任分担给家庭、社区和机构的一种政策选择。长期护理服务主要的服务对象是失能、半失能的老人，这些老年人的养老和护理服务主要也是通过居家、社区和机构这三种平台得以实现。

一　居家护理

我国养老服务以"9073"和"9064"为服务供给格局，居家照护占比最大，是养老服务的主要供给方式。家庭作为大部分老年人养老的首选，在老人出现自理能力不足时，仍然承担着照顾失能老人的主要任务。

家庭作为亲缘关系的主要纽带，在照顾家中老人时，体现和加强着以血缘为主的亲情关系，并弘扬了"尊老、敬老、爱老"的传统美德。

1. 居家护理的内容及特点

居家长期护理服务主要是为失能程度较低的老人提供生活照顾和精神慰藉。目前，居家护理仍然是我国大部分老人的首选，失能老人依然偏好在家庭中接受护理照顾。在家庭护理中，可以进行有关失能、半失能老人的慢性病的简单护理，如对高血压、糖尿病的护理，日常的居家照顾基本可以满足需求。有关失能、半失能老人的居家护理和一般的家庭护理有所不同，由于失能、半失能老人的自理能力的下降甚至丧失，在家庭中进行照护需要一些特殊的护理技能和护理设备，一般情况下居家长期护理需要专业医生和护士介入进行家庭护理指导和服务。居家长期护理的内容和特点如表 5 - 1 所示：

表 5 - 1　居家长期护理的内容和特点

护理对象	轻度失能老人、部分中度和重度失能老人		
服务内容	日常生活照顾，如吃饭、洗澡、穿衣、上厕所等	简单医疗护理，如口腔护理、辅助排痰、慢性病治疗等	精神慰藉，如心理疏导、情感支持等
提供主体	以家庭中的配偶、子女、孙子女等照顾为主		
护理设施	医用升降床、排便排痰设施、轮椅、辅助行走工具等基本设施		
护理成本	主要包括照顾时间成本、经济成本、心理压力		
外部依托	社区护理服务资源、家庭医生等		

资料来源：根据调研资料整理。

2. 家庭照护人员

在家庭中对失能、半失能老人进行照顾的主要是配偶、子女、孙子女、亲戚朋友、街坊邻居等，这些人员构成家庭照护人员的主体。对老年人生活照顾的调查显示①，在"需要照顾时，主要由谁提供"这一项目中，配偶、子女或孙子女是提供照顾的主体，其中配偶提供照顾的比

————————

① 国家卫生计生委统计信息中心编著《2013 第五次国家卫生服务调查分析报告》，中国协和医科大学出版社，2015，第 145 页。

例为 46%，子女或孙子女提供照顾的比例为 50.7%，两者合计为 96.7%。由此可见，不管是在城市还是农村，家庭照护人员都是提供护理服务的首选。

居家护理在为失能老人提供长期护理服务时，主要优势体现在老人可以在熟悉的生活环境中由家人提供照顾，享受"子孙福"，精神满足程度比较高。然而，随着现代社会家庭结构的变化，女性劳动参与率提高，加上生活节奏加快，以"家"为维系的老年人照顾不仅面临照护经济成本的压力，也给照护者带来一定的精神负担。居家护理老人在失能状况加重，特别是在重度失能之后，老人的生活照顾、医疗保健以及精神慰藉需要将会难以满足，居家护理的压力随之增大。

二　社区护理

社区作为现代社会治理的一个重要组成单位，承担着多项服务功能，社区能够利用本治理单位内的各种资源，实现护理服务资源和社区治理的统一和配合，提高社区治理的效果和社区居民的生活满意度。长期护理服务中的社区护理，主要是为那些不能在家庭中获得基本护理服务的老人，以及失能程度需要一些专业护理的老人提供服务。社区中实现这种功能的服务主体主要是社区服务中心、社区医院以及社区养老机构等。由于社区是由家庭组成的，在嵌入社区护理的同时，家庭还会在社区这一体系内发挥一定的功能。

1. 社区服务机构数量

社区中为失能老人提供长期护理服务的机构拥有专业的护理医生、护理人员、护理设施以及规范化的管理系统等资源，能够满足失能老人对长期护理的专业护理需要，护理服务质量较高。社区护理能够为失能、半失能老人提供生活照顾服务、专业的医疗护理服务，并在与家庭保持近距离联系的基础上，与家庭一起提供精神支持。社区护理与家庭的特殊联系，使社区服务机构长期护理的效果比较好，能够满足老人的家庭归属需要。当前我国的社区服务机构数量不断增加，社区服务机构覆盖率不断提高，2014 年覆盖率为 36.9%。社区服务中心、社区卫生服务中心以及社区服务站数量都在逐年增加，其中社区服务站的增长趋势最明显（见图 5-1）。

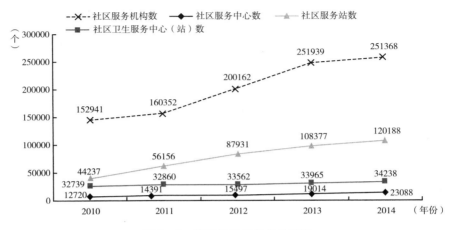

图 5 - 1　我国社区服务总体情况

资料来源：根据国家统计局网站数据整理。

2. 社区卫生服务中心（站）发展情况

我国社区卫生服务中心（站）不断发展，在社区卫生服务中心（站）数量不断增加的同时，床位数也在不断增加。社区卫生服务中心（站）的床位数由 2010 年的 16.88 万张，增加到 2014 年的 19.59 万张。然而，社区卫生服务中心（站）连续多年病床使用率不到 60%，病床闲置率高，卫生服务资源不能充分利用（见表 5 - 2）。截至 2015 年，我国的社区养老服务机构和设施共有 62477 个，相关的从业人员为 14.51 万人。包括社区卫生服务中心（站）在内的社区护理机构规模普遍较小，床位少，服务人员数量少，使社区长期护理受到一定的限制。

表 5 - 2　我国社区卫生服务中心（站）相关情况

年份	社区卫生服务中心（站）数（个）	社区卫生服务中心（站）床位数（万张）	社区卫生服务中心（站）病床使用率（%）
2010	32739	16.88	54.5
2011	32860	18.71	53.5
2012	33562	20.32	54.6
2013	33965	19.42	56.2
2014	34238	19.59	55.0

资料来源：根据国家统计局网站数据整理。

三　机构护理

长期护理服务的对象是失能、半失能老人，其在自理能力上的缺失一般都是不可逆的。这也就意味着，这些失能、半失能老人需要长时间的护理照顾，特别是重度失能的老年人，长期卧床的现象更是普遍，需要专业的护理设施设备和专业的护理服务人员才能满足需求。养老服务机构是社会化提供护理服务的主要方式，在缺乏专业的长期护理服务机构的情况下，数量庞大的老人以及失能、半失能老人如果选择社会化养老护理，必然需要在养老服务机构中接受相应的护理服务。

1. 养老机构数量及床位情况

随着政府和社会对养老服务的重视以及社会化养老的发展，我国养老服务机构的数量和床位数都在不断增加。2010 年养老服务机构数为 39904个，床位数为 315 万张；2013 年分别增长到 42475 个和 494 万张，与此同时，入住人数从 243 万人增长到 307 万人；2014 年我国养老服务机构有551 万张床位，入住人数为 289 万人（见表 5 - 3）。这不仅反映了我国养老服务的发展，而且为发展长期护理服务提供了良好的基础。

表 5 - 3　养老服务机构数及床位状况

年份	机构数(个)	床位数(万张)	入住人数(万人)	入住率(%)	空置率(%)
2010	39904	315	243	77	23
2013	42475	494	307	62	38
2014		551	289	52	48

资料来源：根据国家统计局有关数据整理。

虽然我国养老服务机构数量及床位数不断增长，现有养老服务机构的入住率却不高。2010 年我国养老服务机构老人入住率为 77%，空置率为23%；2013 年为 62%，空置率为 38%；2014 年的空置率高达 48%。养老服务机构床位空置问题严重，养老服务床位资源难以得到有效利用。

老年人根据不同程度的失能状况，需要的长期护理服务存在差别。完全失能老人由于其失能状况比较严重，往往需要在专业的护理机构中接受长期护理服务，对机构护理的需求较大。中国老龄科学研究中心研究认为，未来中国失能老人所需要的养老床位数会持续增加，将由 2015 年的 489 万张增加到 2050 年的 1041 万张（见图 5 - 2）。如果加上其他需要入住的空巢、无子等失能老人，所需的养老护理床位将会更多。养老机构提供长期护理服务供给不足问题亟须得到重视。

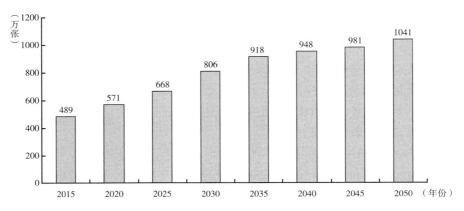

图 5 - 2　失能老人所需的养老床位数（2015—2050 年）

资料来源：根据中国老龄科学研究中心"2010 年中国城乡老年人口状况追踪调查"数据整理。

2. 养老机构护理员

养老机构护理服务人员主要是指由养老护理员、养老护士和护理医生组成的直接提供护理服务的人员，以及护理服务管理人员，其中养老护理员是护理人员的主要组成部分。

近年来，我国通过养老护理员国家资格考试，取得养老护理员职业资格证的人员越来越多。2011 年养老护理员职业技能鉴定合格人数为 1525 人，2012—2014 年分别为 4184 人、4005 人和 5934 人，累计合格人数为 15648 人，平均每年通过职业技能鉴定合格的人数为 3912 人。养老护理员职业技能鉴定中，初级和中级养老护理员合格人数最多，技师合格人数最少，具备高级养老护理员资格的人数也比较少，初步形成以初级养老护理员和中级养老护理员为主的结构。

如图 5 - 3 所示，2011—2014 年，养老护理员职业技能鉴定合格的初级养老护理员累计人数为 8001 人，中级养老护理员累计 5832 人，高级养老护理员累计 1763 人，技师累计人数为 52 人。然而，养老护理员数量与失能老人所需的护理人员数量之间存在巨大差距。

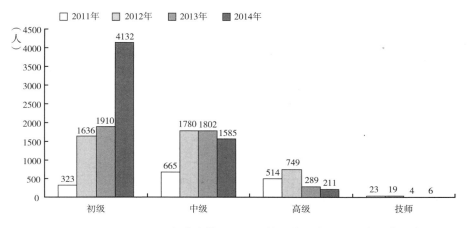

图 5 - 3　2011—2014 年养老护理员职业技能鉴定合格人员基本情况

资料来源：根据历年养老护理员职业技能鉴定工作报告（2011—2014 年）整理。

　　根据完全失能老人数量和入住机构意愿，中国老龄科学研究中心研究了失能老人所需的护理人员数量。如图 5 - 4 所示，2015 年我国完全失能老人为 1404 万人，需要的护理人员数量为 163 万人；2020 年完全失能老人达到 1638 万人，需要 190 万名护理人员；随着完全失能老人数量不断增加，2050 年需要的护理人员数量将会达到 347 万人。因此，如果加上其他失能老人，机构护理所需要的护理人员数量将会更多。

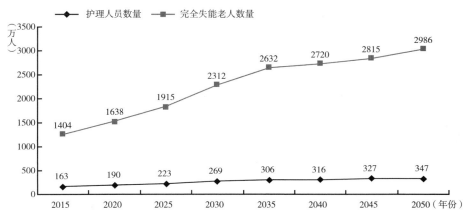

图 5 - 4　中国失能老人所需的护理人员数量（2015—2050 年）

资料来源：根据中国老龄科学研究中心"2010 年中国城乡老年人口状况追踪调查"数据整理。

第二节　养老机构服务供给状况分析
——来自浙江省的调查

随着我国社会养老服务的发展，养老机构为老年人的生活照料和医疗护理提供了更多的选择，越来越多的老年人在老年阶段入住养老机构接受照顾。这不仅减轻了家庭照顾的负担，也方便了老年人在自理能力丧失时长期护理需求得到更好的满足。特别是重度失能老人的长期护理需要长时间、专业的护理服务，因此养老机构是主要的提供主体。为了解养老机构老年人的护理服务供给状况和未来更好地发挥机构护理的作用，本书选取了经济发达的浙江省的养老机构为研究对象。

一　问卷调查的研究设计

1. 调查目的与调查对象的选取

浙江省作为我国长期护理保险试点的 15 个地区之一，随着经济社会的迅速发展，养老服务取得了可喜的进步。《中国老年人政策进步指数》报告显示，浙江老年社会服务位居第一，成为全国养老服务的"领航者"。[1] 截至2016 年 6 月底，浙江省共有社会养老床位 58.3 万张，每千名老人达 59张，高于全国平均 30.3 张的水平。目前，浙江省公办养老机构有 1020家、民办养老机构有 1228 家，民办机构养老床位占比为 54.6%。[2]

浙江养老服务不断发展壮大的同时，入住养老服务机构的老人对养老机构护理服务的满意情况如何，将会影响未来养老机构长期护理的发展。因此研究养老机构入住老年人的相关生活状况和护理状况，对提高长期护理服务质量有重要意义。因此，笔者采取不重复随机抽样的方式选取养老机构，对 280 名入住浙江省养老机构的老人进行问卷调查（无法填写调查

① 《浙江养老服务业领跑全国　老人幸福指数排全国第一》，网易网，http://news.163.com/16/0507/11/BMF7LG9000014SEH.html，最后访问时间：2016 年 5 月 7 日。
② 《浙江推进居家养老全覆盖　明年形成 20 分钟养老服务圈》，凤凰网，http://nb.ifeng.com/a/20160928/5014909_0.shtml，最后访问时间：2016 年 9 月 28 日。

问卷的老人由调查员代填），填写调查问卷。回收的问卷有 237 份，其中有效问卷为 232 份，有效率为 97.89%。

2. 问卷构成及分析方法

在搜集相关资料的基础上进行问卷的设计，经过预调查并对问卷进行修改完善后，确定正式的调查问卷。问卷分为基本情况和问答题两部分，主要包括：①基本信息，涉及年龄、子女数、退休金、探望频度、政策扶助、费用支付；②服务内容，如健康体检、住宿环境、伙食状况、娱乐活动；③服务满意状况，涉及生活照料满意程度、医疗护理满意程度、情感支持满意程度。去除无效的调查问卷后，将相关数据在 SPSS20.0 上逐一录入，对相关问题进行统计分析。

二　调查对象的基本情况

1. 年龄分布

本次调查对象在年龄分布上大多集中在 70—89 岁，共有 176 人，其中 70—79 岁的有 89 人，占总人数的 38.4%，80—89 岁的有 87 人，占总人数的 37.5%。其次 60—69 岁的有 36 人，90 岁及以上的有 16 人，50—59 岁人数最少（见表 5 - 4）。由于采取不重复随机抽样方法，问卷回收后发现 50—59 岁入住者有 4 人不属于老年人，因为人数很少不影响问卷的整体结果，所以仍列入问卷数据分析，以保持问卷的完整性。

表 5 - 4　调查对象年龄分布

观察变量		频数（人）	百分比（%）
年龄（岁）	50—59	4	1.7
	60—69	36	15.5
	70—79	89	38.4
	80—89	87	37.5
	90 及以上	16	6.9

2. 子女数及探望频度

本次调查对象中，子女数为 1—2 个的老人数量最多，占总人数的40.9%；子女数为 3—4 个的次之，占 30.2%；有 4 个以上子女的老人数量最少；没有子女的老人占 15.1%。在调查子女（或其他亲属）多长时间来探视老人时，回答"一个月几次"的老人为 105 人，占 45.3%；回答"半年几次"和"一年几次"的老人分别为 40 人和 26 人，占 17.2% 和 11.2%（见表 5-5）。

表 5-5　调查对象子女数及探望频度

观察变量		频数（人）	百分比（%）
子女数	0 个	35	15.1
	1—2 个	95	40.9
	3—4 个	70	30.2
	4 个以上	32	13.8
探望频度	一个月几次	105	45.3
	半年几次	40	17.2
	一年几次	26	11.2
	其他	61	26.3

3. 退休金及费用支付情况

本次调查对象中，领取退休金的老人有 151 人，占总人数的 65.1%；没有退休金的老人有 81 人，占 34.9%。在调查对象中，养老院费用主要由自己支付的人数为 81 人，占 34.9%；主要由子女支付的人数为 106 人，占比最大，为 45.7%；由其他方式支付的仅占 19.4%（见表 5-6）。

表 5-6　养老院老年人退休金状况及费用支付情况

观察变量		频数（人）	百分比（%）
退休金	有	151	65.1
	没有	81	34.9
费用支付	自己付	81	34.9
	子女付	106	45.7
	其他	45	19.4

三　老年人服务供给满意情况调查分析

（一）老年人生活照料满意情况分析

1. 老年人生活照料满意情况

调查的养老机构老年人中，对养老机构提供的生活照料感到"非常满意"的有 57 人，占调查老人的 24.6%；感到"比较满意"的老人最多，有 134 人，占 57.8%；感到"一般"和"不满意"的老人分别为 40 人（占 17.2%）和 1 人（占 0.4%）（见表 5–7）。整体来看，养老机构老年人生活照料的满意程度较高。

表 5–7　老年人生活照料满意情况

项目	频数（人）	百分比（%）
非常满意	57	24.6
比较满意	134	57.8
一般	40	17.2
不满意	1	0.4

2. 老年人生活照料满意情况与相关项目的交叉分析

为分析年龄、子女数、退休金、探望频度、政策扶助、费用支付、定期体检、住宿环境、伙食状况、娱乐活动这几个方面与养老机构老年人生活照料满意度的关系，分别将其与养老机构老年人生活照料满意度进行交叉分析，并分别进行卡方检验。检验结果整理如表 5–8 所示，探望频度、政策扶助、住宿环境、伙食状况与养老机构老年人生活照料满意情况相关（p<0.05）。

表 5–8　老年人生活照料满意情况的检验结果

变量	年龄	子女数	退休金	探望频度	政策扶助	费用支付	定期体检	住宿环境	伙食状况	娱乐活动
Pearson	0.854	0.183	0.424	0.007	0.003	0.059	0.164	0.000	0.000	0.359
卡方似然比	0.761	0.221	0.382	0.023	0.001	0.082	0.131	0.000	0.000	0.293

（1）"生活照料满意情况"与"探望频度"的交叉分析

将生活照料满意情况与探望频度进行交叉分析，从表 5–9 可知，养老机构老年人对生活照料感到"比较满意"的人数最多，有 134 人；其中探望频度为"一个月几次"的人数最多，"一年几次"的人数最少。对养老机构生活照料感到"非常满意"的 57 人中，"一个月几次"的人数最多，"一年几次"的人数最少。探望频度为"一个月几次"的人数最多，并且满意程度普遍比较高，105 人中有 95 人是满意程度较高的，共占 90.5%，仅有 10 人感到"一般"；探望频度为"一年几次"的人数有 26 人，有 17 人满意程度较高，占 65.4%。

表 5-9　"生活照料满意情况"与"探望频度"交叉结果

单位：人

项目		探望频度				合计
		一个月几次	半年几次	一年几次	其他	
生活照料满意情况	非常满意	26	7	4	20	57
	比较满意	69	25	13	27	134
	一般	10	8	8	14	40
	不满意	0	0	1	0	1
合计		105	40	26	61	232

子女（或其他亲属）的探望频度越频繁，养老机构中的老年人对生活照料的满意程度越高：探望频度为一个月几次的老人，对生活照料感到非常满意和比较满意的人数共有 95 人，明显高于探望频度为"半年几次"和"一年几次"的老人，这种现象也与调查中了解到的状况符合。这是因为子女（或其他亲属）经常探望，不仅能够帮助照顾老人，而且容易发现养老机构在照顾老人中的问题，促进生活照顾的改善。

（2）"生活照料满意情况"与"政策扶助"的交叉分析

将生活照料满意情况与政策扶助进行交叉分析，从表 5-10 可知，对养老机构提供的生活照料感到"非常满意"和"比较满意"的人数共有 191 人，其中对有关老年人的政策扶助有一定了解（即"了解"和"不太了解"）的老人共有 135 人，占 70.7%。这表明老人对相关的政策扶助的了解，影响其对生活照料的满意情况。

表 5-10　"生活照料满意情况"与"政策扶助"交叉结果

单位：人

项目		政策扶助				合计
		了解	不太了解	不了解	其他	
生活照料满意情况	非常满意	13	34	9	1	57
	比较满意	13	75	46	0	134
	一般	0	21	19	0	40
	不满意	0	0	1	0	1
合计		26	130	75	1	232

养老机构中的老人对政府的相关政策扶助的了解程度越高，对生活照料的满意度越高。对生活照料感到"非常满意"的57名老人中，对政策扶助"不了解"的老人仅有9人；对生活照料感到"不满意"的老人仅有1人，且对政策扶助"不了解"。这是因为了解相关政策扶助的老人，能够利用政策扶助的优势，获得政府的补贴等帮助，用以改善生活质量。

（3）"生活照料满意情况"与"住宿环境"的交叉分析

将生活照料满意情况与住宿环境进行交叉分析，如表5－11所示，在对养老机构的生活照料感到"非常满意"和"比较满意"的191人中，对住宿环境感到"非常满意"的有53人，感到"比较满意"的有107人，加起来占191人的比例为83.8%，并且在调查的老年人中占69.0%。

表5－11　"生活照料满意情况"与"住宿环境"交叉结果

单位：人

项目		住宿环境				合计
		非常满意	比较满意	还不错	不满意	
生活照料满意情况	非常满意	30	21	6	0	57
	比较满意	23	86	25	0	134
	一般	0	15	23	2	40
	不满意	0	1	0	0	1
合计		53	123	54	2	232

住宿环境影响养老机构老人的生活照顾的满意度是被普遍认识到的，住宿环境好，说明养老机构注重老人的生活质量，因此直接影响入住老人对生活照料的满意程度。调查的养老机构中，老年人对住宿环境感到"非常满意"的53人中，对生活照料感到"非常满意"的有30人，感到"比较满意"的有23人；对养老机构的住宿环境感到"比较满意"的123人中，感到"一般"的仅有15人，感到"不满意"的只有1人。这反映了养老机构的住宿环境状况和生活照料满意程度的相关性比较大。

（4）"生活照料满意情况"与"伙食状况"的交叉分析

将生活照料满意情况与伙食状况进行交叉分析，如表5－12所示，对养老机构的生活照料感到"非常满意"和"比较满意"的191人中，对伙食状况感到不满意的仅有15人，占7.9%；对伙食状况感到"非常满意"和"比较满意"的老人共有134人，占总人数的57.8%，其中对生活照料感到"非常满意"的有46人,感到"比较满意"的有78人,共有124人。

表5-12 "生活照料满意情况"与"伙食状况"交叉结果

单位:人

项目		伙食状况				合计
		非常满意	比较满意	还不错	不满意	
生活照料满意情况	非常满意	22	24	10	1	57
	比较满意	15	63	42	14	134
	一般	1	9	20	10	40
	不满意	0	0	0	1	1
合计		38	96	72	26	232

伙食状况是生活照料的主要内容,"民以食为天",养老机构的伙食状况越好,老人的生活照料满意度越高。对生活照料感到"非常满意"和"比较满意"的老人分别为57人和134人,其中对伙食状况感到"非常满意"和"比较满意"老人分别为37人和87人;对养老机构的伙食状况感到"非常满意"和"比较满意"的老年人分别为38人和96人,并且普遍对生活照料的满意程度较高。由此可以看出,老年人对伙食状况的满意程度低时,对生活照料的满意程度也比较低。

(二)老年人医疗护理满意情况分析

1. 老年人医疗护理满意情况

调查的养老机构老年人中,对养老机构提供的医疗护理感到"非常满意"的人数最少,仅占调查老人的1.3%;感到"比较满意"的老人有67人,占28.9%;感到"一般"的老人人数最多,占调查老年人的56.0%;感到"不满意"的老人有32人,占13.8%(见表5-13)。

表5-13 老年人医疗护理满意情况

项目	频数(人)	百分比(%)
非常满意	3	1.3
比较满意	67	28.9
一般	130	56.0
不满意	32	13.8

2. 老年人医疗护理满意情况与相关项目的交叉分析

为了解年龄、子女数、退休金、探望频度、政策扶助、费用支付、定期体检、住宿环境、伙食状况、娱乐活动这几个方面与养老机构老年人医疗护理满意程度的关系，分别将其与养老机构老年人医疗护理满意度进行交叉分析，并分别进行卡方检验。结果如表 5 - 14 所示，年龄、子女数、探望频度、费用支付和定期体检这五项与养老机构老年人医疗护理满意度相关（p < 0.05）。

表 5 - 14　老年人医疗护理满意情况的检验结果

变量	年龄	子女数	退休金	探望频度	政策扶助	费用支付	定期体检	住宿环境	伙食状况	娱乐活动
Pearson	0.000	0.000	0.107	0.006	0.591	0.010	0.000	0.972	0.857	0.802
卡方似然比	0.000	0.001	0.078	0.006	0.466	0.018	0.000	0.929	0.762	0.704

（1）"医疗护理满意情况"与"年龄"的交叉分析

将医疗护理满意情况与年龄进行交叉分析，如表 5 - 15 所示，对养老机构提供的医疗护理服务感到"非常满意"的老人共有 3 人，年龄分布在 50—59 岁和 60—69 岁；大部分年龄段的老人对医疗护理都感到"一般"。对医疗护理感到"不满意"的老人共有 32 人，分布在 70—79 岁、80—89 岁、90 岁及以上，并且 80—89 岁和 90 岁及以上的老人有 31 人。

表 5 - 15　"医疗护理满意情况"与"年龄"交叉结果

单位：人

项目		年龄（岁）					合计
		50—59	60—69	70—79	80—89	90 及以上	
医疗护理满意情况	非常满意	2	1	0	0	0	3
	比较满意	2	29	29	7	0	67
	一般	0	6	59	58	7	130
	不满意	0	0	1	22	9	32
合计		4	36	89	87	16	232

通过表 5 - 15 可知，养老机构的老年人随着年龄的增大，对医疗护理的满意程度呈现逐渐下降的趋势。老年人年龄越大，对医疗护理的需求越

多。通常情况下，入住养老机构的老年人年龄越低，身体状况会比年龄高的老人健康程度高，需要的医疗护理会相对较少，因此对养老机构的医疗护理的要求会比较少。

（2）"医疗护理满意情况"与"子女数"的交叉分析

将医疗护理满意情况与子女数进行交叉分析，如表5－16所示，子女数为"1—2个"和"3—4个"的老人占绝大部分，分别为95人和70人，其中对医疗护理感到"非常满意"的却为0人，大部分老人对医疗护理感到"一般"。子女数为"0个"的老人有35人，其中对医疗护理感到"非常满意"的有3人，这也是调查的老人中对医疗护理感到"非常满意"的所有老人。

表5－16　"医疗护理满意情况"与"子女数"交叉结果

单位：人

项目		子女数				合计
		0个	1—2个	3—4个	4个以上	
医疗护理满意情况	非常满意	3	0	0	0	3
	比较满意	10	37	15	5	67
	一般	21	47	44	18	130
	不满意	1	11	11	9	32
合计		35	95	70	32	232

养老机构中没有子女的老人对医疗护理的需求依赖养老机构的程度比较高，而有子女的老人虽说住在养老机构，但是可以接受一部分子女的护理，满意程度较高。老年人对医疗护理感到"一般"的人数最多，有130人，感到"不满意"的有32人，总共占调查老人的69.8%，这反映了养老机构中医疗护理还需要改善和提高以满足老人的需要。

（3）"医疗护理满意情况"与"探望频度"的交叉分析

将医疗护理满意情况与探望频度进行交叉分析，如表5－17所示，探望频度为"一个月几次"的老人人数最多，有105人，占45.3%；其中对医疗护理感到"一般"的人数最多，有53人。对医疗护理感到"比较满意"的老人有67人，其中"一个月几次"的老人最多，有28人，占41.8%；对医疗护理感到"一般"的老人有130人，所占的比例最大，其中探望频度为"一个月几次"的人数最多，有53人，"半年几次"的有28人，"一年几次"的有16人。

表 5 – 17 "医疗护理满意情况"与"探望频度"交叉结果

单位：人

项目		探望频度				合计
		一个月几次	半年几次	一年几次	其他	
医疗护理满意情况	非常满意	0	0	0	3	3
	比较满意	28	10	8	21	67
	一般	53	28	16	33	130
	不满意	24	2	2	4	32
合计		105	40	26	61	232

子女（或其他亲属）的探望频度越频繁，养老机构中的老年人对医疗护理的满意程度越高：探望频度为"一个月几次"的老人，对生活照料感到"比较满意"和"一般"的人数共有 81 人，明显高于探望频度为"半年几次"和"一年几次"的老人，这种现象也与调查中了解到的状况符合。子女（或其他亲属）经常探望，不仅能够帮助老人进行一定的医疗护理，而且能弥补养老机构医疗护理人员不足时护理服务的缺乏，改善老人生活质量。

（4）"医疗护理满意情况"与"费用支付"的交叉分析

将医疗护理满意情况与费用支付进行交叉分析，如表 5 – 18 所示，养老机构的费用由子女支付的老人所占的比例最大，共有 106 人；其中对医疗护理感到"一般"的老人最多，有 60 人，感到"不满意"的老人有 16 人。在对医疗护理感到"比较满意"的 67 人，以及感到"一般"的 130 人中，均是"子女付"占最大的比重，分别占 44.8% 和 46.2%。

表 5 – 18 "医疗护理满意情况"与"费用支付"交叉结果

单位：人

项目		费用支付			合计
		自己付	子女付	其他	
医疗护理满意情况	非常满意	0	0	3	3
	比较满意	25	30	12	67
	一般	42	60	28	130
	不满意	14	16	2	32
合计		81	106	45	232

由于在养老机构入住的老人长期在养老机构中接受照顾和服务，需要缴纳一定的入住费用，而使用长期护理服务的老人需要的医疗护理服务频率高，有时需要特殊的护理服务，这增加了入住老人的负担。入住养老机构的费用由子女负担，不仅符合子女养老的社会传统，而且在一定程度上减轻了老人自身的支付负担，相应地对医疗护理的满意度也高。

　　（5）"医疗护理满意情况"与"定期体检"的交叉分析

　　将医疗护理满意情况与定期体检进行交叉分析，如表5-19所示，对养老机构提供的医疗护理感到"非常满意"的仅有3人，并且这3人所在的养老机构有定期的健康体检。养老机构中有定期体检的老人有178人，占所调查的老人的绝对比例；其中对医疗护理感到"比较满意"的有58人，感到"一般"的有102人。养老机构中有定期体检的老人对医疗护理感到"非常满意"、"比较满意"以及"一般"的人数均比没有定期体检的老人要多。

表5-19　　"医疗护理满意情况"与"定期体检"交叉结果

单位：人

项目		定期体检			合计
		没有	有	其他	
医疗护理满意情况	非常满意	0	3	0	3
	比较满意	5	58	4	67
	一般	24	102	4	130
	不满意	17	15	0	32
合计		46	178	8	232

　　定期接受健康体检是医疗护理服务的重要内容，直接影响入住老人对医疗护理的满意程度。入住的养老机构有无定期的健康体检，不仅体现了养老机构基本的医疗卫生环境和医疗资源优劣，也是反映养老机构服务质量高低的一个重要内容。从调查可知，养老机构的老人对医疗护理的满意程度普遍一般，这也反映了老人对医疗护理的需求不仅仅限于是否有定期的健康体检，老人还需要其他的医疗护理服务。

　　（三）老年人情感支持满意情况分析

　　1. 老年人情感支持满意情况

　　调查的养老机构老年人中，对养老机构提供的情感支持感到"非常满意"的老人数量最少，占2.6%；感到"比较满意"的老人数量最多，占 53.0%；感到"一般"的老人有 94 人，占调查老年人的 40.5%（见表 5-20）。

表 5-20　老年人情感支持满意情况

项目	频数（人）	百分比（%）
非常满意	6	2.6
比较满意	123	53.0
一般	94	40.5
不满意	9	3.9

2. 老年人情感支持满意情况与相关项目的交叉分析

为了解年龄、子女数、退休金、探望频度、政策扶助、费用支付、定期体检、住宿环境、伙食状况、娱乐活动这几个方面与养老机构老年人情感支持满意情况的关系，分别将其与养老机构老年人情感支持满意情况进行交叉分析，并分别进行卡方检验。结果如表 5-21 所示，子女数、探望频度、费用支付和娱乐活动与养老机构老年人情感支持满意情况相关（p < 0.05）。

表 5-21　老年人情感支持满意情况的检验结果

变量	年龄	子女数	退休金	探望频度	政策扶助	费用支付	定期体检	住宿环境	伙食状况	娱乐活动
Pearson	0.945	0.044	0.849	0.000	0.769	0.017	0.110	0.949	0.330	0.003
卡方似然比	0.871	0.048	0.850	0.000	0.584	0.016	0.064	0.844	0.104	0.006

（1）"情感支持满意情况"与"子女数"的交叉分析

将情感支持满意情况与子女数进行交叉分析，从表 5-22 可以看出，对养老机构的情感支持感到"比较满意"的人数最多，有 123 人；其中子女数为"1—2 个"和"3—4 个"的老人最多，共有 96 人。在子女数为"1—2 个"和"3—4 个"的 165 人中感到"比较满意"的人数最多。子女数为"0 个"的老人共有 35 人，其中对养老机构的情感支持感到"非常满意"和"比较满意"的共有 33 人，占 94.3%。

表 5 – 22 "情感支持满意情况"与"子女数"交叉结果

单位：人

项目		子女数				合计
		0 个	1—2 个	3—4 个	4 个以上	
情感支持满意情况	非常满意	1	1	2	2	6
	比较满意	9	56	40	18	123
	一般	24	35	25	10	94
	不满意	1	3	3	2	9
合计		35	95	70	32	232

养老机构中的老人对情感支持的需求不仅依赖于养老机构，有子女的还可以接受子女一定程度的关心和照顾，相应的满意程度也较高。老年人对情感支持感到"非常满意"和"比较满意"的人数共有 129 人，其中没有子女的老人仅有 10 人。没有子女的老人，首先自身会感到情感空虚，其次会增加对入住的养老机构的情感需求，与有子女的老人相比，情感支持的来源较少，难以体会到天伦之乐，这也会影响到其对养老机构的情感支持的满意程度。

（2）"情感支持满意情况"与"探望频度"的交叉分析

将情感支持满意情况与探望频度进行交叉分析，如表 5 – 23 所示，养老机构的老人对情感支持感到"比较满意"的 123 人中，探望频度为"一个月几次"的老人最多；同样在对养老机构的情感支持感到"一般"的老人中，也是探望频度为"一个月几次"的老人最多。

表 5 – 23 "情感支持满意情况"与"探望频度"交叉结果

单位：人

项目		探望频度				合计
		一个月几次	半年几次	一年几次	其他	
情感支持满意情况	非常满意	5	0	1	0	6
	比较满意	65	25	13	20	123
	一般	35	15	10	34	94
	不满意	0	0	2	7	9
合计		105	40	26	61	232

老年人入住养老机构并不意味着其与家人、朋友的关系疏远，相反，入住养老机构后由于离开了原来的生活环境和社会关系，老年人对家人的情感需要更多。子女或其他亲属的经常性探望，不仅能够满足老人的亲情归属需要，让老人不感到孤独，产生对人生的欣慰感和自豪感，而且子女或亲属的探望能够鼓励老人在养老机构中建立新的人际关系，加强老人对养老机构生活的接受度。这些都使老人在养老机构中的情感慰藉度比较高。

　　（3）"情感支持满意情况"与"费用支付"的交叉分析

　　将情感支持满意情况与费用支付进行交叉分析，如表5－24所示，子女支付养老机构的费用时，对养老院的情感支持感到"不满意"的老人仅有4人。自己承担养老机构的主要费用时，对情感支持感到"比较满意"的老人最多，有41人；感到"一般"的老人数量次之，有35人。

表5－24 　"情感支持满意情况"与"费用支付"交叉结果

单位：人

项目		费用支付			合计
		自己付	子女付	其他	
情感支持满意情况	非常满意	2	3	1	6
	比较满意	41	68	14	123
	一般	35	31	28	94
	不满意	3	4	2	9
合计		81	106	45	232

　　由于入住养老机构的老人长期在养老机构中接受照顾和服务，需要缴纳一定的入住费用，而使用长期护理服务的老人需要的医疗护理服务频率高，有时需要特殊的护理服务，这增加了入住老人的负担。入住养老机构的费用由子女负担，不仅体现了子女养老的优良传统，使老人在情感上觉得欣慰和满足，而且子女作为费用的主要支付者，在加强与养老院联系的同时，付出了自己对老人的情感关怀，扩大了老人在养老机构中获得的情感支持的内容和范围。养老机构的费用主要由自己支付时，由于老人既是服务购买者，同时又是服务接受者，能够通过直接的服务获得体验来确定自身获得的情感支持状况，当有比较大的情感支持需要时，大多能够直接反馈以寻求改善。

　　（4）"情感支持满意情况"与"娱乐活动"的交叉分析

　　将情感支持满意情况与娱乐活动进行交叉分析，如表5－25所示，调查的养老机构中提供娱乐活动的占绝大多数，回答所在的养老机构有娱乐活动的老人有200人，其中对情感支持感到"非常满意"的有6人，感到"比较满意"的有113人，两者总共有119人，占机构有娱乐活动的老人总数的59.5%。所在的养老机构没有娱乐活动的，没有老人对养老机构的情感支持感到"非常满意"。从表5-25中可以看出，有娱乐活动的养老机构，入住的老人对情感支持的满意程度普遍比较高。

表5-25　　"情感支持满意情况"与"娱乐活动"交叉结果

单位：人

项目		娱乐活动		合计
		有	没有	
情感支持满意情况	非常满意	6	0	6
	比较满意	113	10	123
	一般	76	18	94
	不满意	5	4	9
合计		200	32	232

　　节假日有娱乐活动的养老机构中的老人对情感支持感到"非常满意"和"比较满意"的老人数量明显高于没有娱乐活动的养老机构中的老人数量。娱乐活动作为老年人情感交流和价值体现的重要方式，是影响入住老人情感支持满意情况的重要方面。通过养老机构中提供的娱乐活动，老年人不仅能放松身心、锻炼身体、还能加强人际交往和社会联系。增加多样化的娱乐活动，丰富老年人的生活，是提高入住老人情感满意度的重要方式。

　　（四）调查结论分析
　　1. 老年人对生活照料和情感支持的满意程度均比较高
　　对浙江省养老机构中入住老人的调查显示，老人对生活照料和情感支持都是比较重视的。养老机构中的老年人普遍对生活照料和情感支持的满意程度比较高，老年人对生活照料感到"比较满意"的占调查老人的57.8%，对情感支持感到"比较满意"的占53.0%。在调查的养老机构中，提供生活照料和情感支持是影响老人生活质量的重要方面。探望频度、政策扶助、住宿环境和伙食状况与老人的生活照料满意程度显著相关，子女数、探望频度、费用支付和娱乐活动与养老机构老年人情感支持满意情况相关。养老机构提供的住宿环境、伙食状况以及娱乐活动既是长期护理的重要服务内容，又在一定程度上影响老人对养老机构提供的生活照料和情感支持的满意程度。

与以往的认识不同的是，调查中的老人对情感支持的满意程度也比较高，这可能与养老机构中入住的老人健康程度比较高有关，也反映了浙江省养老机构在有关老人情感支持和人文关怀方面的重视和进步。

2. 医疗护理满意度较低

调查的养老机构中的老年人对医疗护理的满意程度相对较低，感到"非常满意"的仅占 1.3%，感到"比较满意"占 28.9%，剩下的 69.8%的老人对医疗护理感到"一般"或感到"不满意"。调查分析发现，年龄、子女数、探望频度、费用支付和定期体检与老人医疗护理满意程度相关。在调查的老人中，年龄越大、身体自理程度越低的老人，对于养老机构中的医疗护理的需求越多。大多数入住养老机构的老人随着年龄的增加，健康余寿越短，自理能力下降得越快。此次调查的老人中，70—79岁的老人占 38.4%，80 岁及以上的高龄老人占 44.4%，对养老机构提供的医疗护理服务需求比较多。在入住老人自理能力不断下降甚至丧失时，不可避免地将会加大养老机构的医疗护理负担。医疗护理服务供需矛盾将会突出，而且医疗护理服务的质量需加强重视。

四　养老机构服务供给的主要问题

对浙江省养老机构老年人的调查还发现，养老机构在为入住老年人提供护理服务时存在一定的问题。被调查的老年人中，约有 83% 的老人普遍对自己的身体健康状况表示担忧，害怕随着年龄的增大出现各种疾病，特别是老年痴呆、癌症等疾病；有些老年人（如编号 36、38、57、62、65 等）表示在养老机构中遇到的最大困难是在自己有某些护理需求时，因所在的养老机构设施、人员等资源有限而难以获得，而且自己一旦入住养老机构，出于转换成本等考虑，一般不会再去其他养老机构接受服务。调查中老年人反映的比较突出的问题主要是护理服务人员专业性缺乏，以及入住老人的相关权益难以维护这两个方面。

1. 护理服务人员专业性缺乏

在养老机构中从事护理服务的工作人员主要是下岗人员、农村流动人员等，普遍学历不高，年龄偏大，且以女性居多。养老机构中护理服务人员构成复杂且资质偏低，大多只能从事生活照顾服务，对于失能、半失能老人的医疗护理服务和精神慰藉服务，一般难以照顾到。

受访老人中，超过74%的老人反映养老机构的护理人员不能满足其护理需求，在回答原因时，约有90%的老人表明是护理服务人员专业性缺乏所致。如编号133、149、175和194等的老人都指出，养老机构中的护理服务人员普遍缺乏专业的护理知识和护理技能，甚至存在无证上岗现象，无法保证照料护理服务质量，在自身需要其他非常规护理服务时，难以及时得到专业的护理。护理服务人员专业性不足，再加上养老机构缺乏对护理服务人员的教育和培训，所以入住老人的护理服务质量难以保证。

2. 入住老人的相关权益难以维护

老人一旦入住养老护理机构，就意味着在一段时间内与原来的家庭和社区相分离。离开了原来的生活环境和熟悉的人际关系网络，在养老机构内生活的老人，特别是失能、半失能老人，本身的自理能力就受到限制，如果人身和安全受到损害，很难及时通知家属，难以保障自身的权益。

养老护理机构的老人多，护理和管理的人员少，在发生权益受损的情况时，首先存在一个及时传达的问题。如编号136、143的老人指出，护理人员可能并不知道老人发生的情况，也可能对情况了解得不清楚，甚至可能在情况发生一段时间之后才发现，这会给老人造成很大的伤害。其次，老人在权益受到侵害时，由于缺乏法律保护意识，机构内缺乏权益申诉渠道，又怕给儿女增添负担，往往自己承担，老人（如编号143、148、151、154等）诉说"有苦自己咽"。现实中存在的有些养老机构护理人员由于职业素质欠缺，在护理老人时，也极易出现损害老人权益的情况，甚至一旦出现问题，护理人员和养老机构合谋隐瞒老年人家属，"知而不报""隐而不报"，严重损害了老人的合法权益。

第三节　我国长期护理服务供给的 困境及其原因分析

长期护理服务的供给涉及个人、家庭、社区、机构和社会之间利益协调和平衡的重要环节。在为失能、半失能老人提供护理服务时，由于长期护理服务供需缺口大、长期护理服务方式供给困境以及长期护理服务人才供需困境，当前长期护理服务供给存在一定的问题。

一　长期护理服务供需缺口大

（一）长期护理服务需求大

自第六次人口普查以来，我国人口规模继续扩大，60 岁及以上的老年人数量不断增加，80 岁及以上的高龄老人数量也呈现迅速膨胀的态势。"六普"时我国 60 岁及以上老年人中，生活能自理但不健康的老人和生活不能自理的老人共有 2975.81 万人，占全国人口的比重为 16.85%；农村中生活不能自理的老人比城镇多 137.72 万人（见表 5 - 26）。截至 2014年，2.1 亿名 60 岁及以上老年人里有将近 4000 万人是失能、半失能的老人。据有关部门预测，到 2035 年老年人口将达到 4 亿人，失能、半失能老人数量会进一步增多①。

表 5 - 26　城乡 60 岁及以上老年人健康状况

健康状况	全国		城镇		农村	
	人数（万人）	比重（%）	人数（万人）	比重（%）	人数（万人）	比重（%）
生活能自理但不健康	2454.15	13.90	771.95	9.86	1682.20	16.94
生活不能自理	521.66	2.95	191.97	2.45	329.69	3.32
总　　计	2975.81	16.85	963.92	12.31	2011.89	20.26

资料来源：根据第六次人口普查公报数据整理。

社会经济的发展、医疗卫生技术的进步使中国人口老龄化进程加快的同时，老人失能护理的时间延长。据研究，65—67 岁的男性老人预期需要的护理时间为 4.9 年，女性老人需要的护理时间为 7.4 年；67—70 岁的男性老人和女性老人需要的护理时间分别为 4.6 年和 7.0 年；71—73 岁的男性老人和女性老人分别需要 4.4 年和 6.7 年；74—76 岁分别为 4.0 年和6.2 年；77—79 岁分别为 3.6 年和 5.6 年；80—82 岁分别为 3.3 和 3.8

---

① 人社部：《2035 年老年人口将达四亿　失能老人将增多》，中国网，http：//www.china.com.cn/guoqing/2016 - 01/22/content_ 37642621.htm，最后访问时间：2016 年 1 月 22 日。

年；83—85 岁分别为 3.0 年和 4.3 年。由上可知，老年人随着年龄的不断增大，需要护理的时间呈现越来越多的趋势。[①]

数量庞大并且日益增长的失能、半失能老人，再加上需要长时间的失能护理，迫切需要长期护理服务来保证其生命生活质量。然而，与长期护理服务的巨大需求形成鲜明对比的是长期护理服务供给的短缺问题，突出表现就是养老服务机构难以满足需求。

（二）养老机构供给不足

在我国强大的家庭养老的传统下，轻度、中度失能老人倾向于选择在家庭或者就近的社区中获得护理服务；而"六普"时生活不能自理的老人有521.66 万人，随着年龄的增加，生活不能自理的老人数量必然也会增加，这些需要长时间专业护理的老人，在家庭护理不能给予支持时，必然会选择在养老机构接受长期护理服务。我国当前所要解决的失能老人的长期护理问题主要也是重度失能老人的需求，因此养老机构的供给是研究的重点。

1. 养老服务机构床位不足

随着政府对养老服务的重视程度不断增加，我国养老服务不断发展壮大，养老服务总量不断增加。2015 年我国养老服务机构数为 104899 个，养老服务机构床位数为 641.9 万张，每千名老人拥有的床位数为 30.2 张；与 2011 年相比，养老服务机构数、床位数、每千名老人拥有床位数分别增加 64031 个、288.7 万张和 11.1 张（见表 5 - 27）。

表 5 - 27　2011—2015 年养老服务机构床位状况

年份	养老服务机构数（个）	养老服务机构床位数（万张）	每千名老人拥有床位数（张）
2011	40868	353.2	19.1
2012	44304	416.5	21.5
2013	42475	493.7	24.4
2014	33043	577.8	27.2
2015	104899	641.9	30.2

资料来源：根据民政部网站资料整理。

[①] 黄匡时、陆杰华：《中国老年人平均预期照料时间研究——基于生命表的考察》，《中国人口科学》2014 年第 4 期。

在提供住宿的养老服务方面，共有各类养老床位 672.7 万张，比 2014 年增长 16.4%，每千名老人拥有养老床位 30.3 张，比 2014 年增长 11.4%，其中社区留宿和日间照料床位为 298.1 万张。[①] 2016 年第二季度《社会服务统计季报》显示，养老机构总数为 117003 个，其中注册登记的养老机构为 27796 个。[②] 然而，养老服务机构床位数的不断增加是包括社区日间照料中心的床位数在内的，社区日间照料中心的床位在晚上一般是没有老人使用的，床位空置率比较高。失能、半失能老人一般需要的都是长期的护理服务，需要床位的时间比较长，如果只计算能够长期用来为老人提供护理服务的各种机构的固定床位，床位数量将不足 672.7 万张，难以达到每千名老人（60 岁）拥有床位数 30.3 张的标准。养老服务机构床位供给难以满足需求。

2. 养老服务机构城乡分布不均

由于城市和农村的历史、经济发展状况、社会环境等的不同，两者的发展路线和轨迹不同，在养老服务方面的发展状况也不同。城乡二元结构的变迁，使城市和农村之间的人口存在差异，在人口老龄化的形势下，城市和农村的失能老人分布也存在差异（如第四章第二节所述）。因此，在发展养老服务机构时，城市和农村之间的分布不均问题日益受到重视。

自 2010 年起，在政府和社会的不断努力下，我国养老服务机构在城市和农村都取得了一定的发展和进步，养老服务机构数量不断增加。如图 5-5 所示，2010—2013 年，我国城市养老服务机构单位数由 5413 个增长为 7077 个，农村养老服务机构单位数经过 2011 年和 2012 年的增加后，到 2013 年其数量又下降为 30247 个。

城市和农村的养老服务机构单位数量大致均呈上升趋势，2010—2013 年，城市养老服务机构单位数增加了 1664 个，平均每年增加 416 个；农村养老服务机构单位数则减少了 1225 个。养老服务机构单位数分布不均，城乡增长差距明显。

---

① 中华人民共和国民政部：《2015 年社会服务发展统计公报》，www.mca.gov.cn/article/zwgk/mzyw/201607/20160700001136.shtml，最后访问时间：2016 年 7 月 11 日。

② 民政部：《社会服务统计季报》（2016 年第二季度），www.mca.gov.cn/article/sj/tjjb/qgsj/2016002/20160208041035.html，最后访问时间：2016 年 7 月 28 日。

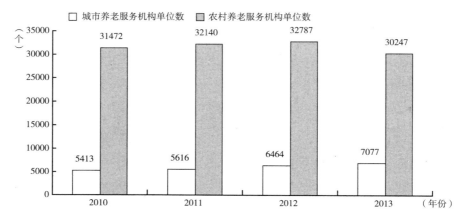

图 5 - 5　城市和农村养老服务机构单位数

资料来源：根据民政部网站资料整理。

二　三种护理方式的供给困境

（一）居家护理服务的供给困境

家庭养老作为我国广大老年人的普遍首选方式，在解决失能、半失能老年人养老护理需求方面，发挥着不可替代的作用。然而，在对失能、半失能老人提供居家护理时，也会产生一些问题。

1. 家庭照顾者负担大

人口控制政策的广泛实施，使家庭规模小型化与人口老龄化相伴出现。我国家庭户均人口数从第一次人口普查时的4.30人，减少为第六次人口普查时的3.44人，下降了0.86人。由于目前我国的失能老人主要偏好在家庭中接受照护，家庭成员的数量直接影响长期照护的质量，特别是对于三口之家，照护负担将会更重。家庭规模小型化，使赡养老人和照顾孩子的双重责任落在家庭中的中年人身上。中年人作为家庭中的主要经济收入来源，不仅面对着工作的压力，还要照顾老人，经常发生护理老人力不从心的状况。如果照护的老人是高龄的失能老人，那么子女的负担会空前加重，因为通常情况下这些家庭中的照护者本身也到了中老年，照顾父母时会更加力不从心，承受着前所未有的经济负担和精神压力。

2. 护理设施成本高

毋庸置疑，家庭在为失能、半失能老人提供长期护理的过程中，发挥着不可替代的作用，但是在涉及长期护理这个问题时，不可忽视的一个问题就是护理设施的问题。由于失能、半失能老人自理能力的损伤一般是不可恢复的，因此在护理中，大多需要借助相关的护理设施来帮助老人生活。护理设施作为提供长期护理服务的工具，在合理、正确、科学、有效的护理中，是必要的护理组成部分。由于护理服务设施是为特定老年人群提供的，对技术和功能要求较多，所以生产护理服务设施的企业一般面临较高的成本，设施价格较高。在为失能老人提供长期护理服务时，家庭要为护理设施买单，像轮椅、护理病床、供氧设备等，如果再加上家庭中为了老人舒适和安全着想而对家庭中进行的必要的改装，如防滑和防跌倒的各种地面、扶手、卫生间、卧室等，花费将会更高。这无疑会加重家庭的经济负担。

3. 医疗保健护理服务缺乏

在家庭中，可以针对老年人的慢性病如高血压、糖尿病进行日常护理，也可以对痴呆老人和长期卧床老人进行一定的护理照顾。《2013 第五次国家卫生服务调查分析报告》显示，调查老年人自评有中度及以上健康问题的比例中，疼痛/不适的比例为 25.5%，是老年人中最普遍的健康问题；其次是行动和日常活动障碍方面，分别为 14.9% 和 11.8%。在此次调查中也可以发现，随着老年人年龄的增加，自评健康得分是逐渐下降的，自评有中度及以上健康问题的比例的老人各项指标的比例均呈现迅速上升的趋势，其中行动和日常活动受到的限制最为明显。在调查中还发现，有将近一半的老人患有一种及以上的慢性病，这给家庭护理带来了难度，需要专门的医疗保健护理服务才能科学有效地进行护理。在家庭中接受照顾的失能、半失能老人的医疗保健护理缺少问题需要得到重视。

（二）社区护理和机构护理服务的供给困境

1. 共同问题

（1）供给对象需求认定不足

社区护理和机构护理作为长期护理服务的两种主要供给方式，在为失能、半失能老人提供相关的长期护理服务时，由于各自的特点和供给内容的不同等原因，长期护理服务供给对象的需求认定和划分存在一定的问题。由于我国的社区护理和机构护理长期以来缺少专业合理的失能认定标准，入住的老人往往不能按照其对长期护理服务的不同需要获得护理服务，现实中有些护理机构甚至简单依据入住老人的年龄、疾病状况、缴纳的费用等来提供服务。这些老人在失能和半失能的状态下，限于社区和养老机构专业护理资源的不足，难以获得符合身体状况和需要的服务，老人的生活质量难以得到有效保证。

（2）稳定的资金支持缺乏

社区供给和机构供给作为分担家庭养老负担的一种选择，为失能、半失能老人提供长期护理服务，整合社会资源，在分担社会人口老龄化的压力上发挥了重要的作用。社区护理和机构护理赖以维持的关键就是资金问题。我国的社区机构和养老机构存在的一个普遍问题就是缺乏稳定的资金支持。尽管政府对社区和养老机构的拨款逐渐增加，但实际的需求缺口仍然很大，设施、护理人员等难以满足需求。我国的社区养老服务是依靠政府资助才发展起来的，政府投资是长期以来的主要资金来源，但是单靠政府投资的单一支持方式，远远不能满足日益增加的养老护理需求。养老机构主要以公办养老机构和民办养老机构居多，其建立和发展主要依靠政府的资金支持、土地补贴、床位补贴等以及社会资本的加入，公办养老机构政府资金不足、民办养老机构社会投资难以取得效益，使养老机构的发展困难重重。

（3）供给服务趋于同质化

老年人是一个异质性很大的群体，不同年龄、不同性别、不同经济收入、不同教育程度、不同家庭状况等，都会使护理服务需求产生差异。处于失能、半失能状态的老人，异质性也是很大的，对生活照顾、医疗护理、精神慰藉的需求程度也是不同的。然而在为老人提供长期护理服务时，通常忽视老人的异质性而提供同质化的护理服务，这不仅降低了护理的效率，更损害了失能、半失能老人的精神需求和自我价值的实现。社区和养老机构提供的长期护理服务主要有日常生活照料服务、基本医疗护理服务以及精神慰藉服务。然而由于缺少对失能老人需求的分类，以及当前护理服务供给的不足，我国的长期护理服务供给存在粗放、单一的问题，不能根据入住老人的实际需求来提供服务，服务供给趋于同质化。

2. 社区服务供给的问题

（1）社区规模小，护理服务有限

社区作为小型的居民生活场所，提供长期护理服务时将会受到自身规模的限制。社区护理机构的规模小主要表现在：社区护理服务机构面积有限，所占场地一般不大；社区中的床位一般在 15 张到 20 张不等，床位数量较少；社区护理人员少，缺乏专业护理人员；社区护理的设备有限，不仅数量少，而且利用紧张；等等。受到社区规模的限制，长期护理服务的质量普遍不高。在社区中，一般也只是进行简单的长期护理服务，专业和难度较高的护理服务需求通常不能满足。社区提供的长期护理服务虽然相比居家护理增添了医疗保健护理，但对于长期需要专业照顾的老人来说，获得的服务仍然有限，远远不能满足需求。

（2）专业护理人员缺乏

社区中为失能、半失能老人提供护理的专业护理服务人员数量较少，通常情况下提供护理服务的人员也为社区中的其他入住社区养老机构的老人提供服务。社区的养老护理人员是按照普遍化的老人护理需求进行配备的，一般只是提供老年人大多会需要的护理，对于失能老人的特殊护理需求，社区护理人员一般并不具备长期护理的专业护理技能和方法，由此导致对专业护理人员的需求。

社区中缺乏专业护理人员是一个普遍的现象，在这种情况下，社区护理人员要想更好地护理失能、半失能老人，就会受到自身护理技能的限制，产生"有其心而无其力"的现象。并且在社区中，由于护理人员工资普遍偏低，护理人员和护理老人的比例失衡，工作量大，缺乏职业晋升通道等，难以留住现有的护理人员，更不要说专业护理服务人员的流入了。这些都是目前专业护理人员缺乏的现状。

3. 机构服务供给的问题

（1）公办和民办养老机构供需不平衡

公办养老机构作为政府首先推行和实施的养老护理服务机构，相对于民办养老机构而言，具有自身的独特优势。公办养老机构在土地使用、资金支持等方面享有一定的优势，而且公办养老机构内部资源配备和管理都相对比较完善，外部对其的监管也相对比较严格，各项制度也比较规范，护理服务人员的进入门槛较高，这些均使公办养老机构的服务质量普遍较高。再加上公办养老机构的价格相对比较便宜，大部分老人选择入住其中。由于公办养老机构数量和规模有限，床位入住率高，往往出现众多老年人"排队"入住的现象，有些公办养老机构甚至排到了 100 年，供不应求的现象十分普遍。

而与公办养老机构相比，由于民办养老机构在各项资源上处于弱势，基础设施、人员配备、资金支持、土地使用等缺乏支持，服务质量难以保证，运营和维护成本较高，在发展中受到各方面的限制。民办养老机构的床位闲置率高、入住率低，床位的有效需求不足已是社会现实。与此形成鲜明对比的是公办养老机构，一个极端的例子是拥有 1100 张床位的北京第一社会福利院，每年腾退出来的床位仅有 50 张到 60 张，而排队等待入住的却有一万多人。

（2）各类养老机构资源分布不均

我国的养老服务机构由于形式、性质、规模等存在差异，护理内容也不相同。养老机构的资源即养老护理服务人员、管理人员，养老机构的资金支持，以及养老机构的设施配备等。拿医疗护理方面的资源来说，有些养老机构配备的是医务室，有的养老机构配备的是养老机构护理站，两者的护理服务标准和内容是有差别的，在人员、房屋、设备和制度方面的要求也是不同的。例如，在人员配备上，医务室要求至少有一名取得执业医师资格，并且执业医师在 2 名及以上的，要求至少有一名中医类别执业医师；至少有一名注册护士，并且在机构床位达到 100 张时，每增加 100 张床位，至少增加一名注册护士。而养老机构护理站要求至少有 2 名具有护士以上职称的注册护士，其中有一名具有主管护师以上职称，至少有一名康复治疗人员，注册护士与护理员之比为 1∶2.5。这就造成了医疗护理资源分布的不均，影响护理服务的效果。

（3）政府监管不到位

长期以来，养老机构中的政府监管问题饱受诟病。政府作为提供公共物品的主体，在提供长期护理服务时，在政策制定、资金支持、人员配备、标准规范等方面发挥着有力的推动作用。政府对养老机构的管理主要表现在：在资源分配上，调节养老机构间的各种资源；在经营运行上，规范养老机构的活动内容和方式；在质量管理上，加强养老机构的服务质量监管；在责任归属上，注重养老机构对老人的责任承担。由于我国实行长期护理服务的养老机构既有公办的，又有民营的，政府对实行长期护理服务的养老机构监管不到位，在提供长期护理服务时缺乏专门的监督和管理机构，使养老护理机构的公众信任受到影响，政府的公信力受到质疑，进而导致养老护理资源利用的低效率，护理服务质量低，阻碍长期护理事业的发展。

三　护理服务人才的供需困境

伴随长期护理社会化，长期护理人才的供需问题日益尖锐。至今，我国还没有专门的长期护理人才培养教育机制，长期护理人才的主要来源是养老护理员。虽然自 2010 年起我国开始有对养老护理员的资格认证，但是面对未来庞大的需要长期护理的老年人群体，不仅养老护理员的数量和专业技能有限，而且缺少长期护理专业知识的人才培养也会使长期护理服务供需矛盾加剧。

1. 护理人才需求增长迅速

我国老年人口所占比例不断增加，高龄化程度日益加深，老年人失能现象越来越普遍。《中国民政统计年鉴（2010）》数据显示，2009 年我国约有 41.9 万名半自理与不能自理老人入住老年与残疾服务机构，绝大多数老人的长期护理和照料由其家庭成员提供，家庭照料是主要的照护方式。大多数实行长期护理制度的国家，通过建立长期护理保险或补贴制度，对符合标准和要求的人员给予相应的保险或津贴补偿的政策措施，对需要长期照料人员入住养老机构提供了较强的激励，入住养老机构的比例较高。

有学者通过对 65 岁及以上老人中长期护理需求人数和入住老年养老机构比例的研究，预测 2015 年长期护理护士和长期护理员需求分别为 22.4 万人和 44.7 万人，到 2020 年长期护理人才需求将达到 121.5 万人，2050 年则达到 678.0 万人，并且对长期护理员的需求明显大于长期护理护士的需求（见表 5 - 28）。① 长期护理人才需求增长迅猛。

2. 养老护理员地区分布不均衡

自 2010 年起，我国对养老护理员的鉴定和培训工作逐步展开，养老护理员鉴定人数不断增加，全国 31 个省份（港、澳、台不包含在内）先后开展养老护理员职业资格鉴定，培养了一大批具备养老护理专业知识和技能的养老护理人员。2012—2014 年，全国养老护理员职业资格合格人数累计达到 14159 人，其中，广东、广西、四川、山西、河南五省养老护理员合格人数较多。广东省 2012 年合格人数为 703 人，2013 年和 2014 年分别为

---

① 宋春玲：《我国老年长期护理人才需求预测与供给政策探析》，《中国民政》2013 年第 5 期。

表 5 – 28　我国长期护理服务人才需求预测（2010—2050 年）

年份	65 岁及以上人口数（万人）	生活不能自理率（%）	长期护理需求人数（万人）	入住老年养老机构比例（%）	长期护理护士需求（万人）	长期护理员需求（万人）	长期护理人才需求（万人）
2010	10985	8.9	978	3.3	10.8	21.5	32.3
2015	12993	8.9	1156	5.8	22.4	44.7	67.1
2020	16642	8.9	1481	8.2	40.5	81.0	121.5
2025	19550	8.9	1740	10.7	62.1	124.1	186.2
2030	22945	8.9	2042	13.2	89.9	179.7	269.6
2035	27920	8.9	2485	15.6	129.2	258.4	387.6
2040	31709	8.9	2822	18.1	170.3	340.5	510.8
2045	32319	8.9	2876	20.5	196.6	393.1	589.7
2050	33120	8.9	2948	23.0	226.0	452.0	678.0

　　资料来源：宋春玲：《我国老年长期护理人才需求预测与供给政策探析》，《中国民政》2013 年第 5 期，第 32—34 页。

1049 人和 1235 人，三年累计合格人数为 2987 人，居全国首位；经济发达地区，如北京、天津、上海、江苏、浙江五个地区，三年累计合格人数仅为 250 人；偏远地区的西藏、宁夏、新疆，自 2014 年起才出现养老护理员合格人员，三个省份三年合格人数为 500 人①。全国各省养老护理员分布不平衡。此外，我国东部地区、中部地区和西部地区的养老护理员分布也存在差异，中部地区养老护理员合格人数与东部和西部相比，明显偏低；其中 2013 年中部养老护理员合格人数为 751 人，比东部地区少 470 人，比西部地区少 1282 人（见图 5 – 6）。

　　《2013 第五次国家卫生服务调查分析报告》对 61057 名老年人进行了失能状况调查，其中调查的城市老人为 32031 人，农村老人为 29026 人。在长期卧床的老人中，东部地区约有 1739 人，中部地区约有 2294 人，西部地区约有 1992 人；中部地区的人数明显最多。调查的老年人中，长期卧床的老人占 3.3%，没人帮不能行走的老人占 2.0%，不能独自出门的

---

①　根据民政部职业技能鉴定指导中心公布的全国 31 省（自治区、直辖市）76 个鉴定站鉴定人数和竞赛人数整理而得。

老人占 6.8%。① 而 2013 年，全国养老护理员合格的人数中，中部地区仅有 751 人，东部地区有 1221 人，西部地区有 2033 人，养老护理员的供给明显不足。

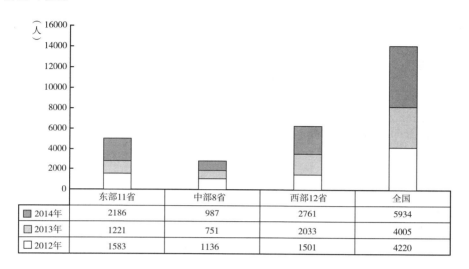

	东部11省	中部8省	西部12省	全国
■ 2014年	2186	987	2761	5934
▨ 2013年	1221	751	2033	4005
□ 2012年	1583	1136	1501	4220

图 5－6　2012—2014 年养老护理员合格人数地区分布

资料来源：根据历年养老护理员职业技能鉴定工作报告整理。

3. 养老护理员增量中流失率高

随着我国对养老护理员队伍建设的重视和支持，社会上对养老护理员的接受和认识程度逐渐加深，接受养老护理员培训的人数不断增加。如表 5－29 所示，2009 年我国养老护理员持证人数仅为 24 人，2010 年开始推进养老护理员职业技能鉴定后，参加养老护理员鉴定的人数逐年增加，且增长迅猛，2014 年鉴定人数达到 6706 人。与此同时，养老护理员持证人数也增长迅速，2010 年为 171 人，2014 年为 5934 人，累计持证人数为 15959 人，养老护理员人数超过 15000 人。

由于养老护理员鉴定中心的鉴定数量限制在每年 5000 人左右，假定养老护理员每年增加 5000 人，其他因素在一定时间内不变，那么到 2020 年养老护理员数量约为 4.6 万人（见图 5－7）。

---

① 国家卫生计生委统计信息中心编著《2013 第五次国家卫生服务调查分析报告》，中国协和医科大学出版社，2015，第 145 页。

表 5 - 29　2009—2014 年养老护理员职业技能鉴定基本情况

单位：人

年份	鉴定人数	持证人数
2009	35	24
2010	260	171
2011	1538	1538
2012	4646	4220
2013	4923	4072
2014	6706	5934
合计	18108	15959

资料来源：民政部职业技能鉴定指导中心：《2014 年民政行业职业技能鉴定工作报告》。

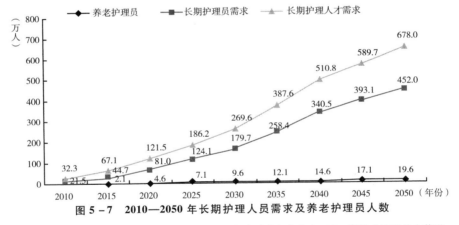

图 5 - 7　2010—2050 年长期护理人员需求及养老护理员人数

资料来源：①长期护理员需求和长期护理人才需求来自表 5 - 28；②养老护理员人数以 2014 年为节点累计持证人数为 1.6 万人为基数，每年增加 0.5 万人计算。

　　根据中国社会管理研究院的一项研究，至 2020 年，中国的半失能老人将在 6852 万—7590 万人，失能老人在 599 万—674 万人，养老护理员则在 657 万—731 万人。但是，我国新增养老护理员的流失率为 40%—50%。① 据此研究估测，目前中国的养老护理员缺口在 300 万—500 万人。假定 2020 年 4.6 万名合格养老护理员全部就职于长期护理服务行业，也与长期护理服务岗位需求之间存在极大的差距。

---

① 《护理行业人才短缺严重》，《经济参考报》，http：//www.jjckb.cn/2013 - 11/01/content_ 473940. htm，最后访问时间：2013 年 11 月 1 日。

第六章 个案研究之一：基于安徽省芜湖市的调查

第一节 引言

如第三章养老福利理论研究所述，我国养老服务体系建设的总体思路经历过多次调整，特别是机构养老，从"十五"时期的"骨干"地位，到"十一五"下降为"补充"地位，到"十二五"体现为"支撑"地位，再到"十三五"回归到"补充"地位。2016 年 5 月 27 日，在中共中央政治局集体学习会上，习近平总书记再次强调要"构建居家为基础、社区为依托、机构为补充、医养相结合的养老服务体系"。习总书记的讲话明确了"十三五"乃至更长时期我国养老政策"医养结合"的新思路。

之所以"居家为基础、社区为依托"的基础定位一直没有变，是由我国经济发展水平和老年人口基数很大的国情所决定的。"机构为补充"并不是指养老机构在养老服务体系中不重要，而是指在养老服务体系中所占比重较小，服务对象一般是重度残疾失能老年人，据测算，我国重度残疾老年人数已达到 1244.42 万人，[①] 在全部失能和部分失能老年人（4063万人）中占比为 30.6%。这一千多万名重度失能老年人的基本生活照料和医疗康复服务对于这些老年人和他们的家庭来说，并不是不重要，而是相当重要。因此，解决重度失能老年人的长期护理服务，是我国养老服务制度建设的重点也是难点，养老机构建设对我国养老服务体系建设的重要

---

① 戴卫东：《我国重度残疾老年人状况及其社会保障》，《中国卫生事业管理》2010 年第 3 期。

性不言而喻，当然也是和谐社会建设的重要组成部分。而轻度和中度失能老年人的长期护理服务，虽然涉及的人多面广，但是照护难度不大，交给家庭和社区就能较好地解决。

基于上述讨论，本章在社会调查和访谈的基础上展开对中部欠发达地区安徽省芜湖市养老机构的深入研究，以了解一个三线城市的机构养老状况及其存在的问题，为构建我国长期护理服务体系的政策思路提供科学的依据。

第二节　芜湖市养老机构的发展背景及总体状况

一　发展背景

1. 芜湖市老龄化加深

芜湖市于 20 世纪 90 年代进入老龄化社会。根据 2014 年数据，芜湖市常住人口为 361.74 万人，60 岁以上老年人口共计 61 万人，约占常住人口的16.86%。65 岁以上老年人口共计 41.2 万人，约占常住人口的 11.39%。[①] 60岁以上人口中男性约为 30 万人，女性约为 31 万人，[②] 有 54.3% 的老年人与配偶同住，独居空巢老人占老人总数的 14.5%。与 2014 年相比，2015年芜湖市 65 岁以上人口的比重上升了 6.9‰，占总人口数的 12.08%，老年人口抚养比为 16.40%，抚养负担加重，全市人口平均寿命增长，总体呈现"两头升、中间降"的特点，人口老龄化程度进一步加深。[③]

2. 家庭养老功能弱化

截至 2014 年底，芜湖市 54.3% 的老年人与配偶同住，28.3% 的老年人与子女生活，独居空巢老人占 14.5%。[④] 在传统社会中，几代同堂的现

① 芜湖市统计局：《芜湖统计年鉴 2015》，2015。
② 安徽统计年鉴 60 岁以上人口男女比约为 100：103，由此测算出芜湖市个性别老年人口数量。
③ 《2015 年芜湖市常住人口发展情况简析》，芜湖市统计局网站，http://gk.wh.cn/xxgkweb/blue/showView.jsp? unit=003010669&newid=988608，最后访问时间：2016 年 3 月 28 日。
④ 《芜湖市老年人养老现状及养老服务需求调查》，《江淮时报》，http://news.163.com/14/1212/10/AD8PGMSI00014AED.html，最后访问时间：2014 年 12 月 12 日。

象十分常见，养老依靠家庭就可以有效解决。生活照料一般由家庭中的青年女性负责。现阶段，女性也开始进入职场，从而挤占了照顾家庭和护理老人的时间和精力。由于工作需要，越来越多的父母与子女处于两地分居的状态，老人难以得到家庭的充分照顾。

在农村，乡土社会随着现代经济的发展而逐渐瓦解，父辈的权力和权威日益减弱，子辈的经济实力和独立性越来越强，传统的儒家孝道在多元文化的背景下不断削弱。"代际倾斜"使老年人所依靠的家庭养老资源更加稀缺，因此需要社会化养老满足老人的护理需求，对缺失的家庭养老进行补充。空巢老人数量不断增加，使老年人的机构养老需求不断上升。

3. 部分老年人开始接受机构养老，且支付能力增强

公建民营和民办养老机构是国家提出"社会福利社会化"背景下的新兴事物。调查显示，2012 年芜湖市仅有 8.5% 的老年人有机构养老的意愿，截至2014 年底这一比例达 17.7%。[①] 随着经济的发展，人们的观念逐渐转变，部分老年人开始接受机构养老。近年来，芜湖市城镇非私营单位从业人员的年平均工资有了较大幅度的增长（见表 6 - 1），恩格尔系数有一定幅度的下降，部分家庭的支付能力增强，使部分老年人的机构养老需求得以满足。

表 6 - 1 芜湖市城镇非私营单位从业人员年平均工资

单位：元

年份	年平均货币工资			
	合计	国有单位	集体单位	其他单位
2010	35275	40125	31732	32407
2011	40922	45788	36207	38347
2012	46234	51715	43761	43377
2013	48496	54612	42358	46103
2014	52578	57761	46289	50644

资料来源：芜湖市统计局：《芜湖统计年鉴 2015》，2015。

4. 政策支持

为应对芜湖市人口老龄化快速发展的形势，充分调动政府和社会力量共同参与养老服务事业的积极性，提高芜湖市养老服务水平，不断满足日

---

① 《芜湖市老年人养老现状及养老服务需求调查》，《江淮时报》，http://news.163.com/14/1212/10/AD8PGMSI00014AED.html，最后访问时间：2014 年 12 月 12 日。

渐增长的社会养老服务需要，芜湖市出台了大量扶持政策和配套政策（见表6-2），以保证养老服务业的健康发展。

表6-2 芜湖市养老机构扶持政策

项目审批	对列入规划的养老服务设施项目,有关部门要给予优先审批。任何单位不得挤占或改变性质,因国家建设需要拆迁或占有的,应按照有关拆迁办法给予补偿安置
土地使用	对纳入建设规划的养老服务设施项目要优先安排建设用地,列入年度用地计划。民办养老服务机构建用地,其土地价格可按照取得土地成本价评估,报市政府批准同意后,采取招、拍、挂方式提供土地
税费减免	相关税收减免政策,免征土地税、自用房产税、城市土地使用税;免收城市基础设施配套费;养老机构用水、用电、用气按居民生活价格计价收费,对养老服务机构减免有线电视安装费和使用费
信贷政策	金融部门要积极关注和支持养老服务业的发展,对符合信贷条件的养老服务建设项目给予贷款支持;对规模较大、前景较好、市场急需的民办养老服务项目要按照信贷原则增加授信额度,贷款利率给予适当优惠,做好相关金融服务工作
财政投入	将公办养老机构列入民生工程统一安排,建设资金由各级财政按民生工程要求解决,运营经费纳入同级财政预算,市财政安排2000万元以奖代补资金,用于支持全市养老服务机构项目建设;经市民政局认定,民办养老机构在正常运行一年后且入住率在80%以上的,根据养老机构等级给每床4000—10000元不等的一次性补助

资料来源：芜湖市人民政府：《关于进一步加快发展养老服务业意见的通知》（芜政〔2011〕42号）。

二 芜湖市养老机构发展历程

1949年以前，养老机构主要为社会上收养流离失所老人的救济院、教会等。中华人民共和国成立以后，芜湖市养老机构发展主要分成以下三个阶段。

1. 第一阶段（1949—1977年）

在过度集中的计划经济体制下，芜湖市养老保障以公办福利院、敬老院为主，主要解决"三无"和"五保"等困难老人群体的救助，有很强的救济性。这一阶段主要针对困难老人的基本生活难题，故其接收老人数量少、提供服务内容单一。城市其他老人由单位、家庭负责，农村其他老人由家庭负责。

2. 第二阶段（1978—1999年）

公办养老机构提供服务的对象扩大，收养老人数量增多，将一些低保、困难老人囊括在内，但由于财政等因素制约，养老机构提供条件依然较差。民办、公建民营养老机构的发展依然处于空白阶段。

3. 第三阶段（2000 年及以后）

随着经济、社会发展，芜湖市逐渐进入老龄化社会，养老需求不断增长。这一阶段公办养老机构由于经济发展、政府重视等因素，特别是近三年，规模不断扩大（部分公办敬老院由小学校舍改建），居住条件、日常饮食不断改善，基本满足能自理老人的衣、食、住、医等需求；允许社会资本进入养老机构市场，民办、公建民营养老机构发展迅速，近几年一些民办养老机构的规模不断扩大。

三　芜湖市养老机构发展总体状况

近几年来，芜湖市公办养老机构减少、公建民营与民办养老机构数量逐渐增多，在很大程度上缓解了养老服务结构失调的状况。

1. 公办养老机构

芜湖市公办养老机构共计 87 家，其中 77 家为敬老院，8 家为社会福利院，2 家为老年休养中心。敬老院床位共有 12713 张，共收养"三无"和"五保"老人 6827 人，入住率 53.7%。77 家敬老院均处于乡镇或城市郊区。

目前公办养老机构集约化趋势明显，硬件设施不断改善。以繁昌县为例，该县近期（2014—2015 年）对敬老院进行大调整，关闭了多家小型敬老中心如繁昌县卢南养老服务中心，对该地区的部分公办养老机构进行扩建，以满足集中化管理需要。

2. 公建民营养老机构

芜湖市公建民营养老机构成立相对较晚，共有 4 家，市区有 3 家、无为县有 1 家（市区 3 家公建民营养老机构的具体成立时间见表 6 - 3）。

表 6 - 3　芜湖市公建民营养老机构成立时间一览

地区	机构名称	成立时间（年）
三山区	三山敬老长寿中心	2011
弋江区	马塘养老服务中心	2002
鸠江区	长寿源养老服务中心	2013

资料来源：根据调研资料整理。

芜湖市公建民营养老机构拥有床位 960 张，目前有 492 位老人入住，其中收养困难老人 203 人、其他老人 289 人，入住率为 51.25%。由于公建民营养老机构吸收多方资金，因此规模一般较大。

3. 民办养老机构

民办养老机构成立也较晚，均为 2000 年以后兴办起来（见表 6 - 4），发展呈上升态势。11 家民办养老机构位于市区（占民办养老机构总数的47.8%），主要经营方式是家庭连锁式经营和个人自主经营。乡镇和郊区民办养老机构规模相对较大，主要经营方式为企业、个人独资经营。芜湖市民办养老机构拥有床位 2247 张，目前有 1106 位老人入住，入住率为 49.22%。

表 6 - 4　芜湖市民办养老机构成立时间一览

地区	机构名称	成立时间(年)
镜湖区	瑞星老年公寓	2002
	香苑老年公寓	2007
	心连心老年公寓	2006
	龙浩爱心老年公寓	2006
	平安阳光老年公寓(三家连锁最早的一家)	2004
鸠江区	康乐老年公寓	2004
弋江区	福寿园老年公寓	2006
无为县	红庙镇万寿老年公寓	2013
	福寿康托老院	2011
繁昌县	繁昌县峨山养老服务中心	2008
芜湖县	芜湖县永太乡村养老中心	2010
南陵县	南陵县牯牛山老年公寓	2008

资料来源：根据调研资料整理。

相对于北京、上海等一线大城市，芜湖市民办、公建民营养老机构具有起步晚、数量少、发展慢等特点。养老机构总体是以公办为主、以民办为辅。

第三节　芜湖市三类型养老机构的现状

一　芜湖市公办养老机构现状

芜湖市公办养老机构较多，床位数大部分为 50—399 张，其中 50—99张的有 13 家；100—199 张的有 36 家；200—299 张的有 20 家。床位数为

50—399 张的养老院，占公办养老机构总数的 79.3%。芜湖市公办养老机构地域分布和规模概况见表 6 - 5。

表 6 - 5　芜湖市公办养老机构地域分布和规模一览

单位：家

地　区	规模						合计
	50 张以下	50—99 张	100—199 张	200—299 张	300—399 张	400 张以上	
镜湖区	0	3	0	0	0	0	3
鸠江区	2	1	4	0	0	0	7
弋江区	0	0	0	0	1	0	1
三山区	0	1	0	0	0	0	1
经开区	0	1	0	1	0	0	2
无为县	0	0	15	14	2	1	32
芜湖县	0	0	3	3	1	0	7
繁昌县	0	1	9	0	0	0	10

注：受资料获取的限制，南陵县数据未涉及。

资料来源：芜湖市民政局提供数据。

1. 入住老人状况

公办敬老院入住老人绝大多数为本街道或本村镇的"三无"、"五保"和"低保"老人，大多无儿无女，生活困难，其中多数患有慢性疾病，少数为残疾、聋哑人士，院民以男性居多，需要政府帮助维持其日常生活，包括衣、食、住、医。

2. 基础设施状况

（1）房间配置

大部分公办敬老院为标间配置，房间内配有床、柜子、桌椅、电风扇，而卫生间、浴室为公用。大部分敬老院采用太阳能热水器，春冬太阳不足，敬老院与附近澡堂合作发放洗澡券以满足老人的洗浴需求。

部分敬老院条件较好，如南陵县烟墩镇敬老院，标间内配有独立卫生间、空调；繁昌县获港养老服务中心每个房间配有电视；繁昌县繁阳镇养老服务中心配备暖气，空气能热水器可以 24 小时供应热水。

（2）配套设施和土地

公办敬老院配有餐厅、厨房和简易健身器材，部分敬老院配有土地可发展生产。如无为县严桥镇衡口敬老院，开垦有菜地，院民自己耕种，蔬菜基本能自给自足；无为县石涧镇养老服务中心还专门聘用生产人员种植蔬菜瓜果；南陵县河湾镇呈祥养老服务中心配有菜地，以每月 300 元的工资雇用院内身体条件好的老人养鸡、养猪，发展种植。菜地的配备一方面降低了运营成本，另一方面可以改善院民的伙食。

3. 收支情况和报销流程

（1）主要收支情况

公办养老机构的收入主要来自政府拨款（部分为福彩基金）和"三无""五保"老人的财政补助。其中，硬件设备购置、院区扩改建、管理人员和工作人员工资、水电费均来自政府拨款；食品、其他日常开支主要来自院民补助。

大部分敬老院伙食费为每人每天 10—15 元，荤素搭配。伙食多是炊事员根据采购后的食材自行搭配，老人缺乏自主选择权。院民零花钱和高龄津贴多自行支配，用于添置衣服、购买香烟和零食。各地由于地区发展水平不同，院民补助细项有差异，如镜湖区院民补助是无为县院民补助的 1.93 倍；而且老人性质不同补助也有较大差异，具体见表 6 - 6。

表 6 - 6　公办养老机构院民补助（各区敬老院平均数）

单位：元／（月·人）

地区	院民补助	零花钱	备注
镜湖区	610	140	部分养老院：老人性质不同，待遇不同。农村低保为每人每月 180 元；城镇低保为每人每月 370 元；农村五保集中供养为每人每月 320 元；"三无"老人每人每月补助 500 元。每位老人每月零花钱为 50 元。芜湖县非农业户口日常补助为每人每月 620 元
弋江区	550	100	
经开区	550	100	
无为县	300	30	
芜湖县	430	120	
繁昌县	530	30	
南陵县	480	100	

资料来源：根据调研数据整理。

（2）经费管理

芜湖市公办养老机构日常花费的管理主要依靠较为完善的经费管理制度，具体情况见表 6 - 7。

表6-7 芜湖市公办养老机构日常花费管理流程一览

单位：家

种类	主要方式	机构数	主要地域分布
1	上级拨款、院里自行支配	19	芜湖县、镜湖区、经开区、弋江区
2	由民政局统一调配	5	繁昌县、无为县部分
3	由院民自行处理	2	南陵县、无为县部分

备注：种类1：政府部门将院民每月的财政补贴直接打到敬老院账户中，扣除给老人零花钱的部分作为院里日常食品花费，其余由敬老院统一支配，若有特殊情况，如硬件修理、老人看病补助等不够的部分再由院里统一打报告给民政局，拨专款处理。种类2：院内有一部分备用资金，月底凭发票和花费细项清单，实报实销。种类3：由院民推荐成立监督委员会，并推举会计，老人自己决定自身每天的吃穿用度，剩余的钱作为老人的零花钱自行支配

资料来源：根据调研数据整理。

4. 医疗配备和看病流程

（1）医疗配备

公办敬老院院内均无专门医生，但基本备有定点就诊医院，并采取分级诊疗，根据老人病情选择就诊医院。极少数敬老院内部配有康复室。若老人病情较轻，可电话通知就诊医院或老人自行前往治疗；若老人病情较为严重，则转院处理。

（2）看病流程

地方财政和公办养老机构财政自主性不同，选择的补助程序各有不同。看病报销绝大多数为新农合报销（70%—90%），由于起付线和就诊医院不同，报销比例不同，部分地区财政压力大，需要入住老人自掏腰包。绝大多数由医疗保险报销，不足部分均由财政兜底（见表6-8）。

表6-8 芜湖市养老院院民看病流程

种类	主要就诊医院	报销渠道	备注
小病、常见病	村内卫生室	新农合＋民政补助	补助程序:1. 院内垫付后财政补助;2. 老人及亲属垫付后(月末、年底)补助;3. 村内开办的敬老院，由于财政困难，基本仅能靠新农合，其余部分需要老人自行垫付，院内根据具体情况适当补助。医保部分:农村地区多为新农合报销，城镇地区为城镇居民基本医疗保险报销
大病	县医院	新农合＋民政补助	
特大病	弋矶山医院、二院、五院等	新农合＋民政补助	

资料来源：根据调研数据整理。

5. 管理人员状况

（1）行管人员及其工资待遇

行管人员多为村干部转业或国家、集体聘用，年龄在 30—65 岁不等，以大专文凭居多，院长以男性为主，行管人员主要有院长、副院长、会计，部分敬老院还设置敬老院支部书记，直接管辖院内日常事务和一般工作人员聘用。

公办敬老院管理人员待遇主要有三种（见表 6 - 9）。部分地区外聘行管人员基本工资不高，如繁昌县第二敬老院，管理人员基本月工资仅有 1200 元，加上工龄工资和重点工人工资、节假日补助、加班补助等，最终每月工资约为 1800 元。

表 6 - 9　芜湖市公办养老机构行管人员待遇一览

单位：元/（月·人）

种类	待遇情况	机构数	主要地域分布
1	基本工资：2000—2500	11	芜湖县、镜湖区、南陵县
2	工资范围：1000—2500	12	繁昌县、无为县、弋江区
3	工资范围：1200—2100	3	经开区、南陵县

备注：种类 1：属于村干部转业，基本与村干部享有同等待遇，挂集体编或事业编，有退休金、基本社会保险。种类 2：政府、村集体外聘人员，有合同和五险。种类 3：两者兼有，部分管理层人员如书记属于集体编制，而院长、会计属于政府外聘

资料来源：根据调研数据整理。

（2）一般工作人员及其工资待遇

公办养老机构的工作人员有三种——保洁员、炊事员和保安，为政府、集体外聘。年龄在 40—65 岁，保洁员以女性为主，保安以男性为主，炊事员男女兼有，来源为附近农民，部分为敬老院身体较好的老人。

一般工作人员文化程度均较低，多为初中以下学历，基本工资为每月 720—1700 元（见表 6 - 10），包吃、包五险，由于经济发展水平不同，各区人员工资差距较大。炊事员负责院民日常饮食，保洁员负责院内公共区域卫生清洁，院民房间、衣物卫生以及失能老人护理不在其工作范围内。

表 6 - 10 芜湖市公办敬老机构一般工作人员平均工资一览

单位：元（人·月）

地区	保安	炊事员	保洁员
镜湖区	1300	1400	1400
弋江区	1700	1700	1700
经开区	1400	1400	1400
无为县	900	900	1000
芜湖县	1300	1300	1300
繁昌县	1400	1700	1400
南陵县	720	720	720

资料来源：根据调研数据整理。

6. 受益于社会捐助

公办养老机构公益性强，社会关注度较高，所接受的社会捐助较多。乡镇地区由于家族性较为明显，敬老院社会捐赠情况与村民企业家、家族产业、集体经济发展状况息息相关。部分企业为免税、获取地方政府支持而进行大量捐助。

南陵县大型敬老院配备的空调主要由企业家捐赠，无为县严桥镇衡口敬老院设立光荣榜，记录企业和个人对敬老院的无偿捐助。捐助行为在一定程度上充实了敬老院经济，但社会捐赠缺乏稳定性，捐赠钱款多寡与经济发展程度息息相关。

二 芜湖市公建民营养老机构现状

芜湖市公建民营养老机构数量较少，但是规模较大，有结合政府、社会双重资本和管理的优势。近两年发展起来的三山敬老长寿中心、长寿源养老服务中心设施齐全，发展潜力巨大。

1. 入住老人状况

入住老人主要由两部分构成：困难老人和社会其他老人。困难老人主要指"五保"、"三无"和"低保"等老人。入住主要依靠法律规定，只要符合入住条件均可入住，养老机构不得以失能、痴呆等其他理由拒绝。

社会其他老人要求有一定的经济实力或由子女赡养，能支付入住费用；无传染性疾病、精神疾病，适合集体居住。入住老人多为失能或半失能老人。这些老人入住前需缴纳足额入住费用，需有人担保，并提供近期市级及以上医院有效体检报告（体检项目：肝功能、二对半、胸片），以确保无传染病和精神性疾病，适合集体生活。

2. 基础设施状况

芜湖市三山敬老长寿中心 2010 年挂牌，2011 年正式运营，前期投入4700 万元，占地面积 24 亩，建筑面积 16000 平方米，设 500 张床位。鸠江区长寿源养老服务中心 2013 年正式运营，建筑面积 6924 平方米，设280 张床位。

房间设置分为单人间、标准间、夫妻间，每个房间均配有彩电、空调、热水器等生活设施，并安装有床头呼叫系统。两家机构设有专门的护理间，以便失能老人集中护理。

公建民营养老机构前期投入多、规模较大、运营时间短、配套设施较新，在设计时就以国家标准为参照，因此总体配套水平较高，在运营的过程中不断完善。三山敬老长寿中心、长寿源养老服务中心均设有餐厅、健身房、多功能室、康复中心和图书室。

3. 经营管理状况

（1）组织结构

公建民营养老机构多采取院长负责制，执行院长负责整个中心的运营和管理。公建民营养老机构下设办公室、护理部和财务部三个部门。办公室管理机构后勤；护理部设置楼长若干名，由楼长对每个楼层日常事务和护理人员进行管理；财务部管理钱款收支。

（2）经费来源

公建民营养老机构根据老人性质不同，经费来源也不相同。"三无"、"五保"和"低保"等困难老人，日常花费通过财政补贴。鸠江区长寿源养老服务中心的"五保"老人由集体集中供养，每位老人花费为每月 1003 元（养老金 603 元、护理补贴 400 元）。"三无"困难老人每月由政府补贴 400 元，低保补贴 500 元，其中 800 元由机构统一管理，100 元为老人日常零用。

社会老人通过收费入住，收取费用根据老人护理等级不同而有所区别。以三山敬老长寿中心收费标准为例，将护理等级分为 4 级，收费从1350 元到 4000 元不等，各个护理等级的住宿费和膳食费相同，但护理费用取决于护理服务等级，具体收费标准如表 6 – 11 所示。

表 6 – 11 芜湖市三山敬老长寿中心收费项目和收费标准

服务等级	收费项目	收费标准(元/月)	服务内容
生活自理 （三级）	护理费	200	照顾日常生活、送开水、洗衣物、洗床单被套、进行卫生保洁、场所清洁。定期(每周一次)安排医护人员免费询查
	住宿费	700	
	膳食费	450	
	合计	1350	
半护理 （二级）	护理费	400	除自理服务内容外,专人送餐;协助洗脸、洗脚、洗澡、剪指甲。定期(每周一次)安排医护人员免费询查
	住宿费	700	
	膳食费	450	
	合计	1550	
全护理 （一级）	护理费	600	除半护理服务内容外,帮助洗脸、洗脚、洗澡、剪指甲;生病时喂药、喂饭、打针(胰岛素),处理大小便。定期(每周一次)安排医护人员免费询查
	住宿费	700	
	膳食费	450	
	合计	1750	
特殊护理 （特级）	护理费	1100	除全套护理服务内容外,针对卧床不起的人员进行喂食、神志不清或大小便失禁处理等24小时值班特殊服务,定期(每周一次)安排医护人员免费询查。护工与老人比为1:6
	住宿费	800	
	膳食费	450	
	合计	2350	
特殊情况			1. 杂费每人每月50元,特护每人每月100元。 2. 均为标准间,若包房,每房每月1400元。 3. 基本电量每月每房20度,超出部分按市场价收取,每月结清。 4. 医疗费、理疗费、其他单项服务费等自理。 5. 入院时需提供当月在市级及以上医院所做的体检报告(体检项目:肝功能、二对半、胸片) 6. 一次性入院需缴纳应急备用金3000元,出院时凭收据全部返还(不计利息)。入院时需购床上三件套,费用为每套380元(特护无需购买)。 7. 特级护理除全护内容,护工:老人为1:2;每位老人每月2680元;专业护工与老人一对一服务,费用为每位老人每月4000元

资料来源：根据调研数据整理。

（3）运营开支

公建民营养老机构日常开支为：员工工资、生活费用、伙食费、房租、水费、电费、气费等。截至2014年底，三山敬老长寿中心拥有员工60名，按每人每月平均2000元的标准，员工工资达12万元/月。其于2013年开始略有盈余（见表6-12），但前期投资较大，故整体而言，依然处于亏损状态。

表 6 – 12 芜湖市三山敬老长寿中心财务报表（2013 年）

单位：元

项目	合计	项目	合计
一、收入		二、费用	
其中:捐赠收入		（一）业务活动成本	
会费收入		其中:水电费	240657.56
提供服务收入	4851960.00	工人工资	2384190.50
商品销售收入		社保	74709.99
政府补助收入	534000.00	食堂开支	1755420.00
投资收益		（二）管理费用	316833.00
其他收入	153.61	（三）筹资费用及其他	
收入合计	5386113.61	费用合计	4771811.05

资料来源：根据三山敬老长寿中心内部材料整理。

4. 人员状况

长寿源养老服务中心工作人员有 22 人，其中行管人员（执行院长、会计、楼长）3 人、护理人员 13 人、后勤人员 4 人、保洁员 2 人。三山敬老长寿中心工作人员有 60 人，其中行管人员 9 人、护理人员 32 人、后勤人员（炊事员、维修人员、保安）9 人、保洁员 10 人。

三山敬老长寿中心和长寿源养老服务中心成立时间短，管理模式比较现代化，行政管理人员年龄较轻，文化程度较高，他们均接受了专门的养老护理员培训，并取得了相应的资格证书。长寿源养老服务中心的护理人员有 13 人，其中有专业护理资格的有 7 人，专业护理人员中 50—60 岁的有 5 人、40 岁左右的有 2 人。三山敬老长寿中心配备有护理人员 32 名，护理人员年龄在 55—65 岁，且均为企业外聘，上岗前进行严格培训。

5. 医疗服务

三山敬老长寿中心设有专门的医务室和药房，机构的部分工作人员掌握一定的药理和护理常识，如慢性病、常见病，可根据情况进行简单处理。长寿源养老服务中心内没有专职医务人员，但与芜湖五院合作，五院每周派医务人员巡诊，检查中心老人的身体状况。

公建民营养老机构中入住的困难老人有专用医疗绿色通道，报销程序与公办相似，均为财政兜底。其他老人如出现突发情况，在征求老人和老人家属意见之后，根据老人各自医保定点医院，送往就诊。

6. 政府支持

公建民营养老机构均获得政府一定的支持。三山敬老长寿中心的用地由政府无偿提供；长寿源养老服务中心原由政府运营管理，2013 年由私人接管。

部分公建民营养老机构的后续政策补贴不足。三山敬老长寿中心为星级养老院，每张床位每月 140 元（三山民政局数据）。补贴标准为：一次性建设补贴，市拨款 90 万元，区拨款 90 万元；而运营补贴，2011—2012 年为 18.12 万元，2013 年为 53.4 万元。

三 芜湖市民办非营利养老机构现状

芜湖市民办养老机构规模较小，床位数大多为 50—90 张，400 张以上的仅有南陵县牯牛山老年公寓一家。芜湖市民办养老机构大多分布于市区，其中 8 家（占民办机构总数的 34.8%）位于镜湖区。

1. 入住老人状况

入住老人为社会其他老人。民办养老机构男女比例均衡，入住老人大多有儿有女，有一定积蓄和生活来源（如离、退休金），能支付养老机构相应护理等级的相关费用，能适应集体生活。入住老人年龄偏大，能自理老人相对较少，以半护理和全护理为主。市区机构条件的好坏与自理老人的多少相一致，即条件越好，自理老人比重越大。

香苑老年公寓入住老人为 160 人，男女比例为 4∶6；其中 90% 是 80—90 岁老人，最年轻的为 40 多岁，最年长的为 100 余岁。能自理的老人占40%，半自理的老人占 25%，全护理的老人占 35%。繁昌县峨山养老服务中心入住老人，男女比例在 45∶55，年龄集中于 70—80 岁，并且是周边老人，以半自理和全护理老人居多。在芜湖县永太乡村养老中心，自理老人和半自理老人各占入住老人的 30%，全护理老人约占入住老人的 40%。

2. 基础设施状况

（1）房间设置

由于各个养老机构所在区域不同、目标顾客不同，故具体情况各异。乡镇或郊区民办养老院多为自建房，有标准间、单人间等，设有床位、衣柜、电视、空调、应急呼叫系统等。如繁昌县峨山养老服务中心分标准套间、单人套间和别墅式套间三种不同档次供老人选择，标准间配有独立卫生间、床位、衣柜、电风扇、电视、空调、应急呼叫系统等。

市区房租水平较高，大部分养老机构根据老人的经济支付能力，让其自主选择居住环境，选择面、定价范围较广。如香苑老年公寓分为单人间至五人间；都配备有电视、空调，但其中仅两成配备有独立卫生间。心连心老年公寓、瑞星老年公寓分为单人间、标准间、3—4 人间，有空调、电视但无独立卫生间。

（2）配套设施

因地理方位、规模、前期投入不同，民办养老机构内部存在较大差异，但为规避风险，绝大多数民办养老机构都配备了视频监控系统。

乡镇大型养老机构拥有草坪、绿地和基础活动器材，活动空间较大，配套设施较为完备。繁昌县峨山养老服务中心配备阅览室、棋牌室、健身康复室等；平安阳光老年公寓设有会客餐厅、茗茶室、康复室、健身器材室、微机室、阅览室、棋牌室和娱乐室；芜湖南陵县牯牛山老年公寓配有医院、餐厅、休闲花园、书报阅览室、康复室、楼层值班室等。

民办小型养老机构多为公寓结构，实行封闭式管理，活动空间有限。例如，瑞星老年公寓、心连心老年公寓、龙浩爱心老年公寓缺乏娱乐设施。

3. 投入、收支管理状况

（1）日常收支

民办养老机构主要收入来源是向入住老人收费，机构、护理等级、住宿要求不同，收费各异。房租、人员工资、餐饮费用成为民办养老机构的主要花费项目。大部分养老机构处于基本维持收支平衡状态，仅少部分略有盈余。日常支出总额约占日常收费总额的 75%—90%。民办养老机构由于规模、区位、基础设施配置不同，收费各异。相同级别的养老机构市区收费标准较高。

（2）大项支出

硬件投入和房租成为民办养老机构主要的大项开支，人员工资、餐饮费用成为民办养老机构主要花费项目。平安阳光老年公寓初始投入 400 万元；无为县福寿康托老院前期投入 700 万元；南陵县牯牛山老年公寓前期投入 7161 万元；繁昌县养老服务中心总投入 2700 余万元。

市区养老机构房租负担较重。福寿园房租每年为 38 万元。香苑老年公寓房租每年为 20 万元，龙浩爱心老年公寓房租每年为 24 万元，平安阳光老年公寓房租每年为 50 万元。乡镇民办养老机构租金较少，部分民办养老机构花钱购买土地使用权而无需租金，如无为县福寿康托老院自己花钱买地、建房。无为县红庙镇万寿老年公寓租期为 20 年，租金每年为 2 万元。

4. 服务人员管理

民办养老机构中护理人员多来自附近农村，学历较低，年龄偏大，基本是 50—65 岁，其中以女性居多。民办养老机构多采用绩效工资制管理，将劳动效果与工资相挂钩，但晋升空间有限。员工福利主要是包吃、包住，五险一金鲜有配置，市区工资水平较高，为 2000—2500 元，乡镇工资相对较低，为 1600—2000 元。工作多为轮岗，工作强度较大，大部分护理人员的日工作时间在 8 小时以上。部分民办养老机构为减少护理人员流动，采取年金工资制。

机构规模大小和制度规范性不同，培训方式各有差异。部分养老机构自身具有培训资质，采取岗前培训。例如，南陵县牯牛山老年公寓岗前配备了医疗培训并开设一年两次的内部培训，但大多数养老机构依然是"师带徒"的培训方式。

5. 医疗配备

现阶段，芜湖市除个别民办养老机构之外，大多数"医养结合"程度较低，主要医疗配置方式如下所述。

南陵县牯牛山老年公寓在"以医助养、医养结合"方面形成了自身的特色。它的兴办主体为芜湖牯牛山医院，公寓地理位置与医院相距 20 米，故公寓老人可享受 24 小时就诊服务，且费用可通过医保报销。机构配有专门的老年公寓值班记录、老人身体健康档案，以便开展服务，每位老人床头都有呼叫系统和对讲系统，方便老人就医。

繁昌县峨山养老服务中心设有医务室，聘请专业医务人员进行小病、常见病、慢性病治疗。香苑老年公寓医务人员是外聘的，每周来服务中心巡诊，巡诊医务人员月工资为 600—700 元；芜湖县永太乡村养老中心与芜湖市五院合作，每周都有医生巡诊；繁昌县峨山养老服务中心与繁昌中医院合作，每月进行常规体检。

平安阳光老年公寓、心连心老年公寓、龙浩爱心老年公寓仅能依靠老人家属自行带其治疗。养老机构配备常用药，根据老人需求，提供按时喂药或提醒吃药服务。福寿园老年公寓没有医务人员，但门口有诊所，可进行基本的血压、血糖方面的测量，院长曾为一名医生，有一定的急救知识和专业知识；瑞星老年公寓管理人员为护士退休转业，有较丰富的护理实践经验和医疗常识，负责机构护理人员培训等相关工作。

6. 服务项目

大部分民办养老机构具有较为严格的护理分类，其分类依据为护理对象的自理能力和身体状况。自理程度不同，护理等级不同，收取费用也不同，主要分类见表6-13。市区标准较高，如平安阳光老年公寓护理等级分为四级，收费（包括护理费、食宿费等）区间在1680—3000元/月。乡镇收费标准较低，如繁昌县养老服务中心护理等级分为四级，收费（包括护理费、食宿费等）区间在900—1700元/月。

表6-13　芜湖市民办养老机构护理服务的类型

护理类型	护理对象分类	护理项目内容
三级护理 （全自理）	老人身体状况良好、神志清楚、思维正常，有正常活动能力，依靠他人帮助能参加一些娱乐活动，能在浴室洗澡。自己能够吃饭、穿衣、洗内衣、安排吃药、室内外活动、上厕所	定时送热水，打扫室内和厕所卫生，及时刷洗便器，换洗床上用品，督促服药以及进行健康指导
二级护理 （半护理）	老人身体较弱，行动能力差，年龄在80岁以上，能表达需求，但由于体弱或肢体活动限制，需借助外力帮助完成日常生活	除自理服务内容外，换洗床上用品及内衣、帮助起床、送倒洗脸和洗脚水、调洗澡水、送饭、清洗餐具、安排服药、整理床铺、及时洗便器、健康指导、送药
一级护理 （全护理）	老人无行动能力，大小便失禁，饮食起居需要帮助	除半护理服务内容外，要保持床铺干燥清洁，负责老人就餐、穿衣服、洗脸、漱口、梳头、洗澡、晚上热水泡脚、洗澡、接大小便
特级护理 （特护）	老人完全卧床，大小便失禁，处理事务依赖他人帮助，全身运动功能基本丧失	除全套护理服务内容外，要定时给老人翻身、叩背，定时定量喂水喂食，及时处理大小便，保持全身整洁无异味

资料来源：根据调研数据整理。

规模较小的养老机构，如心连心老年公寓、瑞星老年公寓等护理规定较为模糊，护理等级确认也仅依靠管理者的经验观察、养老机构与家属之间的协商。

7. 制度规范

民办养老机构的规模大小不一，多为公司投资、个人投资自主经营、家庭连锁经营三种模式。

公司投资制养老院相对具有较为雄厚的经济实力和管理经验，管理水平较高，规章制度较为齐全，如南陵县牯牛山老年公寓，该公寓具有明确的值班制度、消防检查制度、巡诊制度、入院制度、员工管理制度等，值班室还配备了值班记录和特殊老人档案。

个人投资和家庭连锁模式的养老院，与负责人个人阅历、经济实力息息相关。平安阳光老年公寓的管理者原是国企管理人员，后转业改行兴办养老院，他将企业管理文化和方法带入管理之中，制定了明确的员工考核和奖励制度，实行差额工资制，提高员工的工作积极性。但绝大多数民办养老机构规模较小，虽有相应的入住协议和制度，但执行较为随意，入住协议多为规避风险，明确养老机构职责，协议的有效性难以保障。

8. 政府支持

大部分民办养老机构都享受到了民用水电的优惠，仅镜湖区龙浩爱心老年公寓水电费依然是商业计价。

芜湖市财政补贴政策落实难到位，规模较大的民办养老机构所获得的财政补贴较多，规模较小的民办养老机构由于建筑标准、消防设施等因素不达标，所获补贴较少甚至没有。香苑老年公寓于 2013 年收到补贴 13 万元；福寿园老年公寓截至 2014 年仅收到床位补贴共计 5000 元；繁昌县养老服务中心由于财政压力，一次性建设补贴一直难以落实，政府部门每年的资金扶持在 5 万—10 万元，2014 年资金扶持为 98000 余元；南陵县牯牛山老年公寓获得每床每月 100 元的床位补贴，但一次性建设补贴一直未落实。平安阳光老年公寓目前已达到补贴标准，但由于迁址，至 2014 年 10 月都未得到补贴。永太乡村养老中心、心连心老年公寓、瑞星老年公寓等由于规模较小，难以达到补贴标准故一直未获得任何财政补助。

为保障入住老年人的安全，近两年芜湖市加强了对市辖区内的民办养老机构消防设施的系统检查，定期进行消防检查，对于不符合消防要求的养老机构进行警告，并责令其限期整改；消防部门注重对养老院的管理层进行培训，强化其消防观念和安全意识。

第四节　芜湖市三类型养老机构的
比较及效益分析

一　三类型养老机构不同点比较分析

1. 硬件方面

（1）规模大小

芜湖市公办养老机构发展时间长、规模较大、数量较多，较为成熟；

民办养老机构在 2000 年以后才逐渐发展起来，规模较小；公建民营养老机构在 2002 年之后才发展起来，其融入多方资本，规模较大。

公办养老机构中敬老院有 77 家，床位数为 12713 张，入住老人数为 6827 人；公建民营养老机构为 4 家，床位数为 960 张，入住老人数为 492 人；民办养老机构为 23 家，床位数为 2247 张，入住老人数为 1106 人。芜湖市养老机构以公办为主、以公建民营和民办为辅的形式没有改变。

（2）房间配置

近年来，芜湖市公办养老机构房间配置有了较大改善，部分地区因接受捐赠、政府重视，设施较为齐全，但总体设施设备配置低于公建民营、民办养老机构，电视、空调等满足入住老人娱乐和舒适需求的设施不足；公建民营养老机构发展时间短，融合多方资源，规模较大，为获得补贴，严格根据相关标准建造，房间配置优于民办小型和公办养老机构；民办养老机构规模、收费不同，所提供的居住条件差异较大，少数民办大型养老机构规模较大，设施较完备，而部分市区小型养老机构床位密度大，卫生间是公用的。

（3）配套设施

公办养老机构娱乐设施配备较少，建筑面积大，部分为小学改建而来，活动空间足。土地的配置强化了公办养老机构的部分生产功能，可降低支出，丰富部分身体较好院民的日常生活；公建民营养老机构条件较好，娱乐设施齐全，但利用率有待提高；民办养老机构由于前期投入、规模、目标客户群不同，设施差别巨大，部分民办养老机构收费较高，考虑到老人入住的舒适性，相关设施较为齐备。

（4）医疗配置

公办养老机构均配有定点医院进行分级诊疗，虽内部医疗设施配备不足，但外部资源较为齐备；公建民营养老机构采取与医院有偿合作、医生定期巡诊的方式提供医疗服务，医疗配备较好，机构内困难老人可享受与公办养老机构入住老人同等的待遇；民办养老机构由于规模、管理理念、初始资金、地理方位不同，医疗设施配备参差不齐，大部分医养结合度较低。

（5）交通条件

公办养老机构多设置于市郊区和乡镇、农村地区，交通不便，门前道路狭窄，不利于消防等急救车辆实施救援；公建民营和民办大型养老机构位于郊区，交通状况适中，远离市区，但位于公交首末站；民办小型、民办大型连锁养老机构多设置于城市之中的住宅小区内，以公寓楼为主要建筑形式，交通较为便利，利于周边老人入住。

2. 软件方面

（1）资金压力

公办养老机构的资金来源于政府财政，有较为完善的资金管理方法，院内资金来源稳定，运营压力较小；公建民营养老机构资金来源于入住老人的收费和民间资本，随着入住率增加，发展潜力较大，但前期投入大，成本回收压力大；民办养老机构的资金主要来源于对入住老人的收费和前期自身筹备，市区和县城同等级别的养老机构收费差距较大，目前大部分民办养老机构日常收支持平，少部分略有盈余，极少部分入住率较低，还未转亏为盈，房租、前期投入巨大，成本难收回，资金运转压力不小。

（2）入住老人来源

公办敬老院入住老人为"三无""五保"等困难老人群体，以男性为主，男女比例不等；公建民营养老机构在满足"三无""五保"老人入住需求的前提下，接收社会上的其他老人；民办养老机构入住老人男女差别不大，其开办是为解决有子女、条件相对较好的老年人的养老问题，入住老人以半自理、失能为主，不受地域、辖区限制。

（3）护理人员及护理分类

公办养老机构的护理人员严重缺乏，更无护理等级之分；公建民营、民办养老机构的护理分类较为严格，收费与护理等级相挂钩。公建民营养老机构的护理人员招聘较为严格，年龄偏小，专业护理人员配置较高，但数量不足，护理压力较大，护理人员流动性较大；民办养老机构采取工资年金制、情感留人等渠道维持护理队伍稳定，但专业护工缺乏，队伍老化，接续性不足。

（4）行管人员和管理模式

公办养老机构行管人员由政府招聘，部分具有事业单位或村干部编制，五险齐备，加班较多，工作辛苦，采取院长负责制，院内一般工作人员招聘、日常事务管理均由院长负责；公建民营养老机构的行管人员由公司外聘，年纪较轻，学历较高，也采取院长负责制，但为团队管理，管理规范，专业性强；民办养老机构除南陵县牯牛山养老公寓外，其余养老机构的行管人员均由家庭成员担任。大型民办养老机构多为家族式管理，小型民办养老机构均为个人自主管理，机构大小事务由个人统筹。

（5）财政支持

公办养老机构的日常开支、人员工资、硬件更换均由财政兜底；公建民营养老机构前期均获得一定的财政支持，后期运作中政府支持较少，财政补贴政策落实难到位；规模较大的民办养老机构所获得的财政补贴较多，规模较小的民办养老机构由于建筑、消防设施等不达标，所获补贴较少，甚至没有补贴。表6-14为芜湖市三种类型养老机构比较一览。

表6-14 芜湖市三种类型养老机构比较一览

机构类型 比较项目	公办养老机构	公建民营养老机构	民办养老机构
入住老人来源	"三无""五保""低保"等困难老人	在满足"三无""五保""低保"等困难老人需求的前提下接收社会老人	接收社会老人，有儿女且有一定储蓄和生活来源
财政补助力度	员工工资、硬件设备修理费、日常花费、老人看病缺口都由政府财政补助	有政府一定的硬件支持和财政投入，困难老人由政府补助	有床位补助和一次性建设补助政策，但未能完全落实
老人日常花费来源	财政补助为每人每月400—700元不等	困难老人部分由政府财政支持，其余社会老人依靠对其收费	主要依靠对入住老人的收费
护理人员	护理人员匮乏，护理主要依靠院民互助	有护理人员，且较为正规，有上岗培训和资格证书，但护理员难招，流动性大	护理人员年纪较大，专业性不强，流动性较小
医养结合	有指定医院，大部分由医保报销，不足部分财政兜底	三山敬老长寿中心、长寿源养老服务中心有定点医院，但费用除困难老人群体之外，社会其他老人根据自身治疗需要，安排就医	多类别，规模不同，关系各异。除南陵县牯牛山老年公寓之外医养结合度较低
行管人员来源	事业编制或政府、集体外聘人员	企业聘用、合同工	家族成员或企业外聘人员
是否有护理项目等级分类	否	是	是

资料来源：根据调研资料整理。

3. 三类养老机构的优劣势比较

（1）三类养老机构的各自优势

公办养老机构医疗资源丰富，基本位于卫生院附近，小病有全科医生上门服务、大病派专车转院处理且制定有较为完善的看病流程，社保报销、财政兜底，基本解决入住老人的医疗问题；资金来源较为稳定，运营压力较小；位于农村、市郊的部分公办养老机构附近有田地可以发展生产，降低运营成本；政府加大投入，"十二五"期间芜湖市将各级公办养老机构列入民生工程统一安排，且建设资金均由民生工程加以解决，运营经费纳入同级财政预算。芜湖市公办养老机构在"十二五"期间，新增床位2000张。

公建民营养老机构整合了社会、政府等多方资源，规模相对较大，设施完整性程度最高；地理区位优于公办养老机构；管理水平较高，机构运营有较为完善的企业制度，规范性程度较高。

民办养老机构地理位置优越，部分位于市区居民小区内部，以公寓楼为主要存在形式；民办养老机构的生存发展直接关系到管理者和产权人的切身利益，其服务性更强；民办养老机构实行多元化经营，管理自主性强，根据老人支付能力不同，民办养老机构定位不同，满足入住老年人的不同养老需求。

（2）三类养老机构的各自劣势

公办养老机构护理人员极其缺乏，财政未涵盖护理人员工资，护理人员基本未配备；入住老人缺乏自主选择权，实行严格的作息管理制度，院民活动自由度不足且院民缺乏亲友，情感需求长期难以满足；行管人员自主性不足，入住老人也有辖区、条件限制，管理较为僵化；财政压力大，可持续性不足。

公建民营养老机构后续补贴力度不足，在负担部分困难老人养老费用的前提下，营运压力较大；相较于民办养老机构，其方位较偏，交通便利度不够，使老人脱离日常生活、居住环境；机构规模较大，前期运营成本较大，收费较高，难以和市区小规模民办养老机构竞争；护理人员较民办养老机构流动性大，护理人员难招。

民办养老机构政府支持度较低，政策落实力度不够，仅有少数民办养老机构能获得政府一定的床位补贴；部分民办养老机构面临审批难、合法身份落实难等困境。表6-15为芜湖市民办、公建民营养老机构的优劣势比较。

表 6 - 15　芜湖市民办、公建民营养老机构优劣势比较

类别	市区		乡镇	市郊
性质	民办连锁	民办小型	民办大型	部分公建民营
优势	交通便利,便于子女探望		空气好,人均活动面积大	
劣势	活动空间小,成本高		配套基础设施缺乏,不便探望	
适宜人群	中高收入	失能,低收入	中低收入	中等收入
经营模式	家庭经营	个人自主经营	公司、家庭经营	公司经营
医养结合度	居中	偏低	较高	居中

资料来源：根据调研资料整理。

二　芜湖市养老机构发展特殊性分析

1. 与二线城市比较——以南京市为例

南京市是邻近芜湖的二线城市，截至 2014 年底，南京市常住人口为 821.61 万人，户籍人口为 648.72 万人，65 岁及以上老年人口规模已达 84.56 万人。[1] 通过与南京市比较，可以发现芜湖市养老机构发展特殊性如下。

（1）缺乏养老品牌

南京市目前拥有多个养老品牌，如泰乐城、瑞海博、心贴心等。泰乐城的主体机构是优养全护之家，分为养老院和护理院，为托养老人和老年患者提供专业的康复服务。其拥有专业的医疗护理团队，实行医生、护士、护工 24 小时全程监护，并实现与三甲医院的双向转诊机制。[2] 养老品牌的打造，在提高本地老人养老水准的同时，也吸引周边老人入住，正在实现经济效益和社会效益的双融合。目前芜湖市条件较好的养老机构为三山敬老长寿中心、平安阳光老年公寓、南陵县牯牛山老年公寓、繁昌县峨山养老服务中心，但未形成自己的品牌。

（2）政策监督不到位

南京市采取多维监督以提升养老服务质量，确保政策落实。具体包括

---

[1] 《2014 年年末南京常住人口达到 821.61 万人》，南报网，http://www.njdaily.cn/2015/0402/1090641.shtml，最后访问时间：2015 年 4 月 2 日。

[2] 《南京市社会力量成为养老服务主体》，《中国社会报》，http://cbzs.mca.gov.cn/article/shxw/yw/201511/20151100877640.shtml，最后访问时间：2015 年 11 月 27 日。

行业监督、设施监督、信用监督、运营监督。行业监督即建立行业联席会议制度，构建监督网络；设施监督要求国土、住建、规划、民政等部门联动监督；信用监督即建立信用管理网络；运营监督即对服务时间和项目进行绩效评估。芜湖市日常监督较少，且多为消防监管，部分扶持政策实施不到位，没有跟进的评估监管体系，各主体违反政策成本低。

（3）医养结合度较低

截至 2014 年底，南京市实现各类养老机构"医疗全覆盖"，[1] 通过养老机构与就近社区卫生服务中心签约，提供慢性病管理服务，提升养老院的医养结合度，并规避内设医疗功能而产生的成本及申请门槛。芜湖市只有部分养老机构与医疗机构签约，医生定期巡诊，少数养老机构仅能提供提醒吃药、定时喂药服务，尚未做到"医疗全覆盖"。

（4）老人支付能力较弱

2014 年底，南京市城市居民家庭人均可支配收入为 42568 元，农村居民家庭人均可支配收入为 17661 元。[2] 芜湖城市居民家庭人均可支配收入为 27384 元，农村居民家庭人均可支配收入为 14606 元，低于南京。

（5）养老机构总量少，社会力量参与度低

目前，南京市公办养老机构为 43 家，共设床位 13126 张，占总床位数的 33.5%；公建民营养老机构为 32 家，共设床位 6973 张，占总床位数的 17.8%；民办养老机构为 140 家，共设床位 19075 张，占总床位数的 48.7%。[3] 由上可知，南京市养老机构总量大，民办养老机构成为养老机构体系的发展主体。

芜湖市公办养老机构中敬老院为 77 家，共设床位数 12713 张，占总床位数的 79.9%；公建民营养老机构为 4 家，共设床位数 960 张，占总床位数的 6%；民办养老机构为 23 家，共设床位数 2247 张，占总床位数的 14.1%。因此，芜湖市养老机构总量小，社会力量参与度较低。

（6）公办养老机构开放程度较低

南京市公办养老机构部分床位向社会其他老人开放，设施、设备齐

① 《南京市各类养老机构已实现"医疗全覆盖"》，人民网，http://js.people.com.cn/n/2015/1130/c360306 - 27209947.html，最后访问时间：2015 年 11 月 30 日。

② 上海市统计局：《上海统计年鉴 2015》，2015。

③ 《2015 年南京市重点养老机构设施名录》，南京民政局，http://mzj.nanjing.gov.cn/mzj/33719/ylfw/bszn_63466/201602/t20160222_3793043.shtml，最后访问时间：2016 年 2 月 22 日。

全。芜湖市除万春源老年休养中心外，其他公办养老机构均仅为"三无""五保"困难老人提供养老服务。

2. 与一线城市比较——以上海市为例

上海市是最邻近芜湖的一线城市，也是我国的经济、金融中心。截至2014年底，上海市60岁及以上户籍人口为413.98万人，占总户籍人口的28.77%。人们常说，"中国养老看上海"，上海市养老机构发展较为成熟，与其相比，芜湖市养老机构发展还有如下特点。

（1）入住率较低

上海老龄抚养比为46.6%，养老机构床位总数为119132张，每千名老人拥有28.78张床位。2014年，上海市养老机构入住率约为70%，除新开张的养老院，市区养老机构入住率均在80%以上，部分出现排队等号现象。[1] 2014年，芜湖市养老机构床位总数为15920张，每千名老人拥有26张床位，公办养老机构平均入住率为53.7%，公建民营养老机构为51.25%，民办养老机构为49.22%。芜湖市各类养老机构的入住率明显低于上海。

（2）护理人员缺乏系统性培训

2014年上海市依托专业机构，进行养老护理人员技能强化，共培训5453人，其中从业2270人、初级2557人、中级586人、高级40人。芜湖市民政局也进行护理人员培训，但基本1年1次，由机构派人参加，日常主要依靠机构的岗前培训和"师徒"教授，培训缺乏系统性。

（3）内设医疗机构的养老机构较少

截至2014年底，上海市内设医疗机构的养老机构共有139家（占养老机构总数的21.06%），其中88家（占养老机构总数的13.3%）纳入医保联网结算。[2] 芜湖市公办养老机构均未内设医疗机构，公建民营、民办养老机构个别配备了医疗设施和全科医生，仅1家有相应的医保报销资质。

（4）补贴门槛较高

上海市民政局引入第三方评估平台，对养老机构进行评价，按评价等

① 上海国有资产运营研究院课题组：《上海市中心城区养老机构现状分析及模式探讨》，东方早报网－上海经济评论，http://finance.ifeng.com/a/20140304/11796321_0.shtml，最后访问时间：2014年5月15日。

② 《2015年上海市社会福利发展年报》，http://www.shmzj.gov.cn/Attach/Attaches/201506/20150618104626609.pdf。

级进行补贴，分为 4 个等级，每月分别给予 40、60、80、100 元每张的床位补贴；养老机构如果收养浦东户籍的失能、失智、需护理的高龄老人，根据老人身体状况分别给予每人每月 300、200、120 元的机构运营补贴；政府为鼓励医养结合，给予内设医疗机构的养老机构 10 万元到 50 万元不等的一次性建设补贴；市财政对机构中的护理人员按等级分别给予每人每月 100、200、300、400 元的补贴；养老机构招用康护、医护、社会工作等专技人员，按专技人员人数乘以上海市上年度最低工资 40% 的标准给予养老机构奖励补贴。芜湖市需入住率达 80% 并开办 1 年以上，才可获得一次性建设补贴，普通养老机构较难获得该补贴。

通过与南京市、上海市养老机构的比较不难发现，芜湖市养老机构发展依然处于较低水平，还有较大的改进空间。

三　芜湖市养老服务机构发展的效益分析

1. 社会效益

（1）体现社会公平

老年群体在现代社会中处于弱势地位，由于年龄等因素脱离工作岗位，部分收入大幅度下降，社会地位也随之下降，不得不寻求子女的赡养；而身体机能、组织器官功能退化和认识、行为能力的下降，使其面对诸多慢性疾病，甚至行动不便，生活难以自理。民办、公建民营养老机构的发展，给其提供了部分满足自身护理需求、维护老年群体权益的渠道，体现了社会对弱势群体的照顾，有利于维护社会公平。

"三无"、"五保"和"低保"老人群体更成为现代社会中的弱势群体，他们缺乏经济来源，较为贫困。芜湖市现阶段共有公办敬老院 77 家，基本解决了 6827 位困难群体老人的养老难题。公办敬老院、公建民营养老机构"三无"和"五保"床位的设置，使困难群体老人的吃、穿、住、医、葬的需求基本得到了保障，并且只要符合政府政策，任何有"三无"、"五保"和"低保"证明的本乡镇、街道困难老人都可以入住该区域内的公办敬老院。公办敬老院的入住老人反映，由于国家近年来加大对养老机构的投入，他们的生活条件特别是饮食有了较大改善，每天荤素搭配，营养基本能得到保证。公办养老机构的发展彰显了社会公平。

（2）一定程度上缓解家庭养老压力和养老服务的供需矛盾

"养儿防老"的传统在中国由来已久，子女成为父母主要的养老保障和精神寄托。随着计划生育的推行，父母给予子女更多的关注，赋予更多的希望，早年积蓄也多用于供给子女买房或创业。代际交换的"反哺模式"要求年轻人承担年老父母的赡养责任，而人均寿命的延长和家庭供养资源的减少，导致家庭老年人口抚养比上升。子女赡养父母、职场打拼、抚育后代，压力巨大，直接影响代际和谐，更无力提供给老人充分的家庭照料。而养老机构通过提供护理服务，给予身体状况较差的失能老人必要的照顾，以减轻由"4－2－1"家庭结构造成的中间层的养老压力，解决了子辈们的后顾之忧，可使其安心工作，也防止老年人在家庭中日渐边缘化。养老机构的开办，给予老年人有序的生活方式和集中的照顾，使其更好地与同辈群体进行交流，让老人的社会支持系统在心理层面得到重构。

据调查，截至 2014 年底芜湖市 17.7% 的老年人有机构养老意愿，[①]芜湖市 61.17 万名老年人中，约有 10 万名老年人有机构养老意愿。目前芜湖市三种类型养老机构入住老人数为 8425 人，在一定程度上缓解了养老服务供需矛盾，基本满足了入住老年人日益增长的养老护理需求。

（3）多主体参与，机构养老服务体系初步形成

养老护理服务的直接提供、间接购买主体随着单位制的解体而由政府转向了社会，养老服务的供给在经历了"一元阵痛"后开始向"多元福利社会化"改革，而改革需要时间，新的社会保障机制尚未成熟，这就形成了部分供给的空白。民办、公建民营养老机构的开办，分担了政府的养老责任，在一定程度上填补了空白，减轻了养老服务供给对公共财政拨款的依赖，有利于维护社会稳定。养老服务供给职能的让渡使政府决策和执行相分离，政府重新回归"舵手"角色。多主体的参与和竞争有利于市场机制的发挥，在节约成本的前提下，提高供给效率，扩大社会效益，实现"帕累托最优"状态。

经过多年发展，2015 年芜湖市共建立各类养老机构 114 家，其中公办养老机构 87 家，公建民营养老机构 4 家，民办养老机构 23 家，

---

① 《芜湖市老年人养老现状及养老服务需求调查》，《江淮时报》，http://epaper.anhuinews.com/html/jhsb/20141212/article_ 3226344. shtml，最后访问时间：2017 年 5 月 22 日。

共提供床位 15920 张，满足了 6827 位"三无""五保"等困难老人群体和 1598 位社会老人的入住需求，社会、企业、个人的加入使芜湖市养老机构运营主体趋于多元化，有利于整合多方力量供给老年人福利，初步形成了公办、公建民营、民办养老机构联合发展的机构养老服务体系。

2. 经济效益

（1）促进就业和第三产业发展

养老服务业是第三产业，需要大量护工提供生活照料服务，在一定程度上可以解决部分农村、城市下岗等低收入群体的就业问题，增加其收入。如南京、上海等地区养老服务业较为发达，吸引了周边高收入老人群体入住，形成养老服务产业，产生了一定的经济效益。随着传统观念的改变和人民生活水平的改善，养老服务需求也日益多样化，"银发经济"或成为拉动经济增长的新亮点，养老服务机构的发展带动了产业上游产品（医疗器械、康复保健用品、保险产品、生活用品）的生产，也给下游关联产业（文化娱乐、金融服务、评估咨询、职业教育）的发展提供了难得的机遇。2015 年 9 月芜湖市政府出台的《关于加快发展养老服务业的实施意见》中指出，到 2020 年芜湖市全市养老服务业将提供 1.2 万个以上就业岗位，吸纳投资 50 亿元以上，届时会有效促进第三产业发展。

（2）减轻老年人"看病难"问题

2014 年，芜湖市约有轻、中度失能老人 6.44 万人和重度失能老人 1.22 万人。老年患者 ADL 能力越弱，同样医务操作所需的护理时间越长，占用的医疗资源越多，具体见表 6-16、表 6-17。

表 6-16　老年患者每天所需直接操作护理时间比较（平均时间 ± 秒）

单位：分钟

护理等级	生活基本自理	生活部分自理	生活完全不能自理
1 级	39.40 ± 7.35	98.32 ± 11.55	213.55 ± 25.18
2 级	41.74 ± 4.37	103.50 ± 11.30	201.74 ± 28.00
3 级	43.00 ± 4.34	97.50 ± 4.95	无

资料来源：高小芬、于卫华：《医养结合老年科患者自理能力与分级护理、护理时间的相关性研究》，《中国护理管理》2014 年第 3 期，第 249—253 页。

表 6 – 17　老年患者每天所需间接操作护理时间比较（平均时间 ± 秒）

单位：分钟

护理等级	生活基本自理	生活部分自理	生活完全不能自理
1 级	26.53 ± 5.46	29.26 ± 4.75	27.16 ± 5.21
2 级	24.05 ± 5.52	27.90 ± 2.96	27.07 ± 6.90
3 级	27.00 ± 5.18	26.00 ± 9.90	无

资料来源：高小芬、于卫华：《医养结合老年科患者自理能力与分级护理、护理时间的相关性研究》，《中国护理管理》2014 年第 3 期，第 249—253 页。

因此实行"医养结合"的养老院，如南陵县牯牛山老年公寓，可以部分解决老龄患者所需医疗资源不足问题。目前芜湖市大部分养老机构并不能达到"医养结合"的程度，但仍能使部分失能、身体虚弱的老人得到必要的生活照顾和喂饭、喂药服务，缓解了医疗资源利用不便及短缺的紧张状况。

（3）减轻部分家庭经济负担

根据表 6 – 18，截至 2014 年底，除去食品类支出，芜湖市农村居民家庭人均月可支配收入为 772.9 元，城镇居民家庭人均月可支配收入为 1478.7 元。

表 6 – 18　2010—2014 年芜湖市城乡居民家庭人均年收入及恩格尔系数

年份	农村居民家庭人均可支配收入（元）绝对数	城镇居民家庭人均可支配收入（元）绝对数	农村居民家庭恩格尔系数（%）	城镇居民家庭恩格尔系数（%）
2010	7145	18727	46	38.6
2011	8413	21561	45.6	40.8
2012	9675	23784	44.6	36.6
2013	10962	26264	44	39.6
2014	14606	27384	36.5	35.2

注：就农民收入指标而言，2013 年及以前是农民人均纯收入，2014 年是农民人均可支配收入。
资料来源：芜湖市统计局，《芜湖统计年鉴 2015》，2015。

目前芜湖市养老护理服务的主要提供方为民办和公建民营养老机构，其护理费收取标准如表 6 – 19、表 6 – 20 所示。

表 6 - 19 芜湖市民办养老机构收费标准

单位：元/月

护理机构 类型	三级护理	二级护理	一级护理	特级护理
市区小型	200—250	400—500	700—800	无
市区大型连锁	300—680	600—1120	1200—1560	1500—2000
乡镇小型	175—300	600—650	900—1000	1200
乡镇大型	200—400	400—500	600—800	900—960

资料来源：根据调研数据整理。

表 6 - 20 芜湖市公建民营养老机构收费标准

单位：元/月

机构	三级护理	二级护理	一级护理	特级护理
长寿源养老服务中心	280	680	1080	无
三山敬老长寿中心	200	400	600	1100
马塘养老服务中心	200	500	600—700	无

资料来源：根据调研数据整理。

据了解，看护市场价格为每天 100—200 元不等，由于项目特殊难以通过医保报销，因此护理费用负担相对沉重。通过对比发现，虽然入住养老院收取费用较高，但相对于每月 3000—6000 元的专人护理费，入住养老机构依然能减轻部分家庭的护理成本和养老负担。

第五节　芜湖市养老机构发展的
困境和存在的问题

一　公办养老机构发展的困境和存在的问题

1. 多维困境并存

通过对芜湖市 26 家公办养老机构（占总数的 29.9%）调研走访，公办养老机构在经营管理方面面临的困境极其相似。25 家面临缺乏护工的困境，占调研总数的 96.2%；19 家存在老人身体不好、性格孤僻、比较难管等问题，占调研总数的 73.1%；18 家存在安全隐患，管理压力较大，占调研总数的 69.2%（见表 6 - 21）。

表 6 - 21　芜湖市公办养老机构经营困境一览

种类	主要困境	机构数（家）	占比（%）
1	缺乏护工	25	96.2
2	老人身体不好，且性格孤僻，比较难管	19	73.1
3	交通不便	8	31.0
4	存在安全隐患	18	69.2
5	工作人员待遇较低	6	23.1
6	医疗资金不能及时到位	5	19.2
7	入住率不高（入住率在 60% 以下）	19	73.1
8	娱乐项目较为单一	13	50.0

资料来源：根据调研资料整理。

2. 内部运营管理问题

（1）入住率不高

公办养老机构入住率较低，其中入住率在 60% 以上的仅为 7 家，占调研总数的 26.9%。公办养老机构入住率具体情况见表 6 - 22。

“三无”“五保”老人的绝对数减少，部分无需入住，公办养老机构条件较差，对老人吸引力不够，有的老人难以适应严格的作息时间等因素，导致公办养老机构入住率低。入住率低引起床位闲置，资源严重浪费。财政补贴是维持养老机构日常花费的重要来源，老人过少，公办养老机构日常开支难以维系；大量床位闲置与部分地区民办养老机构发育不足，致使存在社会其他老人有入住意愿而养老机构不能接收的矛盾。

表 6 - 22　芜湖市公办养老机构的入住率

	0—20%	21%—40%	41%—60%	61%—80%	81%—100%
机构数（家）	2	3	14	3	4
占比（%）	7.7	11.5	53.8	11.5	15.4

资料来源：根据调研数据整理。

（2）管理较为僵化

为保障公益性，公办养老机构对入住老人的辖区、条件有严格的规定。仅能接收辖区内的"三无""五保"老人，老年人缺乏选择自主权，竞争机制缺乏，管理僵化导致效率低下，不利于公办养老机构服务质量的提升和运营管理模式的改进。

（3）入住老人情感缺失

公办养老机构中的老人均为"三无""五保"老人，一般较为孤僻，缺乏与他人的沟通交流，没有子女，娱乐消遣方式单一，部分老人精神状态不佳，情感需求长期难以获得满足，且缺乏相应的制约机制，老人间易产生矛盾。

（4）工作人员工资较低

部分公办养老机构工作人员的工资较低，属于轮岗制，需长期在机构内值班。地区财政差异带来一定的不平衡感，服务工作人员缺乏晋升机会，工作积极性不高。

3. 外部发展存在的问题

（1）补助"一刀切"，失能老人生活现状堪忧

公办养老机构多为"一刀切"的财政补助，缺乏对失能老人等特殊人群的照顾，失能老人因护理人员缺乏，财政经费不足，其仅能通过让渡一定的零花钱来换取其他院民提供必要且简单的照料。部分特别困难的老人，依靠行管人员和其他工作人员在做好本职工作的前提下，予以其一定帮助，但这种帮助较少，故公办养老机构中失能老人生活艰苦程度可想而知。

（2）审批事项较多，较为烦琐

部分村镇敬老院管理人员认为，每月报账制虽有利于政府的监管，但现阶段存在报账审批事项过多、审批流程烦琐等问题。审批通常需要财政部门负责人、分管镇长、主管镇长签字，程序复杂，有时为了一项审批不得不去镇里8—9趟。

（3）补助地区差异性大

入住老人的生活状况因地方经济水平的差距而有所不同。如市区老人生活状况较好，员工工资也较高。而经济较落后的无为县、南陵县的财政补助较少，员工工资较低，院民看病部分除新农合报销的70%—80%，剩余的治疗费用还需要老人自己或亲友事先垫付，季末再由政府财政补

上，财政兜底和新农合报销的时间差无形中加大了老人治病的经济负担，还有可能由于经济因素而加重老人病情。部分院民反映由于医保报销起付线制度，小病如伤风感冒所需费用常常在起付线以下，均需老人自掏腰包，季末再看财政状况进行补偿，若财政不足，只能自己缴纳，这种情况也加重了老人的看病负担。

（4）交通不便，基础设施配套不足

大多数县级敬老院，存在道路交通不便的问题。在调研中，市区敬老院和县、镇养老机构（包括敬老院和养老院）都存在较大的交通不便的现实困难。很多敬老院虽名为某某社区敬老院却不建立在该社区附近，甚至距离较为遥远，远离老人居住和生活的环境。更多地区的敬老院，如南陵县和无为县由于面积较大，居住的人口较为分散，交通十分不便且部分敬老院门前道路较为狭窄，甚至不能达到救助车辆驶入和停靠的标准，这也给入住老人的医疗救治带来不便。

（5）政府财政压力大

公办养老机构对政府财政补贴的依赖性较强，其运作的主要经费来源依托市、县财政。近5年来，芜湖市居民消费价格指数和商品零售价格指数上涨较快，虽然2014年上涨幅度有所缓解，但货币保值压力依然较大。芜湖市"三无""五保"老人财政补贴标准较低，每人每月在330—750元不等，物价特别是日常消费品价格指数的上涨，对于公办养老机构存在一定的影响。部分县区较为贫困，政府财政压力较大。医保补助和人员工资难以及时到位，过多的依赖性使地方政府背上沉重的公共财政的包袱，容易陷入"福利陷阱"，最终影响公办养老机构的可持续性。

二 公建民营、民办养老机构发展的困境和存在的问题

1. 公建民营养老机构的多维困境

通过对芜湖市3家公建民营养老机构（占公建民营养老机构总数的75%）走访发现，绝大多数公建民营养老机构面临政策补助少、前期投入大、入住率低、护理人员难招等问题（见表6-23）。

表 6－23　芜湖市公建民营养老机构经营困境一览

种类	主要困境	机构数（家）	占比（％）
1	交通不便	1	33.3
2	入住率低	2	66.7
3	前期投入大	2	66.7
4	社会观念落后	2	66.7
5	护理人员难招	3	100.0
6	行业竞争压力大	1	33.3
7	政策补助少	2	66.7
8	没有享受水电优惠	1	33.3

资料来源：根据调研资料整理。

2. 民办养老机构的多维困境

通过对芜湖市 11 家民办养老机构（占民办养老机构总数的 47.8％）调研走访发现，缺乏统一的行业规范、护理人员难招、运营成本高、行业风险大、优惠政策落实不到位、医养结合度低等是目前芜湖市民办养老机构发展存在的主要问题（见表 6－24）。

表 6－24　芜湖市民办养老机构经营困境一览

种类	主要困境	机构数（家）	占比（％）
1	优惠政策落实不到位	11	100.0
2	政策补贴标准较高	4	36.4
3	护理人员难招	9	81.8
4	消防状况复杂且投入较大	5	45.5
5	缺乏统一的行业规范	8	72.7
6	身份确定较难，审批事项过多	3	27.3
7	土地使用权难获得	2	18.2
8	运营成本高，行业风险大	10	90.9
9	家族式管理，理念缺乏	6	54.5
10	融资难	3	27.3
11	医疗人才缺乏，医养结合度低	7	63.6
12	社会观念滞后	7	63.6
13	与公办养老机构存在不公平竞争	6	54.5

资料来源：根据调研资料整理。

3. 民办、公建民营养老机构共同面对的内部困境

（1）火灾风险和消防隐患

郊区大型养老机构均存在消防的现实问题。供水成为部分养老机构发展巨大的制约因素，也带来了一定的消防安全隐患。以繁昌县峨山养老服务中心为例，其消防水供应存在两方面问题：一是供应时间不正常，每天只供应三次，加起来时间只有四个小时；二是水压不正常，难以达到消防用水要求。消防需要大量资金投入，而目前绝大多数养老机构仅能做到收支平衡，大量额外资金投入难以实现。

（2）养老服务业高风险属性

在调研中，绝大多数养老机构负责人坦言："在运营过程中最怕火灾和其他老年人意外伤害事件发生。"据统计，我国老年人安全问题的发生率是全体人群的3.2倍，而伤残发生率是全体人群的3.6倍。[①] 在意外伤害事件发生的情形下，家属由于悲伤、经济压力等因素希望部分责任由养老机构承担，而大部分养老机构自身仅能维持收支平衡，并无赔偿能力，因此绝大多数养老机构只能通过安装监控系统、在养老服务合同中设免责条款等方式来规避意外风险，但大部分养老服务合同的免责条款并没有相应的法律认同，更不具备法律效益。

4. 民办、公建民营养老机构共同面对的外部困境

（1）大型郊区养老机构交通不便，配套设施不足

公建民营和民办大型非连锁养老机构均位于郊区，交通不便，增加了子女看望父母的难度，郊区养老机构配套设施如商场、医院不足，加大了老人的就医、购物难度，与之前的市区生活脱节等因素共同作用，使部分老年人不愿意入住。交通不便的现实困境使这些机构在竞争中处于不利地位。

（2）民办养老机构相关政策的实践性有待商榷

部分民办养老机构负责人表示财政审查政策的制定要求其开具票据，但日常开支比较零碎，如果每项花费都需要有相应的票据支持，存在一定的困难，且为开票据而开票据，可能导致费用上升，经营成本增加。

一些养老机构负责人认为，消防政策"一刀切"，将公共场所的消防要求照搬到养老机构消防规范中，政策制定与实际情况不符，难以达到其

---

① 朱铭来、贾显清：《我国老年长期护理需求测算及保障模式选择》，《中国卫生政策研究》2009年第2期，第32—38页。

应有的效果。例如，某养老机构负责人指出消防部门要求其在房子侧面再建楼梯，扩大消防通道数量，但 80% 的入住老人存在精神障碍，如果建室外楼梯，存在老人跌倒、掉落的风险。养老公寓为规避风险，只能安装消防门，而且必须保证消防门是时刻处于锁死的状态，这无疑只能应付消防检查，造成资源浪费。

（3）养老机构融资、用地困难

很多养老机构负责人表示资金是限制其发展、提升服务水平的主要瓶颈。养老服务产业有前期投入大、风险高、回报率低的特点，银行等金融机构具有逐利性，在没有硬性指标规定的情况下，银行对相应的政策更多采取忽视甚至无视的态度。民办非营利机构不能赢利分红的规定，更无形中限制了养老机构的融资渠道。部分养老机构特别是大中型民办养老机构负责人表示，缺乏后续资金，扩展项目常常只能处于搁置状态。

部分民办养老机构负责人反映，机构用地的合法化成为制约其机构发展的一大因素。缺乏合法的土地使用权，规划设计、房屋产权证、申报项目等后续工作难以开展，养老机构更难做大、做强，甚至加剧了本已困难的融资形势。

（4）老年群体支付能力有限，有效需求不足

截至 2014 年底，芜湖市 49% 的重度失能老人和 23% 的轻、中度失能老人有机构养老意愿。但目前依然出现床位大量空置的情况，主要因为老人自身经济实力不足，特别是退休后收入来源大大减少，难以承受养老机构的相关费用。目前芜湖市市区养老机构特护、全护的收费较高，平均每人每月 3000—4000 元（包括护理费、饮食费、办公费、住宿费等），而 2014 年底非私营单位就业人员平均工资为每月 4381.5 元[①]。退休之后，绝大多数老年人收入大幅度减少，不足以负担养老支出。

该情况也得到部分养老机构负责人的证实，长寿源养老服务中心、平安阳光老年公寓的负责人均表示由于老人及其家人支付能力不足，部分失能老人只能采取转机构或回家由家人照顾等方式满足其护理服务需求。

（5）政府监管不力

目前芜湖市对养老机构实行年度检查制，消防检查流于形式，难以形成系统的服务评估体系和管理制度，并缺乏奖惩机制和结果公开机制，使部分养老机构缺乏改进硬件设备和服务质量的动力，不利于养老机构长期

---

① 芜湖市统计局：《芜湖市统计年鉴 2015》，2015。

健康、规范的发展。

（6）传统观念和养老院运营方式，降低了老人入住意愿

2014 年底江淮时报相关人员对芜湖市老年人进行调查，得出 60.9% 的老年人希望能在家养老。就中国整体而言，71.95% 的高龄老年人的首要照料者依然是子辈。[①] 芜湖市大部分老年人也同样希望在自己家或子女家养老，希望由自己的孩子尽赡养义务。农村地区老人及其子女对养老院持有排斥态度。部分子女认为让年老的父母入住养老院会被其他村民认为"不孝顺"。"家丑不可外扬"的观念也使部分老人即使在家庭中被边缘化依然不愿入住养老机构。市区部分老人的子女认为养老机构提供服务参差不齐，缺乏必要的了解渠道，害怕父母在养老机构无法享受较好的照顾和服务。市区老人对养老院情况不了解，更不感兴趣，倾向于和家人一起居住，可以帮忙带孩子、做家务以减轻子女负担，不脱离原有生活，让自己更充实，更能体现自我价值。

据调研，芜湖市各类养老院多提供大锅菜，很少按照老年人的不同口味提供不同饭菜，绝大多数养老院对入院老年人实行封闭式管理，限制活动自由。这样，只要还有一点自理能力且经济、时间较为宽裕、喜欢短距离外出走动的老人，一般就不会选择进入养老机构安养晚年。

三　民办养老机构的特殊困境

1. 硬件设施低端化

芜湖市绝大多数民办养老机构规模较小，床位数在 100 张以下的民办养老机构为 16 家（占民办养老机构总数的 69.57%）；而部分民办养老机构入住率较低，其运营实际规模远远低于其床位数（例如，芜湖县 2 家民办养老机构规模都相对较小，床位数均为 50 张，平均入住人数仅为 8人）；部分民办养老机构规模小，设施设备陈旧，护理人员配置不足，让有入住意愿的老人望而却步。

2. 网络宣传不到位

在调研的过程中，仅有几家大型民办和公建民营养老机构具有自己独立的网站，大多通过用户体验后口口相传、百度推广或在养老网注册

---

① 中国人民大学中国调查与数据中心：《2014 年中国老年社会追踪调查报告》2014 年第 12 期，第18 页。

（仅将自己的联系方式和住址公布于众）等方式进行宣传。网上信息太少、太杂，且真实性有待考证，对机构内部情况鲜有说明。

3. 部分区县民办养老机构身份认证难，经营管理方式落后

调研中得知，某些乡镇地区民间资本进入非营利领域的门槛过高、审批事项过多、审批周期过长。部分养老机构虽然开始营运，但依然处于身份尴尬、合法性不足的窘境，相应的政策优惠、财政扶持更难以获得。

无为县红庙镇万寿老年公寓负责人提出，由于消防、民政、发改委等部门相互推诿，迟迟未对房屋进行检验，消防等证难办，现阶段机构运营的合法性依然无法保障。无为县福寿康托老院指出，地方政府部门间管理事项不明，审批过于复杂，花了四年才将民办非企业证和养老机构设立许可证办理下来。

另外，民办养老机构负责人缺乏管理专业知识、经营方式粗放是一种常态。民营养老机构以个人自主管理和家庭连锁管理为主，规章制度较为模糊、缺乏长远规划和系统安排；前期投入过大和房租过高，相应的扶持政策缺失，使民营养老机构的生存空间压力较大。

四 三类型养老机构共同存在的问题

1. 入住率普遍不高

芜湖市民办、公建民营养老机构和农村公办养老机构的入住率普遍不高（详见表6-25）。目前芜湖市民办养老机构的运作资金主要来源于入住老人的收费，而公办养老机构的日常运作（除员工工资和突发性消费）大多来源于入住老人每人每月400—600元不等的财政补贴，因此保持高入住率成为芜湖市养老机构发展的一大难题。

表6-25 芜湖市公建民营、民办养老机构的入住率

机构类型		0—20%	21%—40%	41%—60%	61%—80%	81%—100%
公建民营	机构数（家）	0	1	1	1	1
	占比（%）	0	33.3	33.3	33.3	33.3
民办	机构数（家）	1	1	3	5	1
	占比（%）	9.1	9.1	27.3	45.5	9.1

资料来源：根据调研资料整理。

2. 缺乏相应的资金，融资难

芜湖市绝大多数公办养老机构因财政压力大，资金短缺而缺乏护理人员；公建民营养老机构虽然融合企业、政府多方资金，但初始投资大、盈利周期长、硬件维护压力大，如三山敬老长寿中心、长寿源养老服务中心依然面临较大的资金压力；民办养老机构由于财政补贴缺乏、融资难，资金压力大已经成为中大型民办养老机构做大、做强的束缚之一，更成为威胁小型民办养老机构生存的重要因素。

3. 提供服务单一，专业社工介入不足

目前芜湖市养老机构全面提供生活照料、医疗服务、心理慰藉等方面服务的较少，大多以提供日常生活照料为主。大多数民办养老机构的医疗设施配备较低。除万春源老年休养中心之外，其余养老机构均无老年社工介入，更没有设立社工介入档案。绝大多数公办养老机构不提供医疗康复护理方面的服务，入住老年人日常娱乐活动方式单一。

4. 护理人员老龄化倾向明显且配置不足

芜湖市养老机构护理人员多为45—65岁的中老年人，护理人员的工作强度大、工作既脏又累、收入不高、社会地位低。而受到护理专业训练、受教育程度较高的高校毕业生又不愿意涉足老年护理行业，造成养老机构的护理员接续困难和养老服务质量不高的状况。专业护理人员供给不足已经成为芜湖市三种类型养老机构现阶段所面临的共同难题。

芜湖市部分养老机构护理人员与老人配比已达到1∶11，即1个护理人员需服务11名老人，护理压力巨大，仅小部分养老机构如南陵县牯牛山老年公寓按照1∶5的比例严格配置。根据《社会福利机构服务管理规范要求》规定：护理员与失能老人的配比为1∶3，护理员与自理老人的配比为1∶7。[①]因此，芜湖市绝大多数养老机构依然面临护理人员短缺等问题。

5. 医养服务满意度偏低

入住老人对养老机构整体满意度不高，特别是认为护理专业性不够，医养结合度不足，娱乐设施较少，服务内容仅限于日常生活照料，保健护理、急救护理、精神慰藉等服务内容严重缺失。

这种现象与第五章中浙江省养老机构入住老年人的满意度调查统计结果有很大的不一致性。浙江省经济社会发展的水平和养老机构建设的标准

---

① 魏华林、金坚强：《养老大趋势：中国养老产业发展的未来》，中信出版社，2014，第208页。

是入住老年人满意度高的重要保障，作为三线城市芜湖市各方面都有待提升的空间。芜湖市多数养老机构硬件设施配备不足，部分养老机构出于安全等因素考虑，限制老年人使用。其在购置时仅为达到标准、应付检查、装点门面，购置过程中未充分调研，未考虑老人的真实需求，因此部分硬件设施利用率偏低。

第七章　个案研究之二：基于浙江省杭州市的调查

为了便于与第六章做比较研究，本章选取东部较发达的浙江省杭州市养老机构作为研究对象，比较研究的目的具体体现在本书第十章的养老服务体系构建策略方面。作为较早进入老龄化社会的城市之一，杭州市的老龄化程度逐年加深，且呈现高龄化、失能化等特征。随着家庭照护功能的弱化和养老观念的转变，老年人对社会化养老服务的需求剧增，加之相关政策的支持和推动，老年人及其家庭越来越认可和接受机构养老服务。

第一节　杭州市养老机构的发展背景

一　人口老龄化、高龄化和失能化的挑战

杭州市自 20 世纪 80 年代末就已经进入老龄化社会，比全国平均水平提前了 11 年，并且老龄化程度逐年加深，呈现老龄化、高龄化、空巢化、失能化"四化叠加"的趋势（见图 7－1、图 7－2）。据《杭州市 2015 年老龄事业统计公报》，截至 2015 年底，杭州市 60 岁及以上户籍老年人口已达 150.90 万人，占总人口的 20.86%，远高于同期全省和全国的平均水平，老年人口比上年增加了 7.93 万人，增长了 5.55%，比"十二五"初期增加了 28.71 万人，增长了 23.5%；65 岁及以上老年人口为 100.88 万人，占总人口的 13.94%；80 岁及以上高龄老人为 26.87 万人，占老年人

口的 17.80%；失能和半失能老人为 8.68 万人，占老年人口的 5.75%，其中完全失能老人为 2.74 万人，占老年人口的 1.82%，半失能老人为 5.94 万人，占老年人口的 3.94%。如此严峻的老龄化形势对杭州市养老服务供给体系提出了更高的要求和挑战。

与老龄化进程相伴而来的是人口的高龄化、失能化，加剧了应对人口老龄化的严峻性和复杂性，如何解决好这些老年人的养老服务问题，逐渐成为整个社会共同关注的热点。杭州市卫计委发布的 2015 年杭州市户籍人口期望寿命数据显示，杭州市人均预期寿命为 81.85 岁，比上年增加了 0.29 岁，其中男性预期寿命为 80.06 岁，女性为 83.77 岁。另据浙江大学"杭州市人口发展战略研究"课题组对杭州市人口老龄化发展趋势的预测，杭州市人口快速老龄化阶段集中在 2005—2030 年，其间，老年人口年均增长 5.3 万人，年均增长率为 3.36%，在 2030 年将达到 236.37 万人，老年人口比重达 26.16%，老龄化和高龄化趋势进一步凸显。人口老龄化、高龄化趋势的加快，老年人身体机能的衰退，慢性病的增加等，使医疗卫生和康复护理服务成为普遍的养老需求，越来越多的老年人需要到专业化的养老机构中接受养老服务，养老问题逐渐从家庭转移到社会，养老机构服务作为社会化养老方式，在老年人养老服务供给方面发挥着日益重要的作用。

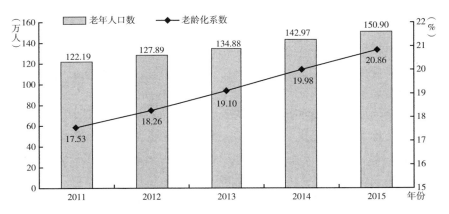

图 7-1　杭州市老年人口数和老龄化系数变化情况（2011—2015 年）

资料来源：根据杭州市 2011—2015 年统计年鉴整理。

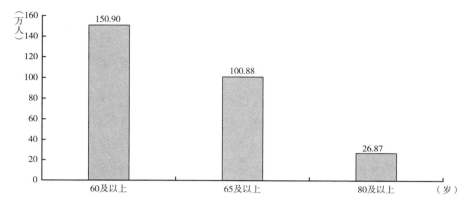

图 7 - 2　2015 年杭州市户籍老年人口数量的年龄组分布

资料来源：①杭州市 2011—2015 年统计年鉴；②《杭州市 2015 年老龄事业统计公报》。

二　传统家庭照护的优势逐渐丧失

　　家庭养老功能的正常发挥是基于一定数量的家庭人口而言的，但杭州市户均人口数量的减少和家庭结构的变化使传统的家庭养老模式的优势逐渐丧失。据杭州市统计局公布的统计数据，1978—2014 年，杭州市户均人口数从 4.29 人下降到 3.21 人（见图 7 - 3），家庭结构呈现小型化和核心化趋势，使家庭照料模式因缺乏足够的人力而日渐弱化。

　　家庭照护功能的弱化受多方面因素的影响。一是家庭规模的小型化导致养老照护的人手短缺。独生子女政策的贯彻实施使传统的多代同堂的大家庭格局逐渐为 "4 - 2 - 1" 式的家庭结构所取代，使一对青年夫妇在养育子女的同时还要照顾四位老人，经济和精神压力剧增。第一代独生子女的父母已经陆续进入老年期，家庭养老的经济和照料负担将会进一步加重。二是代际居住方式的分散化。现代化和城市化进程的加快导致就业的异地化和人口流动的常态化，使家庭代际成员之间的居住方式由原来的共居转为分居，子女难以给予父母长期稳定的持续照顾。三是劳动参与率的提高。现代社会中，劳动参与率的提高使许多子女陷入社会角色冲突之中，难以在事业与家庭之间做出均衡的考虑，很难抽出时间和精力照顾年迈的父母。四是老年人对专业化养老服务的需求是单一

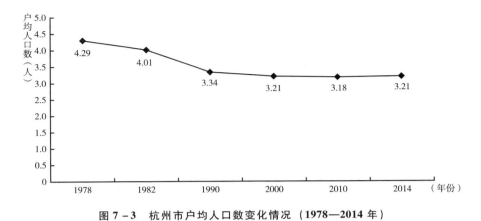

图 7－3　杭州市户均人口数变化情况（1978—2014 年）

资料来源：根据杭州市历年统计年鉴中的数据计算得出。

化的家庭照护模式难以满足的。高龄老人的大量增加，特别是失能、失智老人的生活照料和医疗护理，需要专业化的养老机构服务才能满足。同时，家庭照护的非专业性难以保证养老服务质量，而且完全由家庭来承担养老责任无论是从质量还是从经济角度来看，都不是最优的。鉴于以上种种原因，在家庭成员越来越难以承担老年人生活照料重担的背景下，很多人开始求助于养老机构，社会化的养老机构服务逐渐成为解决养老问题的重要途径。

三　整个社会的养老观念逐渐转变

在世代相传的"孝文化"和养老观念中，对年迈父母的赡养被视作子女责无旁贷的义务，尤其是中国"养儿防老"的传统养老观世世代代扎根于人们的思想观念中，并深刻影响人们的养老行为。但是独生子女政策的推行使生育的养老保障功能不断弱化，"4－2－1"甚至"8－2－1"式家庭结构的产生更加重了人们的养老负担，这一变化在客观上对传统的"养儿防老"观念造成巨大冲击。越来越多的人认为，相对于传统的家庭养老，机构养老具有更高的效率，老年人在养老机构中能够享受到更为规范化的照料和专业化的护理。曾有人做过一项关于杭州市居民养老观念的调查，结果显示老年人一般倾向于选择在家养老，而很多中青年人则已经逐渐走出"养儿防老"的传统观念，开始信任和依赖日益完善的社会养老保障制度。同时有较多的即将迈入老年的居民表示，希望自己在失去生活自理能力的时候能够到养老院中养老，而不是寄希望于子女的照顾。一些开明的老年人出于对子女工作压力大以及生活习惯不同而不愿给子女增添烦恼的考虑，主动选择到养老机构中安度晚年。

在现代社会，为了适应经济的快速发展和社会的急剧变迁，中国人的传统养老思想和观念经历着深刻的调整和转变，主要表现在很多老年人逐渐接受社会现实，开始接受社会化的养老方式，纷纷选择到养老机构接受养老服务。尤其是在一些像杭州市这样的大中城市，由于社会养老和医疗保障体制的不断健全以及养老服务业的发展，社会化养老服务的多元供给主体不断涌现，为老年人接受社会化养老提供了更多的选择，这在一定程度上撼动了老年人的传统养老观念。从目前的发展形势来看，家庭养老这种非正式的、非制度化的养老模式已经开始弱化，并逐步向社会化、制度化的养老模式转变。

四　相关政策的大力支持

杭州市委、市政府高度重视养老服务体系的政策创制，"十二五"期间，市委、市政府相继出台 11 份文件，相关部门出台 28 份配套文件，组织成立了养老服务体系建设领导小组并建立了联席会议制度。[1] 鼓励和扶持社会力量兴办养老机构，加快公办养老机构改革步伐，探索实施"公建民营"的运营模式，响应国家"医养结合"的号召，加快推进医疗资源与养老服务相结合。这一系列政策措施的制定、出台和实施，进一步加大了政府对公办养老机构的改革力度和对社会办养老机构的扶持力度，养老机构服务领域出现了"公建民营"、"民办公助"和"医养结合"等模式创新，这些举措加快了社会养老服务体系的建设和创新步伐，在一定程度上满足了老年人的机构养老服务需求。表 7 - 1 为杭州市支持养老机构发展的主要政策。

---

[1]　杭州市民政局：《杭州市民政事业发展"十三五"规划（2016—2020）》。

表 7 - 1　杭州市支持养老机构发展的主要政策

序号	政策文件名称	主要内容
1	《关于加快推进养老机构建设的意见》（市委办〔2009〕33号）	依托现有公办养老机构,建设具有组织、指导、服务、培训等功能的养老服务指导中心,强化对养老机构的行业管理和指导,通过建设资金补贴、公建民营、税费优惠、政府购买服务等优惠扶持措施,鼓励和扶持社会力量兴办养老机构,培育提供多种服务方式和不同收费标准的服务供给主体
2	《关于加快推进养老服务事业发展的意见》（市委〔2010〕24号）	认真规划养老机构的功能布局,依照功能定位和医疗介入程度的不同,对养老机构进行功能分类,合理布局,加强养老机构的分类管理,创新养老机构兴办体制
3	《杭州市"十二五"老龄事业发展规划》（杭发改委〔2011〕396号）	将福利性养老机构作为国办养老机构的主要定位和发展方向,在充分发挥国办养老机构的示范带动作用,实现国办养老机构"保基本、保重点"的基础上,积极鼓励发展社会办养老机构,鼓励扶持非营利性养老机构发展
4	《关于加快发展养老服务业的实施意见》（浙政发〔2014〕13号）	明确提出社会资本投资兴办的非营利性养老机构,其用地政策按照公办养老机构用地政策,采用划拨方式供地
5	《关于鼓励社会力量兴办养老服务机构的实施意见(试行)》(杭政办〔2014〕3号)	优先利用社会力量投资兴办养老机构,并在用地用房、产权和投资者收益、税费优惠、经费补助和养老服务队伍建设等方面制定了相关支持政策
6	《杭州市人民政府关于加快养老服务业改革与发展的意见》(杭政函〔2014〕174号)	指明杭州养老服务业的改革和发展方向,明确"市本级原则上不再新建综合性的公办养老机构",民办养老机构将成为社会化养老的主力军
7	市民政局、市发改委等五部门联合出台《关于深化我市公办养老机构改革的意见》	科学划分公办机构类型,明确公办机构接收对象,建立三级公办养老机构分层分类的保障体系,大力推进公办养老机构社会化和集团化运营,推行公办公营养老机构准入评估和公开轮候制,改革公办养老机构价格管理机制

资料来源：根据浙江省和杭州市出台的相关政策文件整理。

第二节　杭州市养老机构发展概况

在国内，杭州市机构养老服务事业起步较早，发展迅速。2014 年，杭州市成为公办养老机构改革试点城市，并且较早试点公建民营的运营模式，"医养结合"模式也较早地运用到机构养老服务中，而且杭州市作为民间资本较活跃的城市，民营养老机构发展迅速，在我国养老机构服务事业发展历程中具有一定的代表性，故选择杭州市进行公办与民营养老机构的比较研究，从而为我国养老服务体系的发展和完善提供案例实践和经验借鉴。

一　杭州市养老机构建设状况

杭州市高度重视养老服务体系的发展和完善，在继续巩固居家养老的基础地位，发挥社区服务的依托作用的基础上，将推进养老机构和床位建设作为老年社会福利工作的重点，积极引导社会力量参与养老机构服务供给，初步形成了养老机构服务的多元供给格局，公办养老机构的基础骨干地位得到巩固和加强，民营养老机构逐渐成为养老服务体系的新生力量。《杭州市 2014 年老龄事业统计公报》（杭老办字〔2015〕4号）公布的详细数据显示，截至 2014 年底，杭州市已建立养老机构 299家（见表 7-2），其中国办养老机构有 26 家，占比为 8.7%；乡镇（街道）敬老院有 141 家，占比为 47.2%；民办养老机构有 132 家，占比为44.1%（见图 7-4）。全市养老机构床位总数（不含集中托老床位）为5.04 万张，其中国办养老机构床位有 0.98 万张，占比为 19.4%；乡镇（街道）敬老院床位有 1.31 万张，占比为 26.0%；民办养老机构床位有 2.75 万张，占比为 54.6%。①

---

① http://www.hangzhou.gov.cn/art/2017/1/16/art_ 1256303_ 15202245. html.

表 7 - 2　杭州市养老机构建设概况（2010—2015 年）

	2010	2011	2012	2013	2014	2015
60 岁及以上老年人数（万人）	118.02	123.72	129.51	136.64	144.91	150.90
机构数量（家）	217	253	257	281	299	316
床位数量（张）	24170	33154	41616	48644	56131	61913
每百名老人拥有床位数（张）	2.05	2.68	3.21	3.21	3.87	4.10

资料来源：①杭州市 2010—2014 年统计年鉴；②杭州市 2014—2015 年国民经济和社会发展统计公报；③杭州市 2014—2015 年老龄事业统计公报。

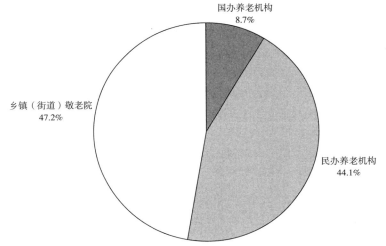

图 7 - 4　杭州市公办与民办养老机构比例分配（截至 2014 年底）

资料来源：根据《杭州市 2014 年老龄事业统计公报》整理。

在杭州市养老机构服务事业迅速发展的同时应该看到，由政府主办的公办养老机构仍然占据绝对优势，在机构数量上仍然占有较高的比重。但在养老床位建设方面，杭州市民营养老机构在床位所占比例上已经逐渐超过公办养老机构，养老床位数是一个反映养老机构物力资源配置状况的重要指标，民营养老机构床位数量呈现持续增长的趋势，这说明杭州市民营养老机构得到快速发展，开始成为社会养老服务体系的重要支撑力量。从表 7 - 2 可知，到"十二五"末，杭州市共有养老床位 61913 张，社会办养老机构床位占比从 23.16% 上升到 52.05%，平均每百名老年人拥有床位 4.10 张，人均拥有床位数居全省第一。杭州市各区县（市）公办与民营养老机构概况见表 7 - 3、图 7 - 5。

表 7 - 3 杭州市各区县（市）公办与民营养老机构概况（截至 2014 年底）

区、县（市）	老年人口数量（万人）	养老机构总数（家）	公办养老机构（家）	民营养老机构（家）	床位总数（张）	老人床位比（%）	年末入住率（%）
上城区	9.07	18	4	14	1882	2.07	44.31
下城区	9.61	19	8	11	3649	66.60	66.60
江干区	8.23	14	4	10	3545	4.31	30.30
拱墅区	7.75	9	3	6	2088	2.70	75.96
西湖区	10.49	18	8	10	4477	4.27	29.48
滨江区	2.57	5	5	——	1020	3.97	4.61
萧山区	26.83	45	27	18	9355	3.49	26.49
余杭区	18.30	33	19	14	6061	3.31	34.70
富阳区	12.52	24	13	11	3722	2.97	24.18
建德市	10.50	31	16	15	3543	3.37	51.31
临安市	9.32	27	18	9	3019	3.24	68.83
桐庐县	8.38	20	13	7	2211	2.64	71.87
淳安县	8.36	28	23	5	2452	2.93	40.25

注：此处统计的公办养老机构包括国办养老机构和集体办养老机构（街道、乡镇敬老院）。表中未包括①敬老院开发区 1 家、名胜区 1 家、市本级 4 家；②民营养老机构开发区 1 家、名胜区 1 家；③床位数开发区 363 张、名胜区 123 张、市本级 2973 张。

资料来源：根据《杭州市 2014 年老龄事业统计公报》公布数据整理。

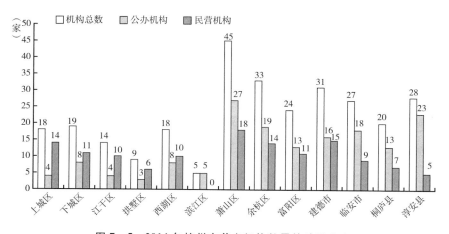

图 7 - 5 2014 年杭州市养老机构数量的地区分布

资料来源：根据《杭州市 2014 年老龄事业统计公报》公布数据整理。

二　杭州市公办养老机构发展概况

杭州市公办养老机构分为两类：第一类是国家主办的，即由国家投资举办的养老机构，如杭州市市级国办社会福利中心、下城区区级国办下城老人公寓等；第二类是集体兴办的，即由乡镇政府（街道委员会）和农村的村民自治组织兴办的养老机构，如江干区彭埠镇敬老院、西湖区三墩镇农村五保供养服务中心等。截至 2015 年底，杭州市共有公办养老机构182 家，其中国办养老机构有 31 家，占养老机构总数的比重为 9.8%，床位数为 1.12 万张，占比为 18.1%；乡镇（街道）敬老院有 151 家，占养老机构总数的比重为 47.8%，床位数为 1.49 万张，占比为 24.1%[1]。另外，杭州市公办养老机构的市场化改革逐步推进，目前实行"公建民营"运营模式的养老机构共有 42 家。[2]

公办养老机构在履行政府的基本养老服务职能，开展对养老服务行业的引导示范和人员培训，调控养老服务市场等方面发挥着积极作用。由国家主办的养老机构承担着政府的基本养老服务保障职能，要体现公共服务的福利性和公益性，同时还要对基层养老机构进行培训和指导，所以建设标准较高，设施设备较为齐全，管理较规范，收费低廉，通常会成为多数老年人入住的首选。乡镇（街道）敬老院等集体兴办的养老机构在满足孤寡老人和家庭照顾有困难的老人的养老服务需求方面发挥着重要作用。

三　杭州市民营养老机构发展概况

杭州市绝大多数的民营养老机构登记注册为民办非营利性质，主要是因为民办非营利性质的养老机构可以享受政府税收优惠，获得营业税、所得税、增值税等税收减免，同时还会获得相应的床位补助和运营补助等优惠政策。需要说明的是，非营利性质的养老机构并不排斥对服务对象进行收费，养老机构对入住对象收取服务费用体现了居民个人的养老责任，也

---

① 杭州市老龄工作委员会办公室：《杭州市 2015 年老龄事业统计公报》。
② 杭州市人民政府：《杭州市养老服务业发展"十三五"规划（2016—2020 年）》。

利于养老机构自身的可持续发展，只要养老机构的盈利部分没有用来分配而是用于机构自身发展，民营养老机构所提供的养老服务就仍然具有公益性，并没有改变民营养老机构的非营利性质。

民营养老机构是在社会福利社会化和国家政策推动下的产物，是在政府举办的公办养老机构无法满足日益庞大的养老机构服务需求的基础上产生和发展起来的。截至 2015 年底，杭州市共有民营养老机构 134 家，占比为 42.4%，床位数为 3.06 万张，占比为 49.4%。[①] 另外，通过表 7 - 3 和图 7 - 5 可以发现，在杭州市主城区范围内，[②] 民营养老机构发展迅速，逐渐在数量上超过了公办养老机构。而在其他区县范围内，公办养老机构在数量上仍占据绝对优势，民营养老机构亟须发展。

第三节　公办与民营养老机构的案例引入

本节采用的数据来自课题组对杭州市养老机构进行的调研，从杭州市现有的养老机构中抽取了 6 家进行深入调查，其中公办养老机构和民营养老机构各 3 家，对各养老机构的负责人或工作人员进行访谈，以获取与研究相关的数据和信息，在此基础上对公办和民营养老机构的运营状况进行了比较分析。

一　杭州市公办养老机构的运营状况

课题组选取杭州市社会福利中心、杭州市第二社会福利院、杭州市第三社会福利院作为公办养老机构研究案例。之所以选择这三家养老机构作为研究对象，主要原因是它们的创办过程和运营模式在杭州市公办养老机构中具有一定的代表性，基本上能反映出公办养老机构的整体特征和发展历程。杭州市三家公办养老机构概况见表 7 - 4。

---

① 杭州市老龄工作委员会办公室：《杭州市 2015 年老龄事业统计公报》。
② 杭州市主城区包括上城区、下城区、西湖区、拱墅区、江干区。

表7-4　杭州市三家公办养老机构概况

	社会福利中心	第二社会福利院	第三社会福利院
主办单位	市民政局	市民政局	市民政局
经费来源	财政拨款、差额补贴	财政拨款、差额补贴	财政拨款、适当补助
开办资金（万元）	17500	4497.8	4843.66
占地面积（亩）	约60	约16	169
床位总数（张）	1458	450	2000

资料来源：根据杭州市民政局网站公布数据整理。

1. 养老机构基本情况

杭州市社会福利中心（以下简称"福利中心"）位于拱墅区和睦路451号，于1999年11月正式营业，是市民政局直属福利事业单位，收住对象以主城区的"三无"老人和自费寄养的高龄、失能和失智老人为主。福利中心的用地方式为行政划拨，占地面积约为60亩，建筑面积约为55000平方米，目前共有养老床位1458张，其中自理型床位847张，特护型床位611张。福利中心的建设和运营经费主要来自政府的财政拨款和差额补贴。2015年入住人数为1306人次，床位利用1435张，预约登记3455人，床位利用率达100%。

杭州市第二社会福利院（以下简称"二福院"）位于江干区机场路三里亭，于1989年开业，是市民政局直属福利事业单位，主要收养"三无"老人及部分社会上自费寄养老人。二福院占地面积约为16亩，用地方式为行政划拨，建筑面积为18951平方米，共有450张床位，其建设和运营经费主要来自政府财政拨款和差额补贴。全院共可接纳450人，大约65%的入住对象是失能、失智老人。截至2015年底，二福院提供收养服务的"三无"老人和家庭无力照顾老人共计387人，床位利用率约为94%。

杭州市第三社会福利院（以下简称"三福院"）位于江干区丁桥镇皋城村，于2014年10月开业，是市民政局直属福利事业单位，也是目前杭州市规模最大的公办养老机构。三福院占地面积为169亩，用地方式为行政划拨，建筑面积为90688平方米，拥有2000张养老床位，自理型和非自理型床位各占1000张，其中包括200张托底保障型床位。三福院建设和运营经费来源主要是财政拨款和补助，还包括对部分入住对象的收费。三福院自2013年12月开始试运营，2014年10月正式向社会开放，住宿楼一共有 27 幢，目前开放了 13 幢楼，提供 600 多张床位，有 582 位老人入住，实际入住率约为 95%。

2. 收养对象和入住条件

三家公办养老机构的收养对象以及入住条件如表 7-5 所示。

表 7-5   杭州市三家公办养老机构的收养对象和入住条件

	福利中心	二福院	三福院
收养对象	80＋自理老人、60＋护理老人、百岁老人（优先收住）	男性 60＋ 女性 55＋	75＋自理高龄老人 60＋失能、失智老人
入住条件	有杭州市户籍；无传染性疾病和精神类疾病；身体状况、生活习惯、性格取向、精神状态适合过集体生活	有杭州市户籍；无传染病、精神疾病及严重老年痴呆症；身体状况、生活习惯、性格取向、精神状态适合过集体生活	有杭州市户籍；无传染病、精神疾病及严重老年痴呆症；身体状况、生活习惯、性格取向、精神状态适合过集体生活

注：60＋指 60 岁及以上，65＋、75＋、80＋以此类推。

资料来源：根据杭州市民政局网站公布数据整理。

3. 收费项目与收费标准

公办养老机构的床位费标准因房间类型、面积大小和床位数等设施条件的不同而有所差异。护理费标准根据老人的健康状况和所需护理等级而不同。伙食费标准根据成本价按照非营利原则收取。若有入住老人（多为重度失能、失智老人）需要特殊护理服务，则由专业的护理人员为老人提供照护，具体收费标准经协商后确定。养老机构的基本服务费一般只包括床位费和护理费。杭州市三家公办养老机构的收费项目与收费标准见表 7-6。

表 7-6   杭州市三家公办养老机构的收费项目与收费标准

收费项目	收费类型	福利中心	二福院	三福院
床位费	套间	2000 元/ （单套·月）	2200 元/ （单套·月）	4100、4500、5000 元/（单套·月） 6500、7500 元/（双套·月）
	单人间	600—1100 元/ （间·月）	1300 元/ （间·月）	2700 元/（间·月） 3250 元/（间·月）
	双人间	700—900 元/（床·月）	900 元/（床·月）	1500 元/（床·月）
	三人间	700 元/（床·月）	500 元/（床·月）	1100 元/（床·月）
	四到八人间	400—650 元/（床·月）	无	无

续表

收费项目	收费类型	福利中心	二福院	三福院
护理费	护理/特护	310—430 元/月（一到三级护理）；530—1130 元/月（一到七级特护）	310—430 元/月（一到三级护理）；700—1300 元/月（一到七级特护）	430—630 元/月（一到三级护理）；830—2230 元/月（一到七级特护）
	失智	面议	面议	2000—2600 元/月
	专护	面议	面议	面议
伙食费	包餐	400、600 元/月	500 元/月	500 元/月

注：套间都是内设两张床位，此表中的套间收费标准是两张床位的总价格。

资料来源：根据各养老机构门户网站公布的收费标准整理所得。

4. 定价机制

福利中心和二福院实行政府指导定价机制，由价格主管部门或其他有关部门按照定价权限和适用范围制定基准价和浮动幅度，经营者必须在政府规定的基准价和浮动幅度内制定和调整价格。作为典型的福利事业单位，公办养老机构在土地划拨、人员编制、资金投入、政策优惠等方面享有优势，其所提供的养老服务是政府公共服务职能的延伸，为了体现养老服务的公益性和福利性，公办机构均实行政府指导定价，且机构的建设费用和固定资产折旧不计入服务成本核算，不以营利为目的，入住对象的缴费能够维持机构的日常开支和服务成本即可，上级主管部门并没有为公办养老机构设定具体的盈利目标。

具体来说，福利中心和二福院的床位费、护理费实行政府指导价管理，由市价格主管部门制定养老服务的基准价和浮动幅度，公办养老机构可以在规定的价格浮动幅度内自主确定具体的服务价格，收费标准的制定遵循补偿服务成本并与社会承受能力相适应的原则。床位费主要是根据床位类型、服务成本和财政拨款情况等综合因素分类制定收费标准。护理费根据养老机构的护理服务成本和财政拨款情况，同时考虑老年人的生活自理能力和养老护理分级标准，制定护理服务的分级收费标准。此外，公办养老机构的服务定价需经主管部门和物价部门的备案和审批，并严格执行杭州市物价局核准的收费标准，收费项目和收费标准不得随意变更，公办机构的额外收入只能用于机构运营开支和自身发展，不得挪作他用。这些公办养老机构的服务价格几乎常年不变，而且其定价远低于市场价甚至低于成本价，市场化程度较低。

相比之下，三福院的服务定价明显略高，主要原因是三福院是公办养老机构定价机制改革试点单位，采用政府指导定价与市场调节定价相结合的定价机制，虽然其服务定价也必须经价格主管部门的审核与批准，但其在定价时把部分机构建设费用和设施设备的折旧费等计入服务成本核算，因此其价格更接近于市场化定价的合理水平。三福院采用的定价方式是成本加成定价法，遵循定价补偿服务成本的原则，这种定价方式更接近于市场化定价，能够使公办养老机构的定价和收支更加趋于市场化。三福院在基础护理费定价上实行的是政府指导定价和审批制，在特级护理费定价上采取的是自主定价并报同级部门备案。

5. 护理和服务人员配备情况

作为典型的社会福利事业单位，上述三家公办养老机构的管理人员享有事业单位编制，市民政主管部门负责机构领导的任命和调整，员工的福利待遇高，工作稳定，薪酬按职级、工龄逐级上升，吸引了大量获得护理和医疗专业资格证书的专业人员的加入，养老服务质量和管理水平相对较高。以上原因也使公办养老机构更容易得到社会认可，使老年人入住公办养老机构的需求旺盛。从福利中心制定的岗位要求和薪酬待遇信息中，可以看出公办养老机构对专业人才具有较强的吸引力，也表明公办机构在服务人员配备上具有相对优势（见表7-7）。

表7-7　福利中心岗位要求和薪酬待遇

部门	岗位要求	薪酬待遇
护理科	①全日制本科及以上学历(护理或老年服务与管理相关专业)，有养老服务工作经验(有护师职称或从事过护理长及以上岗位工作的优先录用)②熟练掌握基础护理理论及技术操作规程，具有较强的业务能力，具备开展护理培训的能力	①月薪5000元左右②公积金、社保、工会福利及餐补③每年一次体检
社工科	①社会工作或心理学本科及以上学历②心理学专业本科及以上学历，能运用专业的方法和技巧帮助服务对象，具有三年以上从业经验或具有国家二级心理咨询师相关证书者优先	①月薪5000元左右②公积金、社保、工会福利及餐补③每年一次体检

资料来源：根据杭州市社会福利中心门户网站资料整理。

福利中心现有经过专业化护理课程培训的护理员92名，其中65名取得了国家初级职业资格证，护理员持证上岗率约为70%，护理员与自理老人的比例是 1:20 或 30，护理员与失能、失智老人的比例是 1:5 或 1:7。护理员年龄普遍偏大，45 岁以上的护理员占 70%，文化水平在初中以上的占 90%，最高学历为中专。

二福院现有护理员 59 名，均不定期参加护理课程培训，其中 65% 为 45 岁以上人员，护理员与失能、失智老人的比例约为 1:7。

三福院现有 65 名持证护理员，还配备了 12 名康复技师和专业护士，护理员与护理型老人的比例为 1:6。对于半护理老人，在每个楼层配有 2 名护理员；对于自理型老人，在每个楼层配有 1 名护理员；对于重度失能和失智老人，配有专护人员进行照护。

二　杭州市民营养老机构的运营状况

本节选取爱康温馨家园、和睦老人公寓①、馨和园颐养院作为民营养老机构研究案例。之所以选择这三家养老机构作为研究对象，主要有以下原因：爱康温馨家园是杭州市开办较早的民营养老机构，其开办过程和运营状况在民营养老机构中具有一定代表性；和睦老人公寓作为实行"公建民营"运营模式的养老机构，代表着公办养老机构的改革趋势和发展方向；馨和园颐养院属于典型的"医养结合"型民营养老机构。表 7-8 为杭州市民营养老机构概况。

1. 养老机构基本情况

爱康温馨家园位于江干区艮山西路 182 号，于 2012 年 10 月正式营业，是市民政局主管的民办非营利养老机构。整个园区占地面积约为 12 亩，用地方式为出资购置，建筑面积为 18000 平方米，共有养老床位 858 张，其中护理型床位 630 张，自理型床位 228 张。养老院内单独开设了认知症老年患者照护区域，接纳轻度智障老人，共有床位 120 张。目前空余床位为 200 余张，入住率约为 70%。

和睦老人公寓位于拱墅区文岚街 89 号，于 2013 年 12 月开门营业，是杭州市首例实行公建民营的养老服务项目，由民营性质的杭州和睦医院

---

① 由于在机构定性方面，杭州市把公建民营养老机构归为民办非营利机构，实行自主定价，且运营方独立承担运营过程中的债权债务和经济、安全、法律等责任，和睦老人公寓在实行公建民营后注册登记为民办非企业，故本书中将和睦老人公寓视作民营养老机构。

负责承办运营，并在民政局登记注册为民办非营利性养老机构。老人公寓占地面积约为 12 亩，建筑面积约为 8000 平方米，养老场地和用房等基础设施均为租赁。目前老人公寓共有养老床位 405 张，其中包含 269 张护理型床位。目前和睦老人公寓已入住 261 位老人，入住率达 64%，其中包括失能和失智老人 181 人，约占入住老人的 70%。

馨和园颐养院位于下城区沈家路 108 号，于 2014 年 7 月正式营业，是在民政部门注册登记的民办非营利性养老机构，是"浙江省医养结合示范点"。颐养院的养老用房为当地社区自建，然后通过招标租赁给民营企业，占地面积约为 10 亩，建筑面积为 20000 平方米，共有 800 张养老床位，包括 100 张医疗配套床位，70% 的床位是全护理和半护理床位。目前已有 350 位老人入住，入住率约为 44%。"医养结合"是馨和园颐养院最大的亮点，其在养老院内设置的医疗机构——杭州求是医院是一家综合性医院，能够为入住老人提供便捷的医疗和康复服务。

表 7-8　杭州市三家民营养老机构概况

	爱康温馨家园	和睦老人公寓	馨和园颐养院
机构性质	民办非营利	民办非营利	民办非营利
经费来源	自筹 + 政府补贴	自筹 + 政府补贴	自筹 + 政府补贴
开办资金（万元）	—	1500	8000
占地面积（亩）	约 12	约 12	约 10
床位总数（张）	858	405	800

资料来源：根据杭州市民政局网站公布数据整理。

2. 收住对象和入住条件

杭州市三家民营养老机构的收住对象及入住条件如表 7-9 所示。

表 7-9　杭州市三家民营养老机构的收住对象与入住条件

	爱康温馨家园	和睦老人公寓	馨和园颐养院
入住条件	身体健康、自理有困难或完全不能自理的老年人，无户籍限制	社会自费寄养老人和部分政府基本养老服务保障对象，包括身体健康、自理有困难的老人和失能、失智老年人，无户籍限制	身体健康的自理老人、需要介助服务的半自理老人和需要全套护理服务的失能老人，同时接收异地老人入住

3. 收费项目与收费标准

民营养老机构的床位费标准根据房间类型、面积大小和窗户朝向的不同而有所差异。护理费标准根据老人的身体状况和所需的护理等级而定。伙食费标准根据成本价收取。特需服务费标准由入住对象或其代理人与养老机构协商后确定。杭州市三家民营机构收费项目与收费标准如表 7－10 所示。

表 7－10　杭州市三家民营机构收费项目与收费标准

收费项目	收费类型	爱康温馨家园	和睦老人公寓	馨和园颐养院
床位费	套间	无	无	4800 元/套
	单人间	面议	无	无
	双人间	疗养楼：朝南 1500—2000 元/（床·月）；朝北 1200—1600 元/（床·月）护理楼：朝南 1250—1500 元/（床·月）；朝北 860—1000 元/（床·月）	朝南 1680 元/（床·月）朝北 1480 元/（床·月）	朝南 2980 元/（床·月）朝北 2580 元/（床·月）
	三人间	无	无	2180 元/（床·月）
	四到六人间	700—900 元/（床·月）	880—1280 元/（床·月）	无
护理费	护理/特护	350—900 元/（床·月）（护理一级到三级）	1100—2500 元/（床·月）（特护一级到五级）	分为 11 个护理等级，费用在 800—5000 元
	专护	面议	3600 元/（床·月）	
伙食费	包餐	500、700 元/月	400 元/月	600 元/月

注：11 个护理等级分别是自理一、二、三级，介助一级，特护一级到七级。

资料来源：根据各养老机构公布的收费标准整理。

4. 定价机制

杭州市出台的相关政策规定，非营利性社会办养老机构和公办民营养老机构的基本服务收费（床位费、护理费）标准应报同级价格主管部门备案后执行，特需服务收费由养老机构与入住老人或其委托人协商后确定。民营养老机构应按规定的项目收费，并按照价格主管部门的备案价格公示收费项目和收费标准，不得擅自设立收费项目和变更服务价格。

上述三家民营养老机构作为自主经营、自负盈亏和实行独立核算的市场主体，在养老服务定价方面拥有较多的自主权，其在成本核算过程中将固定资产折旧按规定的会计准则和会计制度计入服务成本，在覆盖服务成本和满足合理利润的基础上实行自主定价，即民营养老机构可根据设施条件、服务项目等自主定价，报市物价和民政部门备案后实行。入住老人的代收代付收费按实际结算价格收取，养老机构一般不加收任何费用。伙食费标准由养老机构根据伙食成本按照非营利性原则收取。

5. 护理和服务人员配备情况

爱康温馨家园现有养老护理员 46 人，都是具有初中以上文化的 40 岁左右的中年人，并且都接受过专业化的护理课程培训。护理员与自理老人的比例约为 1∶30，护理员与失能老人的比例约为 1∶8。

和睦老人公寓内的每个养护楼层都配备有一个包括一名全科医生和两名护士的医护团队为入住老人提供 24 小时照料服务。和睦老人公寓现有 42 名养老护理员，全部由专业的护士进行统一管理和调配。对于能够自理的老人，公寓在每个楼层配备 2—3 名护理员；对于不能自理的老人，护理员与老人的比例为 1∶7。另外，和睦老人公寓是首家全程由护士参与日常护理的养老机构，公寓内护士与老人的平均比例是 1∶35。

馨和园颐养院目前共有 200 名专业的医疗和护理人员共同为老人提供医疗和护理服务，其中护理员约为 50 名，护理员与入住老人的平均比例是 1∶8。

从和睦老人公寓对护理服务人员的岗位职责要求及薪酬待遇，可以看出民营养老机构对护理人员的岗位要求较低，薪酬待遇相对缺乏吸引力（见表 7 – 11）。

表 7 – 11 杭州市和睦老人公寓护理员岗位要求和薪酬待遇

部门	岗位要求	薪酬待遇
后勤部	①接受全职工作的 40—55 周岁人员 ②小学及以上学历，有爱心、耐心、吃苦耐劳者优先 ③能接受每个月休息两天，但给予加班费	①基本工资：试用期 1470 元/月，转正后 1800 元/月 ②提成：根据护理老人人数及老人护理等级确定 ③奖金：半年奖 1000 元/人，年终奖 1800 元/人 ④提供住宿，餐补每月 200 元

资料来源：根据杭州市和睦老人公寓门户网站资料整理。

第四节　公办与民营养老机构的运行机制比较

本节主要从定价机制、用地政策、财政投入、医养结合、收养模式五个方面对杭州市公办与民营养老机构的运行机制进行比较分析，总结两者存在的差异，从而取长补短、相互借鉴，促进养老机构的完善与发展。

一　不同的定价机制

公办养老机构严格遵循政府指导价，几乎没有定价自主权，不得擅自调整服务项目和价格，其定价低于市场价格甚至服务成本，收费标准多年不变且调整幅度较小。2006 年浙江省《关于促进养老服务业发展的通知》（浙政办发〔2006〕84 号）中明确了由市、县价格管理部门对政府投资的养老机构实施价格管理的局面，同时也确定了民营养老机构服务的市场化价格形成机制。杭州市物价局最近一次对市属公办养老机构进行价格调整是在 2012 年，市物价局规定，杭州市属公办养老机构双人间床位费为每床 850—900 元/月，一、二、三级护理费分别为 430 元/月、370 元/月、310 元/月；区属公办机构双人间床位费为每床 600—800 元/月，一、二、三级护理费分别为 380 元/月、330 元/月、280 元/月。案例中的三家公办养老机构至今仍严格执行着这一收费标准。在调研过程中，杭州市社会福利中心主任表示：

> 我们市福利中心是民政局直属的差额拨款事业单位，由政府投资建设，日常运营则大部分靠自己来维持。现在公办养老机构存在的最主要的问题在于，公办养老机构的定价是由价格主管部门框死的，我们不能随意调整服务价格。

通过表 7 - 12 对公办和民营养老机构的部分服务项目收费的对比可以发现：在床位费定价方面，从双人间的定价来看，福利中心的收费标准最高档为 900 元/（床·月），二福院的收费标准是 900 元/（床·月），三福院的定价为 1500 元/（床·月），实行定价机制改革的三福院的定价明显略高，但仍低于民营养老机构的平均水平。三家民营养老机构双人间的最低收费标准为860元/（床·月），高于公办机构700元/（床·月）的最低收费标准，民营机构双人间最高收费为3000元/（床·月），是公办养老机构最高收费标准［1500元/（床·月）］的两倍。在套间收费上，馨和园颐养院的收费标准为4800元/（套·月），比福利中心和二福院的价格高出一倍多，同时也高于实行定价机制改革的三福院的收费标准。在护理服务收费方面，以最低档护理费标准为例，三家民营养老机构的护理费普遍高于公办养老机构，且公办养老机构的护理费受政府指导价管理所以差距不大，而民营养老机构之间则存在较大差距。在调研过程中，杭州爱康温馨家园的负责人表达了内心的不满：

> 对于我们民营养老机构来说，目前面临的最大问题是公办养老机构的床位费、护理费的定价多年不变，而我们民营机构不得不随着物价和员工工资的上涨来调整服务价格，这样导致不公平的价格竞争。

表 7-12 杭州市公办与民营养老机构部分收费项目价格对比

机构名称	收费项目和收费标准		
	双人间	套间	护理费（最低档）
福利中心	700—900 元/（床·月）	2000 元/（套·月）	310 元/月
二福院	900 元/（床·月）	2200 元/（套·月）	310 元/月
三福院	1500 元/（床·月）	4100、4500、5000 元/（套·月）	430 元/月
爱康温馨家园	860—2000 元/（床·月）	无	350 元/月
和睦老人公寓	1480—1680 元/（床·月）	无	1100 元/月
馨和园颐养院	3000 元/（床·月）	4800 元/（套·月）	800 元/月

资料来源：根据各养老机构公布的收费标准整理。

通过比较分析可以发现，由于公办养老机构在土地使用、资金投入、政策优惠等方面享有优势，政府的指导定价低于市场定价；而民营养老机构作为自负盈亏的市场主体，实行完全成本定价，土地、人工和设施的成本直接反映在收费价格上，其定价往往比公办养老机构高很多，这也导致了民营养老机构在与公办养老机构的市场竞争中，处于明显的价格劣势。

二　两种用地政策

　　三家公办养老机构都是以行政划拨的方式获得建设用地，由政府财政负责支付征用该土地的补偿、安置等费用后将土地的使用权无偿划拨给公办养老机构。民营养老机构则主要以市场价格购置或租赁养老用地，较少得到政府行政划拨用地。虽然杭州市的有关政策提出要对民办非营利养老机构实行与公办机构相同的行政划拨用地，但由于土地价格逐年上涨和主城区用地越来越紧张，很少有民营养老机构能真正获得这种供地优惠。同时，民营养老机构为了能够享受到这种优惠供地政策，需要办理各种复杂的手续，程序烦琐，限制条件多。公办与民营养老机构在用地政策上的待遇落差造成了建设和运营成本上的差距，这种差距直接反映在两者的服务价格上。

　　案例中的三家公办养老机构，占地面积最大的三福院为 169 亩，占地面积最小的二福院约为 16 亩，三家公办养老机构的平均占地面积为 82 亩，建设用地均为行政划拨，在用地方面完全没有资金负担。而民营养老机构则是另外一种情形，在三家民营养老机构的用地中，爱康温馨家园是按市场价购置，另外两家是租赁用地。爱康温馨家园与和睦老人公寓的占地面积大约都是 12 亩，馨和园颐养院的占地面积则约为 10 亩。爱康温馨家园的两幢居住楼就提供了 858 张养老床位，用地紧张程度可以想象。又如馨和园颐养院，迫于用地面积狭小且建筑物布局紧凑，其单幢建筑就有 15 层，由于要配建综合性医院，只能将 2—8 层配建成医院，8 层以上才是老年人养护楼层，9—13 层为介助护理区，14—15 层为生活自理区，这也从侧面反映出民营养老机构的用地紧张状况。相比之下，公办养老机构很少出现用地紧张的状况，2014 年开业的杭州市三福院，其建设用地采取行政划拨方式，27 幢居住楼提供了 2000 张养老床位，单幢建筑不超过 5 层，并且配建有一所市级乙等医院。而民营养老机构想要获得划拨土地是十分困难的，尤其是在主城区范围内，基本是不可能的事。

三　财政投入差距较大

　　公办养老机构的建设和运营经费主要来自财政投入和集体供款，还有对社会自费寄养老人的收费，即公办养老机构在全部满足政策规定的特殊困难老人的养老服务需求后存在空余床位的，可以接收社会老人入住，收费标准由公办机构根据服务成本和市场需求状况自主确定，收益纳入预算管理，接受政府部门监管。如杭州市三福院，建设初期财政投入巨大，基础设施投资约为 3.76 亿元，开办经费为 4843.66 万元，总投资约为 4.61 亿元，这部分资金全部来自政府财政拨款。此外，公办养老机构中享受事业单位编制的工作人员的薪酬待遇一般都由政府财政负担，如政府财政每年为杭州市社会福利中心的 14 名在编人员和 130 名合同工拨付薪酬和岗位补贴，仅此一项福利中心每年就能获得财政补贴 300 多万元。

根据杭州市现行政策，政府会对民营养老机构给予一定的建设和运营补贴：建设补贴通常是在一定年限内分批发放，并以规定的入住率和养老用房的性质为发放条件；运营补贴则是按实际收住本市户籍老人的数量发放，并要符合相应的养老机构评定等级。和睦老人公寓 2014 年获床位建设补助资金 162 万元，2015 年获运营补助 9.065 万元。馨和园颐养院 2015 年获运营补助 1.88 万元和养老机构购买综合责任保险补助 0.2 万元，2016 年获床位建设补助 240 万元、运营补助 8.47 万元和养老机构购买综合责任保险补助 0.4 万元。政府对民营养老机构的建设补助和运营补助在一定程度上缓解了民营养老机构的资金压力，但与民营养老机构高企的建设和运营费用相比，与民营养老机构的微利性相比，与政府包办、包管的公办养老机构相比，这些补贴不足以均衡民营养老机构的收支状况，也难以改变公办与民营养老机构之间不公平的政策环境。

四 "医养结合"的不同选择

在公办养老机构"医养结合"的实践方面，市福利中心通过与社区医疗卫生服务中心——杭州和睦医院建立医疗合作的方式为入住老人提供医疗服务，和睦医院在福利中心内开设了医务室，配有老年病专科医生为老年人开展巡诊和健康管理，同时和睦医院为福利中心开通"绿色通道"，为福利中心内的患病老人提供转诊服务；杭州绿康老年康复医院在二福院内开设了分院，设有内科、中医科、骨伤科、急诊科、针灸推拿科等门诊科室，为入住老人提供基本医疗和康复护理服务；三福院内建有一所市级乙等医院，开设有内科、外科、中医科等科室，配备有中西医内科主治医生、医师和专业护士，为老人提供常见病和多发病的日常诊疗康复服务、健康监测等医疗保健服务、急诊急救等医疗应急服务。同时三福院还与省市三甲医院建立了"绿色通道"，保证患病老人得到及时的转诊服务。

在民营养老机构"医养结合"的实践方面，爱康温馨家园内设立了医务室，有专科医生与护士24小时值班，有心血管内科和神经内科主治医生各1名，还有1名中医专家，老年人的常见病和慢性病均能在院内得到诊治；和睦老人公寓的医疗服务主要依托具有丰富的预防保健和医疗康复经验的杭州和睦医院，和睦医院在老人公寓内配备了经验丰富的全科医生，为老年人提供专业化、全方位的医疗康复服务。此外，老人公寓还与省人民医院、杭州市中医院等综合性医院建立了"绿色通道"，签订"双向转诊"医疗协作协议，通过医疗机构与养老机构的全方位合作，实现资源共享、优势互补；馨和园颐养院的医疗服务主要是依托其内设的综合性医院——杭州求是医院，医院内开设老年病专科，能够为入住老人提供便捷的医疗康复服务，并且该医院也向社会人群开放，医院的运营收入能够在一定程度上缓解馨和园颐养院的资金压力，可以称这是一种以"医疗"支撑"养老"的养老模式，实现了医疗和养老服务的无缝衔接。

五　趋同化的收养模式

从上述公办与民营养老机构的收养对象和入住条件中可以发现，杭州市公办与民营养老机构均未进行明确的功能定位，也未对收养对象进行精确的划分，其收养对象涵盖了从身体健康的自理老人到长期卧床的完全失能老人。公办养老机构主要收养对象是具有本地户籍的老人，入住条件较为严格，一般不对非本市户籍老人开放。民营养老机构则对收养对象无明确的限制条件，只要缴纳了入住费用便可办理入住。目前，杭州市养老机构的收养模式呈现"大一统""混合型"的收养现象，公办与民营养老机构在收养对象上并没有显著差别，自理老人、半自理老人和完全不能自理老人都可以入住同一家养老机构。

公办与民营养老机构的这种雷同化的收养模式，造成了养老机构内从完全自理到部分失能再到完全失能等各种身体类型的老人都有，导致养老机构无法集中分配和高效利用照护资源，也不利于养老机构专业化护理经验的积累与推广。由于公办养老机构的收养模式对民营养老机构有一定的示范和引导作用，这也导致了民营与公办养老机构采取相同的收养模式。另外，养老机构的这种雷同化收养模式与我国"居家养老为基础、社区服务为依托、机构养老为补充"的养老服务体系相矛盾，因为从养老服务体系的建设初衷来讲，自理老人一般是要在家接受居家养老服务，半自理老人则是要在家享受社区提供的养老服务，而只有那些高龄、失能和失智老人才应该是养老机构的主要收养对象。

第五节　公办与民营养老机构存在的问题及原因

一　杭州市公办养老机构存在的问题及原因

1. 政府定价机制扭曲养老资源的合理配置

从经济学角度看，规定一个低于市场定价的限制价格主要会导致供给短缺、消费者排队、扭曲供需平衡，降低资源配置效率和供给质量。收费低廉是公办养老机构最大的竞争优势，公办养老机构依靠大量的财政投入和政府价格管制使整个社会形成了公办养老机构"质优价廉"的共识，这种物美价廉造成了公办养老机构"一床难求"的困境，加剧了公众对公共养老资源的竞争，同时也扭曲了正常的养老资源配置。调研过程中，爱康温馨家园负责人表示：

> 由政府投资兴办的公办养老机构设施好、环境优、收费低，甚至低于成本价，导致老年人抢夺床位资源。我们民营养老机构在某些方面不如公办养老机构，收费却比公办养老机构高，价格因素导致很多老人不愿选择民营养老机构。

在调研中也发现，三家公办养老机构的床位几乎都是"人满为患"，等候入住的老人已经排到上千人，有的老人宁愿等待也不愿入住同等条件的民营养老机构。如社会福利中心在满员运行的情况下，仍然有3455位老人进行预约登记，二福院虽然没有出现排队轮候现象，但其入住率也基本达到饱和，三福院在开业之时曾出现 4000 多人报名争抢 2000 个养老床位的"火爆"场面。在公办养老资源如此紧张的情况下，政府对公办养老机构的价格管制政策使大量的老年人争夺低价的公共养老资源而不愿入住价格相对较高的民营养老机构，导致民营养老机构床位的大量闲置。案例中的三家民营养老机构，由于其市场化定价远远高于公办养老机构，其在与公办养老机构的市场竞争中处于明显的价格劣势，出现了大量的床位空置，三家民营养老机构的平均入住率约为 60%，与公办养老机构的"一床难求"存在不小的差距。

2. 大量的资金投入增加政府财政负担

公办养老机构作为民政部门直属的福利事业单位，在基础设施建设和运营管理上都由政府部门直接负责，政府财政投入了大量资金，并在土地划拨和政策扶持等方面对公办养老机构给予政策倾斜，但这也导致了公办养老机构必须依靠政府的财政扶持才能维持正常运营，加重了政府的财政负担。如三福院由杭州市政府筹资建设，基础建设投资 37557 万元，开办资金约为 4843.66 万元，这部分资金全部由政府财政承担。在三福院运营初期，政府财政为其提供 120 万元经费用于外包服务，并为其额外提供 70 万元补贴用于聘用编制外员工。另外，公办养老机构较低的服务定价不足以补偿其运营成本，差额部分由政府财政予以补贴，严重依赖政府的资金投入。这说明公办养老机构从建设到运营的各个环节都受政府财政投入的影响，对公共财政有很强的依赖性。而我国是在经济不发达的情况下进入老龄化社会的，社会财富积累有限，完全依赖财政投入必然会给公共财政带来沉重负担，难以保证对养老服务事业的稳定投入，同时公办养老机构的可持续发展也受到挑战。

3. "大一统"的收养模式影响养老功能的正常发挥

从上文中公办机构的收养对象和入住条件可以看出，其收养模式较为相似，三家公办养老机构均收住从生活能自理到不能自理等不同健康状况的老人，并没有对养老机构进行明确的功能定位，也没有哪个公办养老机构专门接收失能和失智老人，这导致公办养老机构在养老服务的功能定位方面差异不大，区分度不高。在这种"大一统"的收养模式下，养老机构存在明显的功能错位，这既不利于养老机构自身的规范管理，也不利于为老年人提供相应等级的护理服务，更不利于养老机构的长远发展。另外，从护理等级分类角度看，这些公办养老机构通常是"小规模大结构"，即收养对象涵盖完全自理、半自理、全护理、专护、特护等多种类型的老人，机构养老服务的专业性和针对性有所欠缺。

4. 养老护理员数量不足且年龄偏大，专业化水平有待提升

根据调研和访谈结果，对于"养老护理员与老年人的比例"这一问题，三家公办养老机构的护理员与失能老人的比例约在 1:5 到 1:9 之间，福利中心的护理员与自理老人的比例约为 1:20 到 1:30，大部分护理员平时至少要照顾 5 位老人，可见养老护理员数量严重短缺。另外，公办养老机构内的大多数护理员的年龄在 45 岁以上，且文化水平较低，普遍学历在初中水平。这种现象既有优势，也有劣势：年龄偏大的中年妇女心理较为成熟，具有一定的生活经验，做事稳重，能够理解老年人的心理；但年龄偏大往往会限制照护专业化水平的提升，不利于整个养老护理团队的优化。

二　杭州市民营养老机构存在的问题及原因

1. 养老服务的高投入和微利性导致运营资金不足

民营养老机构的建设、运营经费和员工薪酬主要依靠自身力量，其所需要的各种资源基本都是按市场价格获取，无法获得政府投资或仅有少量补贴，承受着巨大的融资压力。另外，除了员工工资，民营养老机构面临最大的资金支出往往就是养老场地和房屋的购置费或租赁费。例如，和睦老人公寓 2015 年全年的财务盈余是 150 万元，而仅仅是房租这一项支出就是 100 万元，这导致民营养老机构的运营资金严重不足。养老场地和用房的市场化价格或租金过高，导致民营养老机构的运营成本居高不下；加之金融机构对养老机构在贷款、融资等方面的种种限制，使民营养老机构容易陷入资金困境。

2. 政策扶持力度不够，限制条件多

政府为促进社会办养老机构的快速发展，相继制定和出台了对民营养老机构的扶持和优惠政策，但是由于这些优惠政策的制定缺乏相关部门之间的协调，很多政策条款过于笼统，地方政府对这些政策的落实缺乏组织协调、引导和监督，加上一些政策执行部门只考虑自身利益，在优惠政策的落实上相互推诿，同时设置了限制条件，导致针对民营养老机构的优惠

政策难以充分落实。

从杭州市现有政策来看，社会办养老机构也能够得到一部分政府的财政补贴，主要包括新增床位建设补贴、运营补贴和购买综合责任险补贴。在床位建设补贴方面，相关政策规定民营养老机构必须具备一定开办年限、年检合格并达到规定的入住率方可获得建设补贴。在运营补贴方面，对收住本市户籍老年人的民营养老机构给予运营补贴，前提条件是民营养老机构要参加养老机构星级评定，只有达到一定评定等级的养老机构才能获得相应的运营补助。相对于政府财政对公办养老机构给予的持续性的资金投入，民营养老机构得到的这些一次性财政补贴明显不足。

3. 市场环境有失公正，机构发展空间受限

民营与公办养老机构之间，无论是在要素投入还是在政府补贴等方面，都存在明显的待遇差距。公办养老机构在占据如此多的优势的基础上却进入营利性领域，在养老市场上与民营养老机构开展竞争，使民营机构处于竞争弱势地位：条件优越的公办养老机构长期处于"一床难求"的状态，而民营养老机构却是门庭冷落。案例中的三家公办养老机构的床位利用率均在90%以上，有的甚至满员运行，而三家民营养老机构却出现明显的"客源不足"，入住率最高的仅为70%。加之民众出于对政府的公共服务角色和公办养老机构的政府背景的信任，往往倾向于选择公办养老机构进行养老，这使民营养老机构的发展空间进一步被压缩。尽管杭州市政府也为民营养老机构制定了建设和运营补贴政策，但补贴力度与公办养老机构相去甚远，无法改变民营养老机构收费高的现状，在这样一个发展较为不公平的市场环境下，民营养老机构的床位利用率很难比得上公办养老机构。

三　杭州市公办与民营养老机构存在的"瓶颈"问题及原因

上文分析了杭州市公办养老机构与民营养老机构各自存在的发展问题，并指出了其中的根源所在。综观杭州市养老机构市场的整体情况，无论是公办养老机构还是民营养老机构都存在一些限制其生存及其可持续发展的关键因素，主要表现如下。

1. 两类机构服务定价差距大

在对上述六家养老机构的比较中可以看出，两类机构在床位费和护理费上差距非常大，如在最紧俏的双人间收费方面，福利中心的最低标准是700元/（床·月）、最高是900元/（床·月），与三家民营养老机构最低的860元/（床·月）、最高的3000元/（床·月）相比，价格差距较大。又如在护理费上，三家公办养老机构中最低的护理收费标准是310元/月、最高为2600元/月，与民营养老机构的最低350元/月、最高5000元/月的价格相比，公办养老机构具有明显的价格优势。之所以存在如此大的价格差距，主要是因为主管部门对公办养老机构的收费有价格限制，而民营养老机构虽然有定价自主权，但无法与公办养老机构进行低价竞争，这直接导致了公办养老资源的市场价格被"扭曲"，对民营养老机构产生了挤压效应。由于公办养老机构的服务定价无法完全市场化，政府规定其不能随意提升，即便是亏损运营，也不能提价，亏损部分由财政予以补贴。

2. 养老服务队伍结构有待优化

按照国际通行标准，养老护理员与失能、失智老人的平均比例应该为1:3，而从调查情况来看，无论是公办养老机构还是民营养老机构，都与这一国际标准相去甚远，并且各养老机构的护理人员呈年龄大、学历低、专业水平低等特征。优质高效的养老服务需要高素质养老护理员的努力，而优秀的养老护理员需要通过两个重要手段获得：一是学历教育，二是技能培训。而案例中的民营养老机构并没有对护理人员学历有过高的要求，只要能吃苦耐劳即可，这些养老护理员文化程度较低，缺乏照护方面的专业技能。上述三家公办机构的护理员平均年龄处于40—50岁，且大部分护理员为初中文化水平。相对于高学历的年轻养老护理员来说，年龄偏大的护理人员较为缺乏养老照护的专业化知识。

3. 养老机构的发展定位亟须转变

传统的由公办养老机构包揽养老服务供给的模式已经无法适应老龄化社会的要求，以及老年人多样化的养老服务需求。面对日益严峻的老龄化形势，起托底保障作用的公办养老机构难以填补养老服务的巨大缺口，由政府提供机构养老服务无异于杯水车薪。在这种情形下，政府应该转变发展理念，把大量的机构养老服务供给责任交给民营养老机构去完成，充分发挥非营利社会组织参与养老服务的积极性。另外，政府可以采取与社会资本合作或通过向民营养老机构购买服务的方式，让民营养老机构承担政府对基本养老服务对象的托底保障任务。此外，养老机构接收了大量能够自理的老年人，这与居家和社区养老的服务对象存在重叠，影响了养老资源的充分利用。

4."医养结合"的实现形式有待商榷

从六家养老机构实行"医养结合"的形式来看，拥有一定经济实力的养老机构直接在机构内设立医院来提供医疗服务，经济实力一般的养老机构选择设立医务室来满足入住老人的医疗需求，也有通过与社区医疗卫生服务机构签订合作协议的方式提供医疗服务的。无论是设立综合性医院、老年专科医院还是老年康复医院，都不是决定养老机构服务成功的关键因素，有时候反而会成为养老机构的沉重负担，因为部分养老机构虽然内设有医疗机构，但可能受医疗条件的限制，很多老年人患病仍需到专业化医院进行治疗。再者，由医保基金负担养老机构内老年患者的医疗康复费用，势必会增加医保基金的支付压力。

杭州市公办与民营养老机构在"医养结合"上的积极实践和探索是值得肯定的，但是在养老机构内开设综合性医疗机构的做法增加了运营成本，并且开设医疗机构还要经过卫计部门的许可。此外，养老服务与医疗服务的主管又分属于两个不同的行政部门，容易造成管理的"真空地带"，这样反而不利于"医养结合"服务的可持续发展。因此，养老机构最适宜的"医养结合"实现形式是通过"外包"的方式由专业化的医疗机构来提供医疗康复服务。

第八章 长期护理服务的国内外创新

第一节 引言

20 世纪 50 年代以来，西方工业化发达国家先后普遍进入人口老龄化时代。老年人对日常生活照料、康复护理以及心理慰藉等长期护理服务的需求日益增长，而社会又难以全面及时地供给相关服务的矛盾逐渐演变成一个新的社会风险。为了解决这个社会矛盾，"发达国家在制定社会政策时都很重视将老年人的长期护理纳入其中"，[1]从筹资的角度来说，一些国家相继采用津贴模式、社保模式、商保模式和混合模式；从服务供给的角度来说，主要有英国的社区照顾模式、美国的 PACE 老年人服务计划，以及日本的以家庭养老为依托的社区共同服务模式（具体参见第一章第四节介绍）。随着全球人口老龄化程度加重和覆盖面拓宽，"可以肯定，长期护理是 21 世纪各国政府和学术界一个重要的关注主题"。[2]中国也不例外。

自 20 世纪末进入人口老龄化社会以来，我国政府对养老服务事业越来越重视，先后颁布一系列文件推动养老服务体系建设。世界卫生组织强调："在各国，特别在发展中国家，采取措施帮助老年人保持健康和活跃是必要的，

---

① Bengtson, V., "Beyond Nuclear Family: The Increasing Importance of Multigenerational Bonds," *Journal of Marriage and the Family* 63 (2001): 1 – 16.

② Bengtson, V., "Beyond Nuclear Family: The Increasing Importance of Multigenerational Bonds," *Journal of Marriage and the Family* 63 (2001): 1 – 16.

而不是什么奢侈。"① 这些重要的文件有：《关于加强老龄工作的决定》（中发〔2000〕13 号），《关于加快实现社会福利社会化的意见》（国办发〔2000〕19 号），《关于加快发展养老服务业的意见》（国办发〔2006〕6 号），《社会养老服务体系建设规划（2011—2015 年）》（国办发〔2011〕60 号），《国务院关于加快发展养老服务业的若干意见》（国发〔2013〕35 号），《国务院关于促进健康服务业发展的若干意见》（国发〔2013〕40 号），《养老服务设施用地指导意见》（国土资厅发〔2014〕11 号），《关于做好政府购买养老服务工作的通知》（财社发〔2014〕105 号），《关于鼓励民间资本参与养老服务业发展的实施意见》（民发〔2015〕33 号），《关于推进医疗卫生与养老服务相结合指导意见的通知》（国办发〔2015〕84 号），《关于进一步做好养老服务业发展有关工作的通知》（发改办社会〔2015〕992 号），《关于全面开放养老服务市场提升养老服务质量的若干意见》（国办发〔2016〕91 号）等。因此，全国各省地方政府开展了养老服务的政策创新，虽然还存在类似芜湖市、杭州市养老服务方面的问题（参见第六、第七章），但是也取得了一些卓著成效。特别是 2016 年 6 月，人社部发布《关于开展长期护理保险制度试点的指导意见》（人社厅发〔2016〕80 号），在全国 14 个省份的 15 个城市试点推行长期护理保险。② 各地以此为契机，深化养老服务业的体制突破，与国际长期护理制度开始逐步接轨。

应该说，国内外长期护理服务的制度创新模式对我国长期护理服务体系建设和进一步完善具有重要的借鉴和推动作用。

第二节　欧亚七国长期护理服务的社保创新③

针对老年人生活不能自理的失能社会风险，自 20 世纪 60 年代后期以

---

① 世界卫生组织：《积极老龄化政策框架》，华龄出版社，2003，第 3 页。

② 人社部：《关于开展长期护理保险制度试点的指导意见》，http://www.mohrss.gov.cn/SYrlzyhshbzb/shehuibaozhang/zcwj/201607/t20160705_242951.html，最后访问时间：2016 年 6 月 27 日。

③ 本节内容引自戴卫东著《欧亚七国长期护理保险制度分析》，《武汉科技大学学报》（社会科学版）2016 年第 1 期。此处引用做了局部修改。本节以长期护理社会保险为研究内容，没有关注津贴模式、商业保险模式以及混合模式，不是这些模式的服务供给方式不重要，而是因为制度选择的原因（参见戴卫东著《长期护理保险制度理论与模式构建》，《新华文摘》2012 年第 4 期）。

来，欧洲的荷兰、法国、德国、卢森堡和亚洲的以色列、日本、韩国七个国家先后建立了社会化长期护理保险这个体现"风险分担，资金互济"原则的社会保险制度，[①] 从而使长期护理保险制度成为社会保障大家庭的一个新成员。长期护理保险制度运行近半个世纪以来，较成功地解决了工业化国家社会老龄化带来的长期护理保障危机。

一 制度创新的基本特征

荷兰于 1968 年、以色列于 1986 年、德国于 1995 年、卢森堡于 1998 年、日本于 2000 年、法国于 2004 年以及韩国于 2008 年启动社会化筹资的长期护理保险法律正式生效。虽然欧亚七国长期护理服务的制度创新模式不尽相同，但经过分析发现它们之间有一些共同的重要特征。

1. 立法先行

欧亚七国在推行长期护理保险制度之前，都经过了反复、长期的论证才出台了相关的系列法律。这使长期护理保险在运行时有法可依。例如，荷兰国会在 1967 年通过了《特殊医疗费用支出法》（荷兰语简称 AWBZ）、法国于 1975 年颁布《老年人健康保险支出的国家标准》（法语简称 ONDAM），1986 年以色列国会通过《社区长期护理保险法》，德国在 1994 年、卢森堡在 1998 年都通过了《长期护理保险法》，日本国会在 1999 年通过《老年介护保险法》，韩国也于 2007 年国会全票通过《老年长期疗养保险法》。

2. 三方筹资模式

多元筹资渠道是社会保险制度的共同特征之一，以发挥"大数法则"的保险功能。在长期护理保险制度中，各个国家基本上都通过雇主、雇员的缴费以及国家财政补贴（或调剂金）的方式来建立长期护理保险基金，但各国长期护理保险的缴费率有所不同。荷兰在 1968 年费率为 0.41%，1998 年费率为 9.6%，均由雇主与雇员分担；2008 年费率是 12.15%，雇主开始不需分担缴费。[②] 法国支付长期护理费用的国家自治团结基金会

---

① 在日本，长期护理保险被称为"介护保险"；在韩国，被称为"老年人长期疗养保险"。
② 江清馦：《德国、荷兰长期照护保险内容与相关法令之研究》，台北"行政院"经济建设委员会，2009，第 243 页。

（CNSA）基金来自雇主和雇员的健康保险缴费以及税收，其中，雇员缴纳个人工资的 6.8%，雇主缴纳雇员工资的 12.8%。一般团结税税率为 0.1%。[①] 以色列从 2011 年 4 月 1 日开始，雇主缴费率上升到雇员工资总额的 0.09%，雇员缴费率则提高到月工资的 0.14%，合计为 0.23%。政府缴费率为 0.02%，以充实护理保险基金。[②] 德国 2008 年 7 月 1 日《长期护理保险结构性改善法》正式生效，规定 2008 年 7 月 1 日后长期护理保险费率提高到 1.95%，由雇主与雇员各承担一半。该费率标准一直维持到 2015 年。[③] 联邦政府在柏林设立长期护理保险储备金用作调剂。在卢森堡，工作或退休的每一个人都要缴纳他们全部收入的 1.4% 作为长期护理保险税，没有最低和最高缴款水平。此外，国家财政预算拨款 14 亿欧元，约占所有费用的 45%；最大的电力消费部门缴纳一笔特别供款。[④] 日本长期护理保险被保险人所缴纳的保险费占保险费总额的 50%（65 岁及以上的第一号被保险人的保险费每月从退休金中扣除，40—64 岁的第二号被保险人的保险费由雇主与雇员分担工资的 0.9%）。另外，公费负担 50%，其中，中央政府负担 25%，都道府县和市町村各负担 12.5%。[⑤] 韩国长期护理保险费率为 0.38%，由雇主与雇员各分担 50%（自由职业者由个人全部承担），其中，中央财政负担保险费预算收入额的 20%。[⑥]

3. 建立失能等级评定与保险金给付水平挂钩制度

长期护理保险与医疗保险不同，它需要对申请者的失能状况进行评估，不同等级的失能程度享受不同的护理服务时间以及给予不同标准的保险金。例如，目前以色列护理保险依据患者需护理的程度分为 3 个等级，德国和韩国由过去 3 个等级增加到 5 个等级。法国依据失能程度的测量标准 AGGIR 将老年人长期护理服务需求分为 6 个级别。日本长期护理服务

① JOËL, M. E., Dufour-Kippelen, S., DUCHÊNE, C. et al, "Long-Term Care In France," *ENEPRI Research Report* 77 (2010).

② Israel National Insurance Institute, "Information and Data," *the Research and Planning Administration*, 1 March 2011.

③ Bundesministerium für Gesundheit, a. a. O. S. 18. 转引自江清馦《德国、荷兰长期照护保险内容与相关法令之研究》，第 37 页。

④ "LUXEMBOURG", http://ec. europa. eu/employment_ social/missoc/2004/012004/lu_ en. pdf, 最后访问时间 2013 年 8 月 15 日。

⑤ 日本国立社会保障人口问题研究所编《日本社会保障制度简介》（中文版），2007，第 24 页。

⑥ "Korea Long-term Care", http：//www. oecd. org/dataoecd/61/40/47877789. pdf, 2013 – 08 – 15.

分为要支援 1、2 级，要护理 1—5 级，共 7 级。荷兰由照护评估中心
（CIZ）负责评定被保险人的服务等级，一般根据每周接受服务的时间划
定 8 个服务等级。

4. 重视居家护理和社区护理

各国长期护理服务提供体系都很重视居家护理与社区护理，在"去
机构化"呼声中，这两种服务方式渐渐成为全球绝大多数国家都在倡导
的养老服务的主流模式。它既适应了老年人离不开熟悉环境的心理需求，
也便利了老年人获得护理服务，还避免了住院和护理机构的高昂费用问
题。如 2008 年，卢森堡 65 岁及以上被保险人中大约有 7% 在家中接受长
期护理服务，接受机构护理的约占 5%。[1] 2009 年，韩国有 1.1% 的 65 岁
及以上老年人口在机构接受护理服务，有 2.1% 接受居家护理服务。[2] 截
至 2010 年，荷兰共有超过 60 万人依法享受了各类护理服务，其中约 26
万人选择在护理机构接受服务，约 34 万人选择在家中接受服务。[3] 同年，
德国 65 岁及以上老年人中有 3.8% 接受机构护理服务，而享受居家护理
服务的老年人占 7.6%。[4] 2011 年，日本 65 岁及以上老年人当中有 2.8%
接受机构护理服务，而接受居家护理服务的比例是 9.8%。[5]

5. 民营机构逐渐成为长期护理服务供给体系的主流

民营机构包括营利机构和非营利机构。例如，荷兰长期护理服务的提
供者包括政府代理机构、非营利组织和营利性机构等。尽管政府一直在努
力强化营利性机构的作用，但大部分的护理服务还是由非营利组织提
供。[6] 1988 年，以色列长期护理服务的 70% 是由自愿的非营利组织提供，

[1] "Luxembourg Long-term Care", from "Help Wanted? Providing and Paying for Long-Term Care", Paris, OECD, 2011. www.oecd.org/health/longtermcare and www.oecd.org/health/longtermcare/helpwanted, 2013 - 08 - 15.

[2] "Korea Long-Term Care", http://www.oecd.org/dataoecd/61/40/47877789.pdf, 2013 - 08 - 15.

[3] "Netherlands Long-Term Care", from "Help Wanted? Providing and Paying for Long-Term Care", Paris, OECD, 2011. www.oecd.org/health/longtermcare/helpwanted, 2013 - 07 - 11.

[4] OECD. "A Good Life in Old Age? Monitoring and Improving Quality in Long-Term Care", OECD Publishing, 2013. http://www.oecd.org/els/health - systems/Germany - OECD - EC - Good - Time - in - Old - Age.pdf, 2013 - 08 - 17.

[5] OECD Health Data 2012. http://www.oecd.org/els/health - systems/Japan - OECD - EC - Good - Time - in - Old - Age.pdf, 2013 - 08 - 21.

[6] Brodsky, J., Habib, J., & Mizrahi, I., Long-Term Care Laws in Five Developed Countries: A Review (Geneva: World Health Organization, 2000), p.60.

18% 是由营利组织提供，其余的由非营利组织提供。目前，提供护理服务的非营利组织占比下降到 37%，而营利组织占比提升到 63%。[①] 2000 年，德国正式护理服务体系中非营利机构占 47%，营利机构占 51%，而公共部门仅占 2%。[②] 日本长期护理服务供给体系由民间企业、护理服务协会和非营利机构组成。[③]

6. 配套体系比较完善

长期护理保险的配套体系是指护理等级鉴定机构、服务供给遴选机构、护理员培训机构以及质量监管机构四个方面。①欧亚七国长期护理等级鉴定机构成员大多是由医生、护士、社会工作者、物理治疗师等组成。如韩国，等级评定委员由 15 名成员组成，其中 7 名成员由市长、郡守、区厅长推荐，并且要求必须要有 1 名以上的医生或韩医师。每个市、郡、区单位都设立等级评定委员会。[④] 法国由专业的医疗社会机构（医生、护士和社会工作者）对申请者进行评估，然后给出相应的服务等级和津贴标准。[⑤] 卢森堡失能等级评估机构的健康专业人员大多是心理医生、护士、物理治疗师、职业治疗师、社会工作者等，负责测试申请人的活动能力。[⑥] ②服务遴选机构的职责是对服务机构的经营资质进行认定，具体而言，制定服务机构的准入条件，并对申请机构的资产、规模、注册、卫生、安全，管理人员及护理员的专业技能、资格认证等方面的能力进行审核。③护理员培训机构是对不同等级的护理员、有无资格认证的护理员制定不同的培训方案，定期或不定期开展培训学习，颁发培训证书，如德国、日本和韩国。④质量监管机构包括行政垂直管理（定期检查和回访，

① Schmid, H., "The Israe Long-Term Care Insurance Law: Selected Issues in Providing Home Care Services to the Frail Elderly," *Health and Social Care in the Community* 13 (2005): 191 – 200.

② Brodsky, J., Habib, J., & Mizrahi, I., Long-Term Care Laws in Five Developed Countries: A Review (Geneva: World Health Organization, 2000), p.60.

③ ［日］住居广士主编《日本介护保险》，张天民、刘序坤、吉见弘译，中国劳动社会保障出版社，2009，第 122 页。

④ ［韩］元奭朝：《韩国老人护理保险的批判性检验》，《社会保障研究》2008 年第 1 期。

⑤ JOËL, M. E., Dufour-Kippelen, S., DUCHÊNE, C. et al, "Long-Term Care In France," *ENEPRI Research Report* 77 (2010).

⑥ WHO Regional Office for Europe, Government of Norway, Government of Spain, European Investment Bank, World Bank, et al., "Luxembourg Health Care Systems in Transition 1999," *European Observatory on Health Care Systems* (1999).

如以色列①)、行业监督（行业协会，如德国②），以及系统外监督（第三方评估机构，如日本③）。

二 制度创新的经济社会效益

长期护理保险不仅是一个经济社会政策，而且在一些国家是政党政治博弈的产物④。尽管如此，到目前为止长期护理保险制度在欧亚七国实施以来还是带来了经济方面和社会方面的利好效益。

1. 老年人的生命质量得到了提高

这可以从老年人寿命的延长中体现出来。虽然老年人人均寿命延长不能归功于长期护理保险制度一个因素，而是经济发展、医疗卫生水平提高等多种因素共同作用的结果；但是，七国老年人预期寿命延长的现象从侧面反映了长期护理保险制度实施的积极意义。2010 年，荷兰、法国、以色列、德国、卢森堡、日本以及韩国 80 岁及以上老年人比例大约分别是4%、6%、3%、5%、4%、6.5%、2%。⑤ 而在 20 世纪 70 年代至 90 年代，这些国家人均寿命基本上在 74—78 岁。⑥ 例如，法国之所以实施由医疗保险支付老年人长期护理费用，其中一个原因就是老年人因缺乏照料服务自杀率上升：65 岁的老年人中每年有 3232 人自杀，占法国自杀总人数的 1/3，平均每天有 9 名老年人亲手结束自己的生命。⑦

2. 民众的满意度有较大的提升

这一点表现在不仅接受长期护理服务的老年人满意，而且照料老人的家庭成员可以将这副重担交给长期护理服务体系。如德国实施长期护理保

① Schmid, H., "The Israe Long-Term Care Insurance Law: Selected Issues in Providing Home Care Services to the Frail Elderly," *Health and Social Care in the Community*13 (2005): 191 – 200.

② ［德］霍尔斯特·杰格尔：《社会保险入门——论及社会保障法的其他领域》，刘翠霄译，中国法制出版社，2000，第 70 页。

③ 裴晓梅、房莉杰：《老年长期照护导论》，社会科学文献出版社，2010，第 139 页。

④ 戴卫东：《中国长期护理保险制度构建研究》，第 124—125 页；戴卫东：《以色列长期护理保险制度及评价》，《西亚非洲》2008 年第 2 期。

⑤ OECD, Labor Force and Demographic Database, 2013. http://www.oecd.org/els/health – systems/ PolicyBrief – Good – Life – in – Old – Age. pdf, 2014 – 03 – 06.

⑥ World Bank, "Life Expectancy at Birth, Total (years)", http://data.worldbank.org/indicator, 2013 – 09 – 12.

⑦ 王家宝：《法国人口与社会》，中国青年出版社，2005，第 66 页。

险制度十几年后，分别于 2008 年、2009 年以及 2012 年特别做了三次包括居家护理、机构护理以及服务利用者的三方满意度调查，其中，第三份调查报告于 2012 年公开发行。报告显示，公众对长期护理服务的满意度从 2007 年的 67% 上升到 2011 年的 76%。[①] 如果没有引入护理保险的话，问题会更大而不是更小。[②] 日本厚生省也就日本民众对护理保险制度评价做了调查。根据 2005 年日本厚生省劳动报告，至 2005 年 1 月，调查结果显示，"非常好"的比例为 15.1%，认为"还可以"的人数占 46%，其中减轻家里人护理负担的效果最为理想，满意度高达 39%。[③]

3. 缓解了"社会性住院"现象

老年人由于慢性病等身体机能下降，处于失能或半失能状态，如果没有提供制度化的医疗保健服务和生活照料服务网络，那么去医院"占床"接受昂贵的医疗服务是一种迫不得已的选择。这里，以日本为例。日本推行长期护理保险制度的一个重要原因，就是解决医疗保险支付老年人群在医院等医疗机构接受日常保健服务的巨额费用负担。从 1985 年到 1994 年的 10 年中，日本国民医疗费从 16 万亿日元增长到 25.8 万亿日元，增长了 61.3%，平均每年增长 6.1%。1995 年增长 4.7%，1996 年增长 5.6%，1997 年增长 1.4%，1998 年增长 2.4%，1999 年增长 3.7%，2000 年下降 2%，2001 年又增长 3.3%，之后基本保持在增长 2% 的水平。[④] 可见，长期护理保险降低了慢性病和失能老人去医院"占床""赖床"的概率。

4. 彰显了社会公平

当老年长期护理服务成为一种生活必需品的时候，无论是家庭成员还是专业的服务人员来承担这些服务，都要以较高的人力资源成本作为代价。老年人及其家庭要为这个高昂的必需品买单，从而在经济上陷入困境成为欧亚七国的一个普遍现象。各国长期护理保险制度在实施过程中，对贫困者和收入低于一定标准之下的国民都实行了保险费减免政策。例如荷兰的合作付费制度，如果受益者（或夫妇）月收入水平低于规定的下限，其付费的一部分

① Schulz, E., "Quality Assurance Policies and Indicators for Long-Term Care in the European Union Country Report: Germany," *ENEPRI Research Report* 104 （2012）: 5.

② ［德］米歇尔·施密特:《德国护理保险的基础》，参见蓝淑慧、鲁道夫·特劳普—梅茨、丁纯主编《老年人护理与护理保险》，上海社会科学院出版社，2010，第 54 页。

③ 仝利民、王西民:《日本护理保险的制度效应分析》，《人口学刊》2010 年第 1 期。

④ 日本厚生劳动省:《2007 年日本厚生劳动白书》。

就会被豁免。① 日本对于一年的年金额不满 18 万日元的第一号被保险人，实行 5 个等级的不同缴费标准的减免政策。② 韩国也规定，低收入者的个人负担部分减为 1/2（设施服务费用自付 10%，家中服务费用自付 7.5%），国民最低生活保障受助老人不用自付，无偿享受护理保险。③ 德国护理保险法律规定，失业保险金、失业救济金、迁入救济金、生活费津贴和老年临时津贴领取者由联邦劳动厅支付全部保险费。④ 在法国，对于失能者来说，在雇人提供长期护理服务时，所得税减免政策规定每年最多可以减免 10000 欧元。而对于年龄在 70 岁及以上的失能者，在机构接受长期护理服务时，不仅可以免除其健康保险纳税，而且可以减免其所得税（每年高达 2500 欧元）。对于照料家庭成员的人，也有特定税收减免政策。⑤

　　5. 创造了就业岗位并推动了老年服务产业的发展

　　世界卫生组织《2010 年世界卫生统计》显示：2000—2009 年，荷兰参与卫生劳动力市场上的护理人员超过 24 万人，平均每万人约有 151 人提供护理服务。2009 年，护工占总护理人员的比例为 73%。⑥ 同年，德国专业护理服务人员达 80 多万人，增长率为 6.4%，此外还有 40 多万名家庭成员参与照料服务。⑦ 目前，法国的机构护理有 14 万名全日制护士以及护工，其中 92% 是妇女。⑧ 从每千人 65 岁及以上人口的平均床位数量一个方面也可以衡量欧亚七国长期护理产业的规模，2008 年荷兰、以色列、德国、卢森堡、日本、韩国和法国床位数分别是 69.5、42、48（2007 年）、49（2007 年）、26.3、14（2009 年）、52。⑨

① Brodsky, J., Habib, J., & Mizrahi, I., Long-Term Care Laws in Five Developed Countries: A Review (Geneva: World Health Organization, 2000), p. 60.

② ［日］住居广士主编《日本介护保险》，中国劳动社会保障出版社，第 28 页。

③ ［韩］元奭朝：《韩国老人护理保险的批判性检验》，《社会保障研究》2008 年第 1 期。

④ ［德］霍尔斯特·杰格尔：《社会保险入门——论及社会保障法的其他领域》，刘翠霄译，中国法制出版社，第 68 页。

⑤ JOËL, M. E., Dufour-Kippelen, S., DUCHÊNE, C. et al, "Long-Term Care In France," *ENEPRI Research Report* 77（2010）.

⑥ 世界卫生组织官方网站，http：//www.who.int/zh/index.html，最后访问时间：2013 年 5 月 27 日。

⑦ ［德］君特·默克尔：《护理保险的挑战与发展趋势》，参见蓝淑慧、鲁道夫·特劳普－梅茨、丁纯主编《老年人护理与护理保险》，上海社会科学院出版社，2010，第 76 页。

⑧ "France Long-Term Care", http：//www.oecd.org/dataoecd/11/62/47902097.pdf，2013－08－15.

⑨ OECD（2011）："Help Wanted? Providing and Paying for Long-Term Care". www.oecd.org/health/longtermcare and www.oecd.org/health/longtermcare/helpwanted, 2011.

三　制度创新存在的问题

虽然欧亚七国实施长期护理保险制度带来了经济与社会的良好效益，但是分析制度运行的整个过程可以发现其中存在一些问题，或者说仍有待完善之处。这是我国长期护理保险下一步扩面必须清醒地认识到的地方。

1. 地区之间的负担差距过大

日本在长期护理保险实施过程中，地区之间成本（缴费）－收益（给付）存在严重的不公平现象。一是地区间护理保险缴纳费用的差异。2003 年 4 月到 2005 年 4 月的第二期护理保险事业运营期间，全国平均水平为 3293 日元，其中北海道鹤居村的保险费用是千叶县下总町的 3.4 倍。从都道府县的平均保险费用来看，冲绳县高出茨城县 1.8 倍。二是地区间护理保险给付费的差异。2003 年，从日本全国来看，九州、中国、四国等地区的平均保险给付费用较高，而关东、东北等地区的平均保险给付费用较低；从市町村来看，保险给付费用最高的是冲绳县的与那国町，比最低的千叶县下总町高 4.6 倍之多。[1] 法国家庭保健服务津贴在各市镇之间亦存在明显的不平等，高低市镇之间相差数倍。[2]

2. 个人及企业负担较重

从前文欧亚七国长期护理保险三方筹资模式可以看出，个人缴费率较高的国家依次是荷兰、法国、卢森堡以及德国，企业缴费负担较重的是法国、德国和日本。日本的企业也因此受到较大影响。据调查[3]，企业的实际运营状况同护理保险事业开展时期的利益相比，超出预计获利的企业占 10%，达到预期获利的企业占 32%，比预期收益要低的企业占 58%。可见，企业实际利润与利润预期相比，二者相差较大。

3. 支付方式的两难选择

理论上，提供护理服务护理保险制度的目的是解决失能老年人的服务缺失问题。但是，在实践中由于不是每个地区都能提供服务或者这类人群恰恰大多数属于低收入的贫困群体，现金补贴又不得不成为另一种支付方

---

① 仝利民、王西民：《日本护理保险的制度效应分析》，《人口学刊》2010 年第 1 期。
② JOËL, M. E., Dufour-Kippelen, S., DUCHÊNE, C. et al, "Long-Term Care In France," *ENEPRI Research Report* 77（2010）.
③ 日本厚生劳动省：《平成 20 年介护事业经营实态结果之概要》。

式。以色列护理保险法规定，如果有护理需求的老年人享受不到护理服务，可以津贴的形式代替。但调查中有80%有护理需求的老年人更愿意接受服务，而不要津贴。[①] 韩国等其他国家也无法不面对这样的困境。

4. 服务质量有待进一步提高

德国长期护理保险法案第113b条规定，建立质量保证仲裁机构，其主要任务是处理保险方与服务提供者之间的费用纠纷，却没有关于护理服务质量纠纷问题的仲裁规定。[②] 韩国担当服务体系组织与提供的护理管理（Care Management，CM）职能没有被公认，所以，服务连接体系的介入无法展开，也没有做到专业化水平。[③] 在以色列，有些护理服务机构常常违反法律，降低法律赋予护工的一些社会权益。结果是，护工们工作积极性不高，没有动机去提高工作效率。[④]

四　制度创新的历史地位

考察欧亚七国长期护理保险制度的发展，在世界社会保障的历史进程中，与其他社会保险制度相比，其历史地位毋庸置疑地具有以下一些特质。

首先，长期护理保险制度是社会保障领域应对服务保障与精神保障风险的一种制度创新。从17世纪初的英国伊丽莎白"济贫"阶段到19世纪80年代的德国《疾病保险法》等社会保险阶段再到20世纪30—40年代的美国《社会保障法》及英国《贝弗里奇报告》福利国家阶段，人类的社会保障史就是一步一步从无到有、从单项到综合地发展成现代社会保障体系。而长期护理保险制度则弥补了以往只有经济保障功能的不足，迈向了运用社会保险来解决服务保障与精神保障的新阶段。

其次，现收现付的基金运作模式避免了积累制与部分积累制的风险。一方面，现收现付制克服了积累制和部分积累制基金的代内分配特点，真正发挥了代际基金互济的功能；另一方面，在一定程度上破解了"现收现付制不能应对人口

① Schmid, H. , "Evaluating the Impact of Legal Change on Nonprofit and For-Profit Organizations," *Public Management Review* 3（2001）: 167 – 189.

② 江清釅：《德国、荷兰长期照护保险内容与相关法令之研究》，第62—63页。

③ 戴卫东、[韩] 石才恩：《韩国老年长期护理政策新动向》，《中国卫生事业管理》2008年第1期。

④ Cantor, M. H. , & Chichin, E. R. , "Stress and Strain among Home Care Workers of the Frail Elderly," Brookdale Institute on Aging, 1990, Third Age Center, Fordham University, New York.

老龄化"的观点。虽然在人口老龄化程度不断加重的一些国家出现了财政支出增长较快的趋势，但越过了这个阶段公共财政支付能力还处在可控范围之内。

再次，回归家庭和社区的倡导奠定了世界银行养老保障"五支柱体系"的基础。欧亚七国几乎都是无一例外地在推行长期护理保险之际，提出"居家护理优先"的理念，主张运用社区资源加强失能预防与康复的措施。正是结合各国的实践，世界银行于1994年提出养老保障"三支柱体系"①，2005年扩展为"五支柱体系"②，其中就包括家庭成员和代际的互助保障这一支柱。

最后，首次在法律上承认家庭成员在家庭内部的照护服务具有社会价值，国家给予经济补偿。这打破了东方儒家传统"孝"文化的理念，家庭成员之间的照料服务是无偿劳动，也是亲情行为的一种表现。例如，德国护理保险法规定，对于从事家庭成员护理致使每周工作时间少于30个小时的护理人，护理保险除了为他们提供护理津贴外，还为他们缴纳法定养老保险费。2008年护理保险法改革更加强了对家属护理的支持措施。日本也对因照料父母而休业1个月或3个月的人，补助家属护理津贴。

第三节　部分国家长期护理服务的商保补充③

如本章第二节所述，欧亚七国采用社会保险的筹资方式来解决老年长期护理服务建制，其实，与此同时德国（1985年）、法国（1985年）、荷兰（1991年）、以色列（1989年）、日本（1985年）、韩国（1992年）和以美国（1974年）为代表的其他国家或地区④则推行商业长期护理保险。

---

① 世界银行：《防止老龄危机：保护老年人及促进增长的政策》，中国财政经济出版社，1996。
② 世界银行：《21世纪的老年收入保障：养老金制度改革国际比较》，郑秉文等译，中国劳动社会保障出版社，2006。
③ 本节内容参见戴卫东著《商业长期护理保险的全球趋势及其思考》，《中国医疗保险》2016年第10期。此处引用有改动。
④ 这些国家和地区是加拿大（1992年）、墨西哥（1996年）、阿根廷（1995年）、哥伦比亚（1999年）、巴西（2005年）、智利（2006年）、西班牙（1988年）、瑞典（1990年）、丹麦（1991年）、英国（1991年）、意大利（1996年）、捷克（1998年）、葡萄牙（1998年）、俄罗斯（2001年）、乌克兰（2006年）、新加坡（1992年）、马来西亚（1999年）、孟加拉国（2000年）、澳大利亚（1992年）、新西兰（1992年）和中国台湾地区（1995年）等。

一 商业长期护理保险诞生的倒逼因素

（一）长期护理需求剧增及其老年贫困

据美国卫生和社会服务部门的估计，65 岁及以上老年人有 70% 需要长期护理服务，其中，40% 至少需要一段时间的养老护理院服务，当中有 12% 的男性和 22% 的女性入住时长超过 3 年，[1] 进一步研究表明，10%—20% 的老年人要在此生活 5 年以上。[2] 法国 65 岁及以上老年人在临终前接受长期护理服务的概率也是在 40% 左右。[3]

一旦利用长期护理服务，老年人及其家庭陷入贫困状态就成为一个普遍现象。在美国，养老护理院费用平均每月达到 6000 美元。[4] 1980 年，占美国总人口 11.3% 的 2570 万名老年人因此处于贫困中。1987 年入住老年护理院每年支付 20000—30000 美元。按照 1987 年美国老年人住房选择委员会的一份报告，65 岁及以上已婚老年人当中有 78% 的老年人只要有一个配偶住进养老护理之家，一年就会花光他们全部的积蓄，从而陷入联邦政府规定的贫困水平。而对于老年单身独居者来说，陷入贫困的风险更大，同样的情况下这个比例为 94%。据估计，美国养老护理院收费价格到 2018 年上升为每人每年 55000 美元。预计到 2030 年，因为长期护理问题而致贫的老年人达到 6400 万人，占总人口的 20%。[5] 法国长期护理服务的价格也不容乐观。即使在家接受长期护理服务，轻度失能老年人每月仍需支出 340 欧元，而重度失能的老年人则每月要支付高达 5300 欧元，合计每月平均支付 1500 欧元。[6]

[1] Brown, J. R., & Finkelstein, A., "The Interaction of Public and Private Insurance: Medicaid and the Long-Term Care Insurance Market," *American Economic Review* 98 (2008): 1083 – 1102.

[2] Brown, J. R., & Finkelstein, A., "The Private Market for Long-Term Care Insurance in the U. S.: A Review of the Evidence," *Journal of Risk and Insurance* 76 (2009): 5 – 29.

[3] OECD, *The OECD Health Project: Long-Term Care for Older People* (Paris: OECD Publishing, 2005).

[4] MetLife Mature Market Institute, *The MetLife Market Survey of Nursing Home, Assisted Living, Adult Day Services, and Home Care Costs.* 2009. October. http://www.metlife.com/assets/cao/mmi/publications/studies/mmi – market – survey – nursing – home – assisted – living. pdf.

[5] Noordewier, T. G., Rogers, D., & Banakrishnan, P. V., "Evaluating Consumer Preference for Private Long-Term Care Insurance," *Journal of Health Care Marketing* 9 (1989): 34 – 40.

[6] Ennuyer, B., *Repenser le Maintien à Domicile: Enjeux, Acteurs, Organisation* (Paris: Dunod, 2006).

（二）长期护理财政支付压力

在美国，老年长期护理费用大约 1/3 是个人掏腰包，60% 由公共部门支付尤其是 Medicaid 承担。2008 年，美国长期护理支出 2030 亿美元，相当于美国全体国民医疗卫生费用的 8.7%，占 GDP 的 1.4%。[①] 可见，在过去的 40 多年里，美国长期护理费用增长速度超过了国民医疗卫生费用，预计未来 40 年增长将挤压全体国民医疗卫生总费用。OECD 其他国家的长期护理财政负担也不堪重负，如图 8-1 所示。在大多数国家长期护理服务总费用中，财政支付比例几乎都在 80%—90%。其中，法国、荷兰、波兰和瑞典则差不多全部由财政承担长期护理费用。

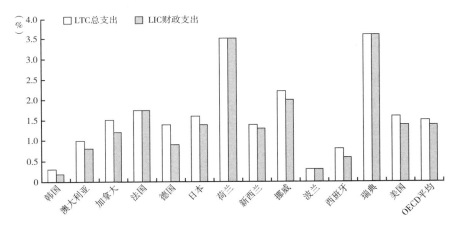

图 8-1 OECD 国家长期护理费用支出占 GDP 比重（2008 年）

资料来源：OECD. 2011. "Help Wanted? Providing and Paying for Long-Term Care." http：//www. oecd. org/document/23/0，3746，en_ 2649_ 37407_ 47659479_ 1_ 1_ 1_ 37407，00. html.

二 全球商业长期护理保险的市场运行

（一）商业长期护理保险的投保面

美国商业长期护理保险主要是个人险，而不是团体险。雇主缴纳的雇

---

① Centers for Medicare and Medicaid Services. 2010. "National Health Expenditures by Type of Service and Source of Funds，CY 1960 – 2008." https：//www. cms. gov/NationalHealthExpendData/downloads/nhe 2008. zip（accessed August 9，2010）.

员保险一般都是医疗急诊服务的商业保险，针对长期护理的团体险在
1987年之前还没有出现，直到90年代末商业LTCI市场份额才达到
20%。[①] 进入21世纪，美国商业长期护理保险投保人增幅较大，具体情况
参见表8-1。

表8-1　美国60岁及以上老年人投保商业长期护理保险的趋势（2000 vs 2008）

单位：%

类别	占样本比重		高收入		中上收入		中等收入		低收入	
	2000	2008	2000	2008	2000	2008	2000	2008	2000	2008
样本总体	10.5	13.8	19.6	26.9	11.3	19	6.0	8.7	2.8	4.1
性别										
男	10.1	13.6	18.4	25.5	9.5	17.1	5.9	7.4	2.1	5.5
女	10.7	13.9	20.9	28.4	12.9	20.7	6.2	9.5	3.3	3.3
婚姻状况										
已婚	11.8	16.3	19.4	28.0	10.6	19.2	6.4	8.1	2.8	5.5
单身	8.4	10.4	20.3	23.5	12.8	18.8	5.5	9.3	2.8	3.6
年龄分组										
60—64 岁	8.2	12.7	13.9	24.1	8.5	18.7	5.7	7.5	2.5	4.7
65—69 岁	11.1	14.7	21.0	29.6	10.4	19.4	5.6	7.4	2.6	5.5
70—74 岁	13.1	15.0	24.7	29.6	14.2	16.8	7.4	10.7	3.4	3.5
75—79 岁	12.2	14.7	23.8	28.2	13.5	21.1	6.3	9.5	3.2	2.6
80—84 岁	8.9	13.9	19.7	25.0	9.6	20.8	4.1	9.7	2.6	5.0
85 岁及以上	8.1	10.9	11.3	22.1	12.8	19.2	6.8	8.2	2.7	1.6

注：样本量2000年为14598名老年人，2008年为13260名老年人。

资料来源：（1）Brown, J. R., and Finkelstein, A., "Why Is the Market for Long-Term Care Insurance So Small?" *Journal of Public Economics* 91（2007）: 1967 – 1991.

（2）Jeffrey R. Brown, Amy Finkelstein, "Insuring Long-Term Care in the United States," *Journal of Economic Perspectives* 25（2011）: 119 – 142.

从表8-1中可以发现，依据样本总量、性别、婚姻状况以及年龄分组等指标，2008年投保商业长期护理保险的60岁及以上老年人相比2000

---

① "Health Insurance Association of America（HIAA），" *LTC Insurance in* 1997 – 1998（Washington, DC: Health Insurance of America, 2000）.

年都有较大幅度的增加。而且，高收入组、中上收入组的老年人在 2008 年比 2000 年的投保增幅均在 7—8 个百分点。相比之下，中等收入组以及低收入组的老年人投保增长率不高。

2007 年，法国民众共计花了 37.3 亿欧元投保私人保险公司。2008 年，法国大多数投保商业长期护理保险的人的年龄在 56—66 岁。有关研究表明[①]，50 岁及以上的人群一般还较年轻，已婚有子女，也受过高等教育，收入较高，他们倾向于购买商业长期护理保险。与美国不同，据有关统计，法国长期护理团体保险的市场份额较大，约占商业长期护理保险市场的 45%。[②] 雇主替雇员缴纳长期护理团体险的保费。然而，一部分团体保险计划只提供年度的失能保险，并不提供未来的失能风险保护，尤其是当雇员退休的时候这种失能风险更高。2010 年，法国 40 岁以上国民中有 15% 购买了商业长期护理保险，而同年美国这个比例才达到 5%。[③]

除了美国和法国之外，其他国家的商业长期护理保险投保面并不大。至 2006 年，英国有 11 个公司提供商业长期护理保险的 18 种产品，拥有 85% 的市场份额。英国保险人协会（ABI）估算，2008 年底，商业长期护理保险保单生效的大概有 4 万份，这个数字不到英国 40 岁以上人口的 0.05%。澳大利亚、意大利、加拿大、马来西亚、新加坡以及中国香港、台湾地区虽然开发了商业长期护理保险产品，但是该险种尚未成熟，市场销售量不是很乐观。已经实施社会化 LTCI 的国家，如以色列、德国、日本和韩国商业长期护理保险的发展也因为较健全的公共长期护理体系而受限。2000 年，日本有 200 万人购买商业长期护理保险，相当于日本 40 岁以上人口的 3%。[④] 2009 年德国大约有 160 万人购买商业长期护理保险，占 40 岁以上人口的 3.5%。[⑤]

---

① Maximilien NAYARADOU，Sébastien NOUET, Manuel PLISSON. The Characteristics of The Demand for Private Long-Term Care Insurance in France. Availed from http：//basepub. dauphine. fr/bitstream/ handle/. . . /5054/Transition_ Plisson2. PDF.

② *Private Long-Rerm Care Insurance*：*A Niche or a "Big Tent"*? from Help Wanted? Providing and Paying for Long-Term Care. http：//www. oecd. org/dataoecd/52/12/47884985. pdf.

③ "France Long-Term Care"，http：//www. oecd. org/dataoecd/11/62/47902097. pdf.

④ Taleyson，L.，"Private Long-Term Care Insurance-International Comparisons," *Health and Aging* 8 （2003）：1–3.

⑤ OECD，*Private Long-Term Care Insurance*：*A Niche or a "Big Tent"*? from "Help Wanted? Providing and Paying for Long-Term Care"，2011.

（二）商业长期护理保险的保费

与社会保险的性质不同，商业长期护理保险的缴费与工资无关，但其保费的高低与投保人的年龄、健康以及婚姻状况有很大的关联。一般情况下，年龄越大、健康状况越差以及无配偶状态的投保人投保商业长期护理保险的保费越高。

与其他国家自愿投保的原则不同，德国实行强制性的商业长期护理保险，即所有没有参保社会化 LTCI 的国民都必须投保商业长期护理保险，所以德国国民投保时不受年龄、健康和婚姻状况的限制。但是，支付保费的高低与投保人的年龄密切相关。从 30 岁开始，每隔 10 岁的投保金额依次为 23.89、31.52、44.32、67.79、125.32、264.24 欧元。[①] 美国商业长期护理保险保费与投保人的年龄关系如表 8-2 所示。

表 8-2　美国商业长期护理保险保费中位数（2010 年）

单位：美元

	55 岁	60 岁	65 岁	70 岁	75 岁	补偿方式
60 天等待期	1114	1513	2244	3623	5909	固定的赔付额
4 年受益期	2777	3357	4459	6228	9632	每年 5% 的受益增长率
30 天等待期	1975	2656	3889	6566	11232	固定的赔付额
无限制受益期	4637	5806	7689	11355	16901	每年 5% 的受益增长率

资料来源：Brown，J. R.，& Finkelstein，A.，"Insuring Long-Term Care in the United States," *Journal of Economic Perspectives* 25（2011）：119-142.

（三）商业长期护理保险的赔偿金

法国个人购买商业长期护理保险，每年需缴纳保费 400—500 欧元，只有 60 岁以上的被保险人，严重或非常严重失能者才能获得保险公司支付的每月 600 欧元赔付金，中度失能者的赔偿金额为每月 200—400 欧元。一般而言，保险公司赔偿金下发前要有一个 3 个月的等待期。LTCI 可以提供通货膨胀保护，每月津贴数额和红利水平通常会逐年增加。新加坡 LTCI 制度刚开始实施时，合格的参保人可以享受为期 5 年的每月 300 新

[①]　Homola，V.，"Long-Term Care Insurance in Germany," http：//www. actuaries. org. uk/data/assets/ pdf_ file/0003 /27066/Homola. pdf，2002-09-24/2004-02-24.

元的待遇，到 2007 年调整为期限 6 年的每月 400 新元的待遇。[①]

美国商业长期护理保险赔偿金给付分为两种。一种是独立签发的保单，被保险人可以根据自己的实际需要和财产状况自由选择其中的条款。最高给付金额（daily benefit amount，DBA），被保险人可以自由选择。目前保险公司保单可供选择的有每日 100 美元、150 美元、200 美元等 8 种金额，当然投保人也可根据自己的需要自由选择。[②] 给付期（benefit period），LTCI 有不同的支付期，被保险人可以根据需要自由选择，有一年、数年或终身。保险人在被保险人所选择的某一给付期间内承担保险责任。投保人一般选择 2—5 年不等，极少数人选择终身，因为保险费相当高。另一种是终身寿险的保单，美国 LTCI 保险金给付方式一般以按月给付居多。每月给付的金额相当于终身寿险保单保额的 1%—2%，并从寿险保单保额中相应扣减。当护理费用给付额累计达到寿险保额的 50% 左右时，保险人停止支付，余下的寿险保额部分在寿险保单到期时给付保单受益人。

三　全球商业长期护理保险市场狭小的原因与发展动向

在 OECD 国家，商业长期护理保险的市场规模很小（见图 8-2）。其中，美国是世界上最大的商业长期护理保险市场，据估计，过去 30 年当中卖了 1000 万份保单。购买者大多数是中高收入的人群。[③] 意大利目前约有 20 家商业长期护理保险公司活跃在市场上。瑞典在 1992 年以来实行福利紧缩政策，个人负担长期护理费用的争议已经出现，未来商业长期护理保险很有可能在瑞典扮演越来越重要的角色。

（一）全球商业长期护理保险市场狭小的原因

理论上，由于对长期护理潜在的需求、强度及持续时间而产生的不确定风险，商业长期护理保险成为人们的理性选择。事实上，开展商业长期护理保险业务的国家投保人数很少。具体原因有以下几个方面。

首先，这是由商业保险的本质决定的。只要是商业保险市场，就会面临逆选择、道德风险等信息不对称因素所导致的损失。而商业长期护

① Tan Ling，L.，Nursing Home Charges. *Singapore Ministry of Health*，2007. December.

② "The Federal Long-Term Care Insurance Program，" http：//www. ltcfeds. com/.

③ Ulrich Pasdika，*Private Long-Term Care Insurance——A Trend on International Insurance Market?* General Re Corporation and Kolnische Ruchversicherungs-Gesellschaft AG，2007.

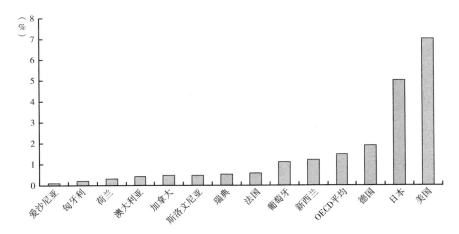

图 8 - 2   各国商业长期护理保险占 LTC 费用总负担的份额

资料来源："The Private LTC Insurance Market is Small Share of Total LTC Spending"，OECD. 2011. *Private Long-Term Care Insurance：A Niche or a "Big Tent"*? from "Help Wanted? Providing and Paying for Long-Term Care". www. oecd. org/health/longtermcare/helpwanted。

理保险更具有投保前投保人失能风险的难预测性，以及投保后失能等级之间鉴定的模糊性等一系列风险，使保险公司为了保护自己而限制覆盖面的扩大。

其次，保险公司要面对未来长期护理成本的上涨（特别是人口老龄化下的人力成本飙升）、服务供给的优化以及组织管理结构的变化等不确定风险，导致保险公司设置了高保费和低收益条款，[1] 反过来降低了投保的积极性。

再次，当期刚性消费压制了对商业长期护理保险的有效需求。在 OECD 国家，子女教育、个人创业以及购买住房等刚性消费都需要一大笔资金。人们即使意识到商业长期护理保险的重要性，但也会因有效需求不足而搁置购买计划。当然，这不排除个人对似乎遥远的长期护理的经济负担目前处于近视状态，也抑制了人们对商业长期护理保险的需求。

最后，如前文所述，一些国家的公共养老方案等替代品也成为挤占商业长期护理保险发展空间的不可忽视的重要因素。例如，德国、日本和韩

---

① OECD，*Private Long-Term Care Insurance：A Niche or a "Big Tent"*? from "Help Wanted? Providing and Paying for Long-Term Care". www. oecd. org/health/longtermcare/helpwanted，2011.

国等国家的社会化 LTCI 法案，美国的社区生活服务支持计划（the CLASS Act）①，以及新加坡的老年保障制度（Elder Shield），等等。

（二）全球商业长期护理保险发展的新动向

尽管各国都不同程度地存在抑制商业长期护理保险发展的因素，但纵观全球它还是在缓慢推进中向前发展，呈现一些新的动向。

1. 雇主人力资源的新战略

考虑到每个人都存在失能风险的规律性和长期护理支付的高负担性，美国联邦政府和一些私企雇主实施替雇员购买 LTCI 产品作为人力资源规划的一个重要组成部分，以便吸引新雇员和留住老雇员。2002 年，联邦政府为其雇员、退休者以及家庭成员办理 LTCI 团体险。2005 年，联邦雇员的投保年龄一般是 56 岁，而有些个人险产品的投保年龄是 60 岁。目前，美国联邦政府和越来越多的州政府也自愿为雇员购买了 LTCI 团体险。② 雇主给雇员购买商业长期护理保险是自愿行为，雇主一般不缴纳 LTCI 保险费。但是，这种现象有所改变。2007 年 3 月，私营企业雇员约有 12% 由所在企业雇主为他们购买了 LTCI 团体险。③ 这些在客观上刺激了商业长期护理保险的成长。

2. 公共部门与私人部门展开合作

出台保障规则和税收激励都能达成扩大购买 LTCI 覆盖面的目标，例如，提高保单待遇水平、确定最低收益标准以及形成商业长期护理保险市场竞争的局面。美国 LTCI 公私合作计划提供居家、机构护理的全面保障，包括通货膨胀保护的特殊条款，比较成功地吸引了中产阶级投保。2006 年美国大约有 16 万人购买 LTCI。④

① 2010 年 3 月 23 日奥巴马总统签署了 Community Living Assistance Services and Supports Act（the CLASS Act）。该法案的目的是为了让那些有日常生活功能障碍和器具利用障碍者，在财政支持的 CLASS 法案下能够独立地在社区生活［Springfield, C. R., Hardock, R. H., McMurtry, V. B. "The CLASS Act: What Does It Mean for Private Long-Term Care Insurance？" *Journal of Financial Service Professional* 64（2010）: 37 - 55］。

② United States Government Accountability Office, *Long-Term Care Insurance*, *Federal Program Compared Favorably with Other Products and Analysis of Claims Trend Could Inform Future Decisions*. Report to Congressional Committee, 2006, March.

③ United States Bureau of Labor Statistics, *National Compensation Survey*: *Employee Benefits in Private Industry in the United States*（US Department of Labor, Washington, 2007）.

④ Alliance for Health Reform. 2007. *Long-Term Care Partnership*, *An Update*. Washington.

新加坡政府于 2002 年实施老年保障制度，这是一个政府管理、商业公司运作的计划。2009 年有 3 家商业公司参与老年保障服务供给。该制度的一个显著特点就是具有退出选择机制的自动注册。40 岁以上的国民是必然的参加对象，但是 6 项 ADL 活动中有 3 项失能的人除外。参加后有 3 个月的退出期限。2006 年底，40 岁以上的人口中大约有 50%（估计 75 万人）成为老年保障对象，而且参保对象的退出比例由最初的 38% 下降到 14%。[①] 这说明政府管理下的商业长期护理保险得到了新加坡国民的认可，信任度加强。

3. 保险公司创新 LTCI 产品

近几年来，有些国家的商业保险公司把 LTCI 作为寿险的一个组成部分出售产品。这种类型产品出现在美国、法国、加拿大、澳大利亚等。2008 年，法国大约 15 万人（占保险市场投保者的 5%）购买了这种寿险组合产品。[②] 另有一些金融产品为老年人将自己的净资产转换成现金提供了可能性，例如反向抵押产品，通过与 LTCI 公司签约，该产品能够使那些继续住在家里接受长期护理服务的老年人不必卖掉房子，由保险公司买单，从而免除现金支付。这些金融产品在美国、英国、澳大利亚、丹麦、爱尔兰、西班牙和瑞典先后都有出售。[③] 美国有 2/3 的反向抵押金融产品是由政府担保的，在爱尔兰该产品叫作"养老院贷款计划"。

四　几点结论

通过对全球商业长期护理保险市场份额以及发展趋势的分析，可以得出以下几点结论。

一是，商业长期护理保险在各国长期护理费用总负担中都不占主体地位，占比最大的美国也仅为 7%。而且，投保人基本上是中产阶层以上的人群。透过各国商业长期护理保险发展的新动向，基本上可以断定非较长

① Wong, H., "Eldershild Experience 2002 – 2007," *Singapore Ministry of Health*, *Information Paper* 21 (2007).

② FFAS-Fédération Française des Sociétés d'Assurance. *Les principales caractéristiques des contrats dépendance en 2008 – Contrats individuals*. Étude et Statistiques, December, Paris. 2009.

③ OECD, *Private Long-Term Care Insurance*; *A Niche or a "Big Tent"*? from "Help Wanted? Providing and Paying for Long-Term Care". www. oecd. org/health/longtermcare/helpwanted. 2011.

时期该险种不可能获得较快的发展。该结论对于第二章"文献述评"的第五节中关于有学者建议"中国应该先推行商业长期护理保险"观点是最好的，也是有力的回应。

二是，在部分国家如德国、日本、韩国以及中国台湾地区，虽然都是先实施了商业长期护理保险，但其首要条件是这些国家和地区已有的长期护理服务供给市场比较完善与成熟，随后再推行社会化长期护理保险也是商业长期护理保险保障面有限和难以解决大多数老年人贫困的缘故。

三是，社会化长期护理保险与商业长期护理保险可以共同生存、相互发展。虽然社会化长期护理保险对商业长期护理保险有一定的挤占作用，但是如果没有社会化长期护理保险推动长期护理服务市场的发育成长，那么商业长期护理保险根本就没有生存的空间。"皮之不存，毛将焉附。"反过来，商业长期护理保险保障高收入人群的长期护理需求，体现效率；而社会化长期护理保险则提供全体国民的基本长期护理保障，实现公平。

第四节　中国地方政府养老服务政策的体制内创新[①]

如前文所述，自第五次全国人口普查以来，中央政府先后颁布了一系列加快养老服务体系建设的文件，各地方政府也在积极探索创新具有地方特色的养老服务政策，准确地说，这些政策创新属于体制内的创新。理论上来说，地方政府养老服务政策的创新经验总结有利于中央政府下一步指导文件的修订和出台。目前已有研究文献主要集中在以下几个方面：一是养老服务的行政管理部门资源需要整合，分割运行导致资源浪费；[②] 二是养老服务的输送采用 PPP 模式以适应不同养老服务体系，[③] 通过社会组

---

① 本节内容作为本课题研究成果已经发表，参见戴卫东著《地方政府养老政策的创新与评价》，《中国软科学》2018 年第 3 期。此处引用有删减。

② 敬义嘉、陈若静：《从协作角度看我国居家养老服务体系的发展与管理创新》，《复旦学报》（社会科学版）2009 年第 5 期。

③ 王培培、李文：《PPP 模式下社会养老服务体系建设的创新与重构》，《理论月刊》2016 年第 8 期。

织、家庭支持、市场运作、志愿互助四种模式互动合作能够改善养老服务供给和递送的效率;① 三是筹资方面,项目制可以最大限度地有效利用、管理、监督养老服务专项财政资金,② 资金不足的欠发达省区可以利用宜居的自然环境、社会存量资本来发展适应本地区的养老模式;③ 四是探索跨区域养老新模式,一方面要打破养老服务方面的身份和户籍障碍,④ 另一方面可以开展连锁经营方式的居家养老模式。⑤

然而,地方政府(主要指省、自治区和直辖市级政府)养老服务政策创新绝不仅限于上述宏观层面的研究认知,例如,地方政府为什么要进行养老服务政策创新?针对养老服务展开了哪些内容、什么方式的创新?取得了什么样的效果?如何推进或者说创新还存在哪些不足之处?这些深层次微观问题应该是我国养老服务政策创新在整体推进过程中必须首先要认识到位的根本性问题。不可否认,这些问题还没有得到充分的研究。

基于上述分析,本节拟做如下研究安排:首先,引入美国学者尼尔·吉尔伯特 Neil Gilbert 的社会福利政策和法国学者 Faridah Djellal and Faïz Gallouj 的养老服务创新的两个理论分析框架;其次,介绍研究资料来源和研究方法;再次,分析地方政府养老服务政策创新的动因和内容;最后,地方政府养老服务创新的评价。地方政府养老服务体系建设留到第九章一并讨论。

一　理论框架:社会福利选择及其创新要素分析

(一)社会福利政策选择维度

1974 年,美国学者吉尔伯特和特雷尔在伯恩斯(Burns)、雷恩(Rein)和蒂特马斯(Titmuss)等前人研究的基础上,提出了社会福利政

---

① 朱浩:《养老服务社会化和社会治理创新——以浙江省为例》,《浙江工商大学学报》2016年第 6 期。

② 夏玉珍、徐大庆:《项目制下我国农村养老服务供给体制创新研究》,《广西社会科学》2015 年第2 期。

③ 施巍巍、唐德龙:《欠发达地区破解养老服务之困的路径选择与创新》,《中国行政管理》2015 年第 4 期。

④ 蔡玲:《以改革创新推动京津冀养老服务协同发展》,《经济与管理》2017 年第 1 期。

⑤ 严志兰:《闽台社会养老服务产业合作问题研究——基于社会政策创新视角》,《中共福建省委党校学报》2015 年第 12 期。

策的研究分析框架（who – what – how – operation，WWHO），即从社会分配的基础、社会福利的类型、输送策略和筹资方式四个维度来考察一个国家或地区的福利政策。①

分配基础（target group）。社会福利分配的基础是指将社会福利分配给社会中特定群体时不同原则之间的选择。它涉及社会福利政策"对象（who）"的界定，即哪些人有资格受益于社会福利。制定资格标准的尝试最初发端于普遍性（universalism）和选择性（selectivity）的区分。普遍性指福利是人人都可以享有的基本权利，选择性指福利根据收入审查来决定个人需求。

分配内容（benefit content），即分配什么（what）。福利分配提供的两种基本形式是现金和实物。其中，服务是针对案主的利益而进行的特定活动，如居家照顾、个人辅导、个案管理等。这些服务对福利利用者尤其是老年人来说，具有不可替代性。

服务输送（delivery strategies）。如何提供（how）福利服务，主办方往往着眼于两个层面的选择：一是广义的私营化问题，它涉及服务提供方式是由政府机构直接提供，还是以签约方式由私人提供者（志愿或营利机构）间接提供；二是狭义的商业化问题，它涉及营利和非营利组织提供之间的选择问题。

资金来源与支付（sources and payment of funds），即资金运作（operation）。社会福利资金主要有三种基本的获得途径——税收、自愿捐款和收费。在福利国家的实际操作中，上述三项资金来源往往是混合的。福利资金的支付则涉及中央集权和地方分权的理念，中央集权具有进步主义特点，表现在国家给予社会弱势群体以最大关注。而地方政府通常比中央政府更了解他们地区的问题，有针对性地做出反应；但地方分权往往不够重视整体性，因资金受限而存在差异化现象。

（二）养老服务创新要素分析

虽然社会福利政策选择维度能够从福利送达的全程及其经济支持方面来清晰地分析比较政策之间的差异，但对于养老服务福利体系来说缺乏其中最重要的一个要素——人文环境方面的分析评价，所以，本节引出另一

---

① ［美］吉尔伯特、［美］特雷尔：《社会福利政策导论》，黄晨熹等译，华东理工大学出版社，2003，第83—84、173、213页。

个极有价值的养老服务创新要素理论。

法国学者 Djellal 和 Gallouj 根据 Gadrey 提出的养老服务从三角形到多边形理论,[①] 进一步归纳分析提出了养老服务创新理论,[②] 其创新的三大要素如图 8 - 3 所示。

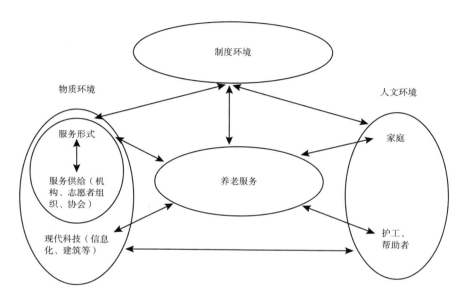

图 8 - 3 养老服务体系的创新要素

资料来源:Djellal, F. , & Gallouj, F. , "Innovation in Care Services for the Elderly," *The Service Industries Journal* 26 (2006):303—327。

制度环境 (institutional environment)。这是养老服务政策创新的一个极其重要的目标要素,它在其他创新要素轨迹形成过程中扮演着根本性的角色。它包括中央政府和地方政府推进养老服务创新的一系列法律、法规、政策和指导性文件。

物质环境 (tangible and intangible environment)。社区支持和现代科技是构成物质环境的两个重要因素。前者是指服务供给组织及其供给方式

① Gadrey, J. , "Les relations de service dans le secteur marchand," in De Bandt, J. , & Gadrey, J. (eds.), *Relations de service* (*marchés des services*, Paris:CNRS Editions, 1994), pp. 23 – 42.

② Djellal, F. , & Gallouj, F. , "Innovation in Care Services for the Elderly," *The Service Industries Journal* 26 (2006):303 – 327.

（机构服务、居家服务、社区服务等），广义上来说，还包括志愿者服务、行业协会提供的服务等。后者则是指网络技术系统、建筑和服务方法。

人文环境（human environment）。可能是老年人的配偶或承担主要服务者的子女，也可能是仅仅充当临时照料者的角色。不管是什么角色，他们都是养老服务的受益人或者共同受益人。另外，护工和其他帮助者提供服务的水平高低也在很大程度上影响老年人的生活质量。

二　资料来源与研究方法

本节研究资料来源于民政部指导的首届"中国十大创新社会福利政策"（2014 年 3 月 18 日揭晓）和第二届"中国十大创新社会福利政策"（2015 年 11 月 18 日揭晓）的遴选结果。其中，首届遴选活动从全国各省（自治区、直辖市）报送的 146 项社会福利政策、第二届遴选活动从各地上报的 124 项社会福利政策中分别评审出 10 项入围名单和 20 项提名政策名单。由于两届社会福利政策包括关于老年人福利、残障人福利和儿童福利三大类政策，经过筛检后与养老服务福利相关的政策，首届活动的入围名单中有 6 个、提名名单中有 9 个；第二届活动的入围名单中有 5 个、提名名单中有 13 个，合计 33 个。每次遴选活动均由来自北京大学等有关单位的专家学者组成遴选委员会，根据首创性、创新性、系统性等政策制定评估指标体系，通过采取文本分析的方法，遴选出具有创新性的 30 项社会福利政策。在此基础上，通过调阅工作记录、召开座谈会、随机半结构式访谈等方法，对具有创新性的 30 项社会福利政策进行效果评估，最终遴选出 10 项确定为"中国十大创新社会福利政策"。这项活动开创了我国社会福利政策效果评估的先河，充分发挥了社会福利政策评估的诊断功能、反馈功能、矫正功能和总结功能，实现了政策资源的合理配置，对于各地社会福利政策的制定以及实施具有引领、示范与推动作用。① 由此可见，两届遴选活动的权威性和结果的公平性可以得到确定，这也为本研究资料的真实性、可信度和科学性奠定了基础。

---

① 《首届"中国十大创新社会福利政策"遴选结果揭晓》，民政部网站，http：//www.mca.gov.cn/article/zwgk/gzdt/201404/20140400614052.shtml；《第二届"中国十大创新社会福利政策"遴选结果揭晓》，民政部网站，http：//www.mca.gov.cn/article/zwgk/gzdt/201511/20151100877282.shtml。

本节采用了案例研究法，即案例的文本分析方法。在制度或政策创新研究中，文本分析等同于"基于文献的创新绩效指标法"，[①] 在筛检出有关案例后，我们还要对案例进行审核、编码，再根据研究需要对案例文本进行解读性分析，整理出案例创新的时间与区域、政策实施地的行政级别、政策创新的方式和内容、创新产出的效果等重要信息，进而对这些案例的政策创新进行评价。与问卷调查法不同，案例分析是一种间接的调查法，但是如果问卷调查的抽样方法不科学，在研究过程中又缺乏对样本信度和效度的检验，那么研究结论就有很大可能是背离调查事实的本来面目。在这一点上，本节案例经过了实地座谈和访谈，不仅其可信度高，而且节省了时间和成本。

三　地方政府养老服务政策创新的动因和内容

（一）地方政府养老服务政策创新的动因

任何事物的发展都离不开内外因的作用，养老政策的创新也是如此。就各地政策创新而言，具体做以下分析。

其一，在外因方面，地方政府养老服务政策创新是出于政绩考虑对中央政府出台政策的贯彻执行，可以说是"逼"出来的。"十二五"规划以来，特别是党的十八届三中全会强调要创新社会治理，提高社会治理水平，这一新观点、新部署直接推动了各级地方政府在各项政策方面的创新意识。"不换思想就挪位子。"这符合政绩驱动的"上下逻辑""左右逻辑"式创新。[②] 与美国政府创新相比，上级压力的创新是中国创新的一大特征（案例文本研究中，该比例中国为 12.3%、美国为 0.7%）。[③] 在国务院有关推动养老服务体制建设的"红头文件"发布后，各级地方政府及其相关职能部门紧密配合制定了一些配套的"实施细则"和"办法"，因地制宜地"想"出了养老服务政策的创新措施。

其二，在于内因的作用。整体上，我国养老服务供需处于严重失衡状态，养老服务体系建设还局限在已有制度框架的范围内，现有养老服务相

① Walker, R. M., Jeanes, E., & Rowlands, R., "Measuring Innovation—Applying the Literature-Based Innovation Output Indicator to Public Services," *Public Administration* 80(2002): 201–214.

② 陈家喜、汪永成：《政绩驱动：地方政府创新的动力分析》，《政治学研究》2013 年第 4 期。

③ 张攀、吴建南、刘焕：《中美政府创新奖项的比较研究》，《中国软科学》2016 年第 11 期。

关政策文件的可操作性不强，养老服务体系建设的配套规划还没有提上议事日程。分地区来看，从两届创新社会福利政策遴选案例中也可以看出东、中、西部的不平衡（见表8－3）。① 首届社会福利政策创新的时间为2012年，第二届时间在2013年，考虑到政策创新实践效果的可检验性，遴选揭晓时间都分别推后两年。

表8－3　两届"中国十大创新社会福利政策"遴选地区分布

单位：个

	东部	中部	西部	合计
首届	8	3	4	15
第二届	6	5	7	18
合计	14	8	11	33

注：部分省（区、市）在两届遴选中都入围，所以总数超过大陆31个行政区划数。

结合两届的情况来看，东部、西部的养老服务创新政策遴选的数量较多，既说明东西部地区地方政府创新意识较强，这是主要原因，同时也说明这两类地区养老服务问题较为严重。这里，从入选地区2010年"六普"统计65岁及以上老年人口的比重来分析，揭示这些省份人口老龄化的严重程度正是激发各地方政府进行养老服务政策创新的内在动力的这一道理。表8－4统计数据显示，两届活动涉及23个省份，65岁及以上老年人口的比重在7%以上的有19个（其中，9%以上的有8个，占遴选省份的比例约34.8%），占遴选省份的比例为82.6%。

表8－4　两届"中国十大创新社会福利政策"遴选地区的65岁及以上人口老龄化程度

单位：个

	7%以下	7%—9%	9%以上	合计
东部	1	4	4	9
中部	0	3	2	5
西部	3	4	2	9
合计	4	11	8	23

① 东、中、西部地区依据国家统计局的划分。

（二）地方政府养老服务政策创新的内容

为了使遴选的案例文本的复杂内容更简洁、更条理化，这里利用前文所述的 Neil Gilbert 的社会福利政策四维度分析框架，概括出有关养老服务遴选案例的政策创新点（见表 8 - 5）。

表 8 - 5　两届"中国十大创新社会福利政策"遴选养老服务政策的内容分布

单位：个

			东部	中部	西部	合计
分配基础	普遍性		0	0	0	0
	选择性	失能老人	7	3	1	11
		养老机构	2	0	5	7
分配内容	现金补贴		1	3	3	7
	实物或服务		6	1	2	9
服务输送	公私合作		5	3	5	13
	市场化		1	0	0	1
资金来源与投入支付	财政拨款		6	3	2	11
	投入差异性		4	0	1	5
合计			32	13	19	64

1. 受益对象的选择

本研究首先有必要对 Neil Gilbert 的福利政策理论做一补充，该理论的分配基础即受益对象仅限于"人"，从本节 33 个政策案例分析中可以看出，有些政策的受益对象是"物"，具体所指如民办非营利养老机构、城市日间照料中心，以及农村五保福利院、互助幸福院等。因而，本节社会福利政策的分配基础包括自然人和实体物二者。表 8 - 5 统计显示，33个案例的政策受益对象的规范原则都是选择性的，没有一个地区实行普遍性原则，这与我国经济发展水平和养老服务的需求有关。就受益对象为自然人来说，东、中、西部地区基本上都是城乡高龄、空巢、独居、失独、特困且生活自理有困难的老年人（含重点优抚对象、计划生育家庭），如上海、江苏、山东、天津、浙江、海南、福建、湖北、山西、吉林、重庆11 个省市。就受益对象为服务机构而言，针对民办非营利养老机构的有广东、贵州，针对日间照料中心的有内蒙古，针对农村五保福利院的有江苏、宁夏，针对农村互助幸福院的有陕西、青海。

2. 政策待遇的分配

既然受益对象分为自然人和实体物两类，那么二者享受政策的待遇也有差异，显然，失能、失智老年人可以享受政策规定的现金补贴和（或）实物服务，养老机构一般享受政府的财政补贴或税惠政策。一是失能、失智老年人的政策待遇。山东省自2013年10月1日起，将老年人津贴发放范围由百岁老人扩大到80周岁以上所有享受低保待遇的老年人；吉林省根据入住养老机构困难老人的生活自理程度，分别按照生活自理的每人每年1200元、半自理的每人每年2400元、不能自理的每人每年3600元给予补助；其他如黑龙江、安徽、陕西、云南等省份也对入住养老机构的困难老人不同程度地提高了补贴标准。除了给予老年人补贴之外，案例涉及省份服务方面最大的创新在于推进医养结合，如江苏、山东、天津、浙江、湖北、吉林等。二是养老机构的政策待遇。享受税收优惠政策的省份有山东、海南、新疆等。另外，如广东省政策规定用地优惠措施，按照人均用地指标0.1—0.3㎡的标准，分区分级合理规划安排养老服务设施用地。

3. 服务供给的方式

养老服务供给主要有政府全责、公私合作和完全市场化三种方式。自2000年国务院办公厅发布《关于加快实现社会福利社会化的意见》（国办发〔2000〕19号）以来，政府全面承担社会福利服务的做法已经一去不复返。采取加强公办养老服务机构建设，引入市场化运作机制，以独资、合资、合作、联营、参股等公私合作方式兴办养老机构的省份，有东部地区的江苏、山东、上海、天津、海南，中部地区的湖北、吉林、山西，西部地区的内蒙古、重庆、新疆、云南、广西等。

但是，北京市针对养老机构老年人意外伤害事故采取了完全市场化的措施，2012年起在全市范围内推行养老服务机构综合责任保险，因在养老服务机构责任范围内发生意外事故遭受人身伤害或身故的，应由养老服务机构承担的经济赔偿责任，由保险公司按照约定负责赔偿。

4. 服务资金的收支

养老服务资金的来源基本上还是以财政拨款为主的有东部的江苏、山东、上海、浙江、海南、广东，中部的湖北、山西、吉林，西部的新疆、云南。

在资金的支出上，从遴选政策的内容来看，根据城乡、区域、性质、规模等方面的差异，实行不同量资金的扶持是一大特色。例如，江苏省对苏北欠发达地区，山东省对农村地区，上海市按照大型居住社区、郊区、中心城区，云南省根据公办和民办养老机构，吉林省依据机构新增床位数，都实行不同标准的财政拨款。此外，山西省对农村日间照料中心、新疆对民办养老机构都出台了常规化的经费补贴制度；广东省则针对经济欠发达地区的市、县养老机构，开展省级专项资金竞争性分配。

四 地方政府养老服务政策创新的评价

两届共33个养老服务政策创新案例，虽然在分配基础、分配内容、服务输送以及资金来源与支付四个维度整体上都有所创新，但我们需要进一步依据 Faridah Djellal 和 Faïz Gallouj 的养老服务体系创新要素理论来进行全方位的综合评价（见表8-6）。

表8-6 两届"中国十大创新社会福利政策"养老服务政策创新案例个数及比重

单位：个，%

	制度环境	物质环境	人文环境
东部	14	8	4
中部	8	6	2
西部	11	7	6
合计	33(100.0)	21(63.6)	12(36.4)

1. 制度环境的完备

从33个养老政策遴选的案例可以看出，地方政府养老政策创新在法律上是完备的，都是在省（自治区、直辖市）级别专门法规的指导下开展创新行动的，有的省份还出台了配套文件。法规条文大多遵循指导思想、目标任务、建设要求、建设标准和方式、保障条件等方面进行明确规范。

2. 物质环境的侧重

表8-6显示，在物质环境方面创新的养老政策有21个，占遴选总数33项的63.6%。物质环境分为有形的环境和无形的环境。前者包括一些政策中的养老院建设标准、信息化建设、辅助设施等，后者则偏重管理规范过程，如机构评估、资金管理、津贴设定以及税惠政策等方面。虽然各

个省份依据本地的情况有选择性加强养老服务体系的专项建设，但是有形的、无形的物质环境都是政策创新和老有所养的重要载体。

3. 人文环境的不足

人力资源（即人文环境）的数量多寡和质量高低直接影响到服务对象的受益水平。在福利服务过程中，人文环境的重要性更是不言而喻。但从表 8 - 6 可见，遴选的养老政策在人文环境创新上整体显得很不相称，或者说人文这个软环境建设还没有引起地方政府普遍的足够重视，尤其是对家庭成员承担照料护理的全职工作的社会价值缺乏支持政策。

然而，部分地方政府的创新经验值得其他地区借鉴。第一，按入住养老院老年人的失能程度配备不同比例人数的养老护理员，其工资标准不低于当地最低工资标准，如天津、江苏、新疆。第二，加强养老护理人员的在职培训，推进持证上岗制度，如山东、云南、广西、内蒙古、新疆等。其中，山东和云南两省在高等院校设立养老护理员培训基地以及相关养老服务专业的做法初见成效。第三，推动义工、"时间银行"等志愿服务，如浙江、山东、湖北、重庆、云南。第四，重视老年人协会等"以老养老"方式，如内蒙古、山东、湖北、重庆。第五，吸引专业人员到养老机构工作，优化队伍结构。例如，吉林省鼓励具有医师和护士资质的医护人员到养老机构工作，参照医疗机构内同级别医生、护士待遇；鼓励护理专业毕业生到机构和社区从事养老服务工作。广西则引入专业社会工作人才到养老机构提供心理慰藉方面服务。

尽管地方政府养老服务政策创新基本上囿于原有体制框架下的一些调整和推动，不可避免地存在一些不足，但是这些政策措施还是在较大程度上推动了我国养老服务事业的发展。最新民政统计数据显示[①]，截至 2016 年底，全国各类养老服务机构和设施共计 14 万个，其中，社区养老服务机构和设施有 3.5 万个，社区互助型养老设施有 7.6 万个；养老床位有 730.2 万张（其中社区留宿和日间照料床位有 322.9 万张），每千名老年人拥有养老床位 31.6 张，比上年增长 4.3%。

---

① 民政部：《2016 年社会服务发展统计公报》，http://www.mca.gov.cn/article/sj/tjgb/201708/20170800005382.shtml。

第五节　中国部分城市养老服务政策的体制外突破

在《关于开展长期护理保险制度试点的指导意见》（人社厅发〔2016〕80号）文件发布之前，山东省青岛市①、吉林省长春市、江苏省南通市等先后出台了失能人员社会化长期护理保险政策。②该文件发布后，全国15个城市陆续推进长期护理保险试点，也出现了上海、成都、南京等市相对典型的做法，由于试点时间较短，目前难以评估。总体上，通过借鉴德国、日本和韩国长期护理保险制度模式，青岛（2012年7月1日）、长春（2015年5月1日）、南通（2016年1月1日）三市走在全国前列，创新性地采用社会保险筹资方式来解决各地养老服务的资金难题，不能不说是突破了原有的养老服务体制框架，是第一批"吃螃蟹"的城市。三个城市的长期护理保险政策框架如下所述。

一　参保对象和受益人群

1. 参保对象

青岛市长期护理保险覆盖本市城镇和农村社会医疗保险的参保人（2015年1月扩面到新农合），长春市和南通市都规定参保人为本市（本级）城镇职工基本医疗保险、本市（本级）城镇居民基本医疗保险的参保人员。同时，南通市基本照护保险的参保人群还包括婴幼儿、儿童、学生、青壮年、老年人，不分城乡、不分年龄，全部统一纳入（截至2016年3月，112万人参保）。

---

① 据中国网"青岛长护制度获中国政府创新奖"报道，青岛市长期医疗护理保险制度荣获2015年度中国政府创新最高奖——"最佳实践奖"，从全国119个项目中脱颖而出，位列10个获奖项目第一位。http://www.china.com.cn/city/zhuanti/qd10/2015 - 12/21/content_ 37365604. htm。

② 参见青岛市《关于建立长期医疗护理保险制度的意见（试行）的通知》（青政办字〔2012〕91号）、长春市《关于建立失能人员医疗照护保险制度的意见》（长府办发〔2015〕3号）、南通市《关于建立基本照护保险制度的意见（试行）》（通政发〔2015〕73号）。三个市政策文件关于长期护理保险的名称表述各不相同。

2. 受益人群

青岛市按照《日常生活活动能力评定量表》[1] 的评定标准进行初步评定，低于 60 分（不含 60 分）且有慢性疾病明确诊断的参保人为受益人。长春市规定了三类受益对象：第一类为入住定点的养老或护理医疗照护机构，生活自理能力重度依赖的人员[2]［按照《日常生活活动能力评定量表》评定分数低于（含等于）40 分］；第二类为按国家《综合医院分级护理指导意见（试行）》确定的符合一级护理条件且生活自理能力重度依赖的人员；第三类为体力状况评分标准（卡氏评分 KPS）低于（含等于）50 分的癌症晚期患者。南通市政策规定受益人为因年老、疾病、伤残导致失能，经过不少于 6 个月的治疗，符合《日常生活活动能力评定量表》重度失能标准（低于 40 分），生活不能自理、需要长期照护的参保人员（没有年龄限制，老年人和年轻人都可）。

二　资金筹集与待遇支付

长期护理保险基金的筹集和保险待遇的支付，是该保险的重要保障。青岛、长春、南通三市政策有较大的差异（见表 8 – 7）。

表 8 – 7　青岛、长春、南通三市护理保险的筹资与待遇支付

	资金筹集	待遇支付
青岛	城镇职工：以职工医保个人账户记入比例划转 0.2 个百分点的资金量的 2 倍为标准，从医保统筹基金中划转。2015 年划转医保余额的 20%，从职工医保个账划入 0.5%（每年约 5 亿元）。 城乡居民：以上年度城乡居民人均可支配收入为基数，按 0.2% 的比例从城乡居民（不含少年儿童和学生）医保统筹基金中划转，同时每年从福彩公益金中划拨 2000 万元作为城镇居民护理保险基金。2015 年划入城乡居民医保总额的 10%（每年约 3 亿元）	参保职工接受 3 种护理，报销比例为 90%； 一档缴费成年居民、少年儿童和大学生接受 3 种护理，报销比例为 80%； 二档缴费成年居民接受社区巡护，报销比例为 40%

[1] 《日常生活活动能力评定量表》（Barthel 指数评定量表）内容为 10 个项目，每项目分 4 个评分等级，总分 100 分为独立，75—95 分为轻度依赖，50—70 分为中度依赖，25—45 分为重度依赖，0—20 分为完全依赖。

[2] 或按国家《综合医院分级护理指导意见（试行）》确定的符合一级护理条件且生活自理能力重度依赖的人员；体力状况评分标准（卡氏评分 KPS）低于（含等于）50 分的癌症晚期患者。

续表

	资金筹集	待遇支付
长春	城镇职工：按照从统筹基金中划转 0.3% 和从个人账户中划转 0.2% 记入职工医疗照护险账户。 城镇居民：按每人每年 30 元标准（从基本医保基金中划 20 元，从大病保险中划 10 元）。 两项合计，每年筹集 2 亿元以上的基金。 从基本医疗保险统筹基金历年结余中一次性划拨 10%，作为医疗照护保险启动资金	长期失能人员：参保职工补偿比例为 90%，参保居民补偿比例为 80%。 因病短期失能人员：根据入住的医疗机构级别，参保职工平均补偿比例为 80%、参保居民平均补偿比例为 70%
南通	四方筹资：每人每年 100 元（其中职工从医保个账划 30 元或居民自缴 30 元，医统统筹基金筹集每人 30 元，政府补助每人 40 元）。另外，每年年初福彩公益金按一定比例划入。 初期筹资标准为城镇居民可支配收入的 3‰。 2016 年，市本级财政直接投入资金已占到照护保险基金总量的 46.8%	定点医疗机构：照护保险支付 60%，同时享受医疗保险住院待遇。 定点养老机构：照护保险基金支付 50%。 上门照护服务：月度限额为 1200 元

资料来源：根据各地政府相关的法规文件整理。下同。

三　服务内容与服务供给

青岛市的服务内容根据服务地点不同分为四类：第一类是针对居家医疗护理照料的家护；第二类是针对农村或城市社区护理服务的巡护；第三类是针对机构长期医疗护理的院护；第四类是二级及以上医院的专护。长春和南通认定服务分为日常照料和医疗护理两种。

服务供给体系上，青岛市由定点社区医疗机构、定点医院，以及医疗服务机构、老年护理机构、养老服务机构、残疾人托养机构组成，上述 95% 为民营机构。长春市医疗保险机构颁布的医疗照护机构定点单位由最初的 46 家增加到 2016 年的 53 家，全市专业照护人员有 4000 多人。截至 2016 年 6 月底，南通市定点照护机构仅有 6 家。青岛、长春、南通三市护理保险的服务与供给如表 8-8 所示。

表 8 - 8　青岛、长春、南通三市护理保险的服务与供给

	青岛	长春	南通
服务内容	居家(家护)、农村或城市社区护理照料(巡护);护理院,如养老机构、残疾人社区定点医院(院护);二级及以上医院(专护);生活照料暂不纳入	日常照料费用、医疗护理费用。"两个范围":病种、照护项目。"一个定点":照护机构。"一个结算方式":医保与定点机构直接结算	日常照料费用、医疗护理费用(定点的养老机构、上门服务、医疗机构)
供给机构	家护、巡护和院护:护理院、定点社区医疗机构、农村卫生室。专护:专护床位数不少于20张。初级职称及以上的执业医师与床位数配备比例不低于1:20,执业护士与床位数配备比例不低于1:10。上述95%为民营机构	2016年长春市医疗保险机构颁布的医疗照护机构(第三方机构评估遴选)定点单位共有53家。全市专业照护人员4000多人	市政府采购中心公开招标确定第三方专业服务机构后,医保经办机构与第三方专业服务机构签订合作协议。截至2016年6月底,定点照护机构有6家

四　运营模式与结算办法

三个城市长期护理保险的运营模式和费用结算办法有较大差异,具体见表 8 - 9。

表 8 - 9　青岛、长春、南通三市护理保险的运营与结算

	运营模式	结算办法
青岛	市级统筹,现收现付。职工和居民护理保险基金列入财政专户,由社保机构统一管理和支付,分别核算	总额预付制。按床日定额包干额度为:"家护"50元/天,"院护"65元/天,"专护"170元/天,"巡护"800元/年(二档)、1600元/年(一档)。2015年,招标2家商业保险公司承办护理保险经办工作。2015年,人均保费为153元/年

	运营模式	结算办法
长春	市级统筹,现收现付。职工和城镇居家照护保险实行统一管理、统一支付、分别核算	实行按日包干(97元)及按项目范围限价的方式管理和结算。结算实行协议保证金制度,医保经办机构应于次月25日前将核准的应由医疗照护保险资金支付的医疗照护费的90%拨付给定点医疗照护机构,其余10%留作医疗照护保险协议保证金,年末视考核情况再予拨付
南通	市级统筹,现收现付。照护保险与医疗保险实行分类管理	定点照护服务机构:按床日定额结算。符合照护目录的费用,不设起付线,由照护保险基金按定点护理机构36元/天、定点养老机构25元/天、居家不超过1200元/月的比例支付。居家照护服务补贴:在支付标准范围内按实结算(每天15元,按天计算、按季发放)。符合规定的服务机构,每月结算符合规定费用的95%,其余5%预留,作为服务质量保证金。政府招标有资质的商业保险公司参与经办

五 质量监管与政策特征

青岛市和长春市是医保经办机构,南通市是专门的照护保险经办机构。可以看出,长期护理保险在三市的实施,仍然遵循我国传统的"谁家的孩子谁抱走"管理模式,哪个部门牵头推行,哪个部门就负责监管。总体上,三市长期护理政策也有各自的特征(见表8-10)。

表8-10 青岛、长春、南通三市护理保险的质量监管与政策特征

	青岛	长春	南通
质量监管	青岛市医保经办机构,协同卫生、民政等单位。[《关于规范长期医疗护理保险经办管理有关问题的通知》(青人社字〔2014〕74号)]	长春市医保经办机构,与卫生、民政部门协议管理	南通市人社局照护保险经办机构。人社、财政、民政、卫计等相关部门建立联席会议制度,负责照护保险失能评定复评终审及争议认定等工作

	青岛	长春	南通
政策特征	1. 筹资主要依赖社会医疗保险； 2. 城乡居民全覆盖（不含儿童和学生）； 3. 护理方式分为四种； 4. 供给主体为民营医疗机构； 5. 商业保险机构经办； 6. 按床日定额包干结算	1. 筹资全部来源于医疗保险； 2. 本市职工和居民，受益对象为参加医保的失能人员； 3. "两个范围"的"三位一体"服务：养老护理、疾病治疗、临终关怀； 4. 医疗保险经办； 5. 按床日定额包干结算	1. 筹资多元，既依赖又独立于医疗保险； 2. 城乡居民，不分年龄全覆盖； 3. 以居家上门护理服务为主，以定点养老、医疗机构服务为辅； 4. 商业保险机构经办； 5. 按床日定额包干结算

六　主要问题与政策效益

（一）主要问题

三市长期护理保险政策实施以来，仍然存在一些亟待完善和改进的方面（见表8-11）。

表8-11　青岛、长春、南通三市护理保险存在的主要问题

	青岛	长春	南通
目前存在的主要问题	1. 主要依赖医保筹资；个人不缴费，由福彩补贴； 2. 日常生活照料没有纳入； 3. 缺乏失能等级划分，失能得分60分以下的给予同等待遇； 4. 半失能和失智人员没有纳入保障范围； 5. 职工报销90%，共付保险比例较高	1. 完全依赖医保筹资；个人不缴费，财政不补贴； 2. 新农合参保人被排斥在外，不公平； 3. 只有入住定点机构才享受保险待遇，可能会产生"社会性住院"现象； 4. 按照失能老人1:3的照护比例，长春市约需3万名专业照护人员，而目前只有4000多人	1. 希望建立独立的基本照护保险制度，但还是没有脱离医保，医保基金有适度支持，个人缴费，财政补贴较多； 2. 不分年龄参保增加财政压力，因为残疾人、贫困户、儿童学生的参保费来源于财政支付； 3. 定点照护机构过少，难以满足需求，尤其是在全覆盖的前提下

（二）社会效益①

尽管三市长期护理保险在资金筹集和服务供给两大方面存在问题，但就目前来看，都产生了一些预期的社会效益。

1. 青岛市医疗护理保险的效益

2015年青岛市荣获"2015年度中国政府创新最佳实践第一名"，2016年荣获"全国经济建设与科学发展理论实践成果党政政工系统特等奖"。

（1）较好地保障了失能参保人的医疗护理需求

青岛市医疗护理保险覆盖人群为810多万人。四年多来，已有4.1万名参保患者享受到护理保险待遇，累计支出护理保险基金11.3亿元，让1.2万多名老人有尊严地走完了生命的最后旅程。目前正在接受护理保险服务的失能老人为1.6万多人（其中"家护"1.2万人，"院护"1400多人，"专护"1000多人，"巡护"1600多人）。

（2）缓解了"住院难、看病贵"的问题，减轻了失能患者及其家庭负担

从四种护理模式的综合统计看，护理保险人均床日费用为56.2元，只占二、三级医院的1/20；人均床日个人负担4.2元，只占二、三级医院的1/77，大大减轻了个人和家庭的负担。

（3）减少了"社会性住院"现象，提高了医保基金的使用效益

护理保险基金支出11.3亿元，累计购买了2004多万个床日的护理服务。经测算，同额度的资金只能支付二、三级医院141万个床日的住院费用，大大提高了基金的使用绩效，有效促进了医疗保险与护理保险的转型发展。

（4）吸引了社会力量投入医养结合建设，推动了护理服务体系的发展

全市500多家护理服务机构提供标准化服务，其中老年护理院或具备医护资质的养老机构有47家，医疗专护机构有16家。实行一体化管理的村卫生室目前有4000余家。目前，青岛市护理服务机构当中，民营机构数量占95%，承担业务量占98%以上，成为护理服务的绝对主力。

2. 长春市失能人员医疗照护保险的效益

长春市针对失能人员设立的医疗照护保险产生了初步的社会效益。

第一，被老百姓誉为"最具幸福感的民生实事"。2016年吉林省已有

---

① 本节相关数据均来源于各市人力资源和社会保障部门网站资料。

16997 名参保全失能人员享受了照护险待遇，照护保险统筹基金支付达
4355 万元，平均补偿比例达 80%，有效解决了"一人失能，全家失衡"
的现状。

第二，减轻了失能者家庭的经济负担。失能人员入住养老机构，全年
费用在 4 万元左右，通过照护保险补偿，参保职工全年只需承担 3600 元
左右，参保居民只需承担 7200 元左右，就能享受全年的照护服务。

第三，失能人员分流到养老医护机构，缓解了医保支付压力，同时也
增加了医疗机构的病床周转率。享受照护保险的失能人员平均床日费为 97
元，而同期医保住院平均床日费近 1000 元，是照护保险床日费的 10 倍。

第四，基金运行总体平稳。2016 年照护保险基金累计结余 7.85 亿
元，其中，职工照护保险基金结余 6.66 亿元，居民照护保险基金结余
1.19 亿元。

3. 南通市基本照护保险的效益

南通市基本照护保险虽然实施较晚，但政策效益也表现出来，主要有
以下几个方面。

首先，不仅有效解决了长期失能者的生活照料问题，提高其生活质量
和尊严，而且有利于建立养老护理、疾病治疗、临终关怀三位一体的保障
模式，实现照料护理与疾病治疗的无缝对接。首批覆盖人群达 109 万人。
截至 2016 年 9 月，享受待遇的 662 人中，百岁老人有 2 人。其中，59 岁
以下占比 8.7%，60 岁至 79 岁占比 29.3%，80 岁及以上占比 62.0%，死
亡率为 4.3%。

其次，有利于促进养老服务行业规范经营和能力提升。随着制度的逐
步深化，护理方式从粗放的生活护理向精细化的专业照护转变，倒逼定点
养老机构提升服务质量、规范经营，起到了促进服务能力提升、群众受
益、行业发展的良性循环作用。

再次，有利于扩大就业制度的实施，让照护保险服务机构有了稳定的
资金来源，吸引社会资本向照护保险转移，促进社会照护机构的发展。

最后，有利于资源节约制度的实施，在宏观上缓解了"以医代养"
与"社会性住院"造成医疗资源和医保基金浪费的现状。

第九章 长期护理服务体系建构原则与框架

　　长期护理服务体系建设需要考虑两个方面。一方面是中国意识。虽然西方政策科学和政策执行理论走在国内的前头，但我们不能盲目照抄国外经验，既要了解西方政策的理论，也要考量本土的适应能力。另一方面是"地方性知识"。[①] 本课题研究的第三章至第八章分别从我国养老福利的责任演变、长期护理服务总体与地区的现状，以及国内外长期护理制度政策的创新三大方面进行了全面的理论研究和实证分析，沿着提出问题—分析问题—解决问题的逻辑思路，接下来本章的重要任务是如何构建适应中国国情的长期护理服务体系。长期护理服务体系的建构可以从行政与准入系统、筹资与负担系统、服务与支付系统、风控与质量系统八大系统展开。

　　尽管笔者在第一章第一节"问题提出"部分对我国养老服务体系存在的不足做了粗线条的描述，但是在第三章至第八章的深入研究后，有必要对我国长期护理服务现状做出总体判断，以便为构建中国长期护理服务体系提供精准的方向。

第一节　总体判断

一　养老服务走向以家庭责任主导、国家责任兜底、个人责任加强的趋势

　　我国养老服务经过 1949—1977 年、1978—2000 年、2001 年至今的三

---

① 贺东航、孔繁斌：《公共政策执行的中国经验》，《中国社会科学》2011 年第 5 期。

个历史阶段，先后从家庭养老的一元责任逐渐演进成为家庭、国家、市场、社会以及个人共同负责的多元责任。由于经济社会的发展和人口老龄化的推进，五个责任主体之间的交织形成较为明显的 V 型曲线走势。其中，家庭主体责任一直处于主导地位，相比于改革开放之前国家（或政府）责任有所减弱，而市场责任与社会责任逐渐强化，尤其是进入 21 世纪以来养老的个人责任比重处于上升趋势。

二 长期护理服务需求总量大，且呈现较大的地区差异和时间差异

由于人口基数大，到 2015 年底我国 60 岁及以上老年人口为 2.22 亿人，其中，失能和部分失能老年人约为 4063 万人，在全部失能老年人当中重度失能老年人为 1200 多万人，而且随着人口结构深度老龄化，高龄失能老年人数增速较快。疾病谱发生变化，我国老年慢性病患者和失能者增多，由此也产生了医疗资源的浪费、老年人及其家庭的经济贫困，以及入院后失能康复率较低等一系列"社会性住院"风险。

失能老年人和老年慢性病患者的"双增"是长期护理服务需求量大的潜在因素。不仅如此，失能老年人口还表现出两大特征。一是地区之间差异大。北京、天津、上海以及西藏等少数民族地区是失能率较高的区域；失能老年人规模超 30 万人的大规模地区有四川省、河南省、山东省、河北省、安徽省、海南省、江苏省；此外，农村老年人失能率及规模明显高于城镇。二是时间阶段性差异大。总体上，中高年龄段、女性失能老年人口在全部失能老年人口中比重大且逐年增加，重度失能老年人比例呈一定幅度逐年递增。随着时间推进，失能老年人呈现高龄化、女性化、重度失能化加重的现象。

三 长期护理服务供给与需求之间严重失衡，三种照护方式存在多维困境

"十三五"期间我国养老服务事业的发展定位是"居家为基础，社区为依托，机构为补充"。从全国和各地长期护理服务供给的总量来看，

都不同程度地存在供需之间的失衡状态。总体上，居家、社区和机构供给的照护服务远远不能满足失能老年人和慢性病患者对长期护理服务的需求。

居家照护服务，面临家庭照护者身心健康压力大、购置护理设施成本较高，以及只能提供日常生活照料、缺乏保健护理服务的困境。社区照护服务，存在缺乏稳定的资金支持、服务趋于同质化、社区规模小、护理服务难以满足入住者多样化的需求等问题。机构照护服务，除了机构建设的政策支持力度不均衡之外，最重要的是养老护理员严重不足，同时表现出来的还有地区之间数量不均，以及在增量中流失率非常高的特征。

四　不同经济类型区养老机构面临的困难异同点较多，政策空间很大

安徽省芜湖市和浙江省杭州市分别代表经济欠发达地区、经济较发达地区的城市。通过对这两种不同经济类型区养老机构的调查，我们获得了一些比较有价值的研究发现。一方面，共同的难题表现在公办和民办养老机构的发展定位不清晰，民营养老机构的优惠政策落实不到位，公办和民办养老机构服务定价差距大，服务单一、缺乏多样性，养老护理人员老龄化倾向明显而且配置不足等诸多方面。

另一方面，不同的问题主要表现在以下几点。第一，在财政支持力度上，东部省份对公办养老机构的支持力度大于民营养老机构，中部省份对公办和民办养老机构都缺乏相应的资金扶持。第二，在入住率上，东部省份公办养老机构人满为患、一床难求，民营机构却"客源不足"；中部省份公办和民办养老机构的入住率普遍不高。第三，在医养结合上，东部省份养老机构一般通过内设医院、医务室，以及与社区医疗卫生服务机构签订合作协议等三种方式提供医疗服务；而中部省份无论是公办养老机构还是民营养老机构，基本上均限于提供生活照料服务，保健康复、急救护理和精神抚慰方面的服务严重缺失。第四，在服务满意上，财政支持、薪酬水平和管理理念等方面的地区差异性，直接导致了东部省份养老机构的老年人满意度明显高于中部欠发达地区。

五 国内外长期护理服务体制创新和突破的一些经验值得借鉴和推广

国内外值得借鉴和吸收的经验主要有如下几方面。一是制度模式。根据中国国情，我们只能采用社会保险模式，但不排斥商业保险发挥补充作用，二者可以共同生存、相互发展。二是目标人群。目前各地长期护理服务以重度失能、失独、空巢老年人为主要受益对象。三是资金筹措。除了缴纳保险费以外，还可以吸纳外资、慈善捐赠，以及整合民政、卫生、残联等职能部门用于养老服务方面的专项资金。四是重视养老护理员职业性和专业性的政策引导。人力资本的数量和质量往往是决定养老服务业成败的关键因素。五是社区服务以居家为主导、机构养老以民营为重点是西方国家经历挫折后的政策转向，我们更应该高度重视。

第二节　若干原则

2016 年 6 月人社部办公厅《关于开展长期护理保险制度试点的指导意见》（人社厅〔2016〕80 号，以下简称《意见》）的发布，标志着我国养老服务的发展定位基本明晰下来，重点在于两个方面：一是养老服务概念发展为长期护理的理念；二是财政专项拨款和福彩基金的共同支持方法为社会保险筹资方式所取代。基于两个基本定位和国内外长期护理制度创新，重构我国长期护理服务体系要考虑到以下几个基本原则。

1. 单独筹资建制

目前 15 个试点城市通过划转医疗保险账户资金的方式，推行长期护理社会保险，从中长期来看需要考虑单独筹资，这样有利于长期护理保险政策的稳定性。在基金管理上，可以上交社会医疗保险，但要单独建立专门账户，防止医疗保险基金透支护理保险基金。医保发生的管理费用由护理保险基金支付。护理保险基金遵循现收现付，即年度平衡、略有结余的原则。

2. 全覆盖与保障水平螺旋上升

老年人、慢性病患者及失能人员的长期护理服务是他们共同的需求。全覆盖是从制度层面来说的，以面向全体国民的社会保险为主体、以面向低收入群体的护理津贴（或以部分津贴资金资助参加社会保险，或以部分津贴资金资助通过再保险投保商业保险）以及面向高收入人群的商业保险为补充的多元筹资模式。无论哪一种筹资模式，所获取的长期护理服务只能来源于家庭成员等非正式主体和政府、社会等正式主体。

目前在长期护理保险试点的基础上，逐步扩大覆盖面至城乡居民。至于各地人口老龄化程度不同、居民收入差异较大的情况，可以通过省级财政支持来达到平衡。在考察各地养老服务与医疗服务市场价格后，测算出相对较低水平的长期护理保险待遇，不增加企业、个人和财政的压力。但随着长期护理保险的完善和经济发展水平的提高，各地要逐步提升长期护理保障水平。

3. 居家服务优先

推行长期护理社会保险的国家如德国、日本、韩国等，都强调"居家服务优先"的原则，这样做的好处有三点：一是加强护理预防的功能，防止老年人失能状况的恶化；二是充分利用家庭的物质资源和人力资源，缓解社会照护的压力和失能者家庭的经济负担；三是老年人在亲切、熟悉的环境里，更有利于康复和提高生命质量。

4. 整合医养资源

长期护理服务包括生活照料、医疗保健以及心理慰藉等方面。鉴于目前我国大多数养老机构仅提供日常生活起居方面的照料服务，针对入住老年人的慢性病和失能的医疗保健服务缺乏状况，有必要制定政策支持养老机构通过"外包"合同与社区医院、老年病医院、三级以上医院签订协议，由专业医疗机构来提供与医疗相关的诊治康复服务，长期护理保险基金支付服务费用。

5. 体现个人责任

与医疗服务一样，长期护理服务也属于准公共产品，具有资源稀缺性的特点。为此，在长期护理保险基金支付服务费用的同时，一定要体现个人责任的原则。为了引导居家服务、社区服务的方向，接受居家、社区长期护理服务的参保人可以自付费用的比例为10%左右，而接受机构服务者自付比例高一些，为20%左右。这样更加有效提高了长期护理服务资源的利用效率。

6. 注重社会公平

不同于商业保险的市场化行为，社会保险属于政府行为。在发挥"资金互济，风险分担"的同时，对城乡低保、失独、贫困家庭的参保人员进行经济收入审查后，实行免费或低费参保的政策。因为不管是崇尚自由主义的美国还是信仰儒家文化的日本、韩国等，都注重对低收入老人的保障，实行免费享受长期护理服务，实现社会"底线"公平。

7. 分步实施推进

分步实施的第一阶段（"十三五"期间）：从社会医疗保险的个人账户中划转一定比例甚至可以是全部划转到城乡居民的长期护理保险账户；同时，省、市两级财政给予补贴进入该账户。本阶段城乡居民不需缴费。受益对象为 65 岁及以上老年人。

第二阶段（"十四五"起）：扩大覆盖面到农村居民。城乡居民个人开始缴费，政府给予补贴；城镇职工由企业、职工个人共同缴费。本阶段受益对象扩大到全体参保者，65 岁及以上老年人只要有长期护理服务需求，保险权就自然产生；但对于 18—64 岁参保人，有特定疾病或重度生活依赖者才可以享受保险待遇。

8. 配套体系先行

长期护理保险的配套体系是指失能等级鉴定机制、服务准入遴选机制、护理员培养培训机制以及服务质量监管机制等。四大机制是长期护理保险健康运行的重要支柱，也是长期护理保险政策成败的关键。首先，等级鉴定机制成员大多是由老年病医生、护士、社会工作者、物理治疗师、心理师等组成。其次，服务准入遴选机制的职责是对服务机构的经营资质认定，具体而言，制定服务机构的准入条件，并对申请机构的资产、规模、注册、卫生、安全、管理人员及护理员的专业技能、资格认证等方面能力进行审核。再次，就护理员培养培训机制而言，培养机制是指高校编订专业教材、设置养老护理专业进行专业化人才的教育制度；培训机制是对不同等级的护理员、有无资格认证的护理员制定不同的培训方案，定期或不定期开展培训学习，颁发培训证书，为下一步持证上岗打下基础。最后，质量监管机制包括行政垂直管理（卫生、民政部门的定期检查和回访）、行业监督（如行业协会的内部管理）以及系统外监督（第三方评估机构、媒体等）。确切地说，四大配套体系的建设应该优先于长期护理保险制度的建立，这样才能起到良好的"保驾护航"的作用。

第三节　行政与准入系统①

长期护理服务的行政系统，是指政府相关职能部门在长期护理服务体系建设过程中的管理分工及其相应的责任担当。准入系统则包括参保对象、受益对象，以及申请程序和等级认定等方面。

一　行政系统

从《意见》（人社厅〔2016〕80 号）发文来看，虽然目前是推进试点的指导意见，但正因为作为"第六大保险"制度的重要性，其中至少有三个方面有待商榷与调整。

1. 文件发布的行政级别不高

《意见》的发文单位是人力资源和社会保障部办公厅，这是一个厅级文件，不是部颁文件。在我国政策管理中一直是科层制，行政级别的高低与政策出台的号召力、下级部门的执行力的大小呈正相关关系。如此关系到国计民生的重大制度试点，由发改委、人社部、卫计委等多部门联合来发文，效果是不是会更好一些？2005 年 7 月—2006 年 3 月，韩国是由保健福利部来启动首批在光州、南区等 6 个地区试点长期护理保险的，后来顺利推广到第二批共 8 个（2006 年 4 月—2007 年 3 月）、第三批共 13 个试点市郡（2007 年 5 月—2008 年 6 月）。②

2. 单方发文不利于协作

第八章第二节已述欧亚七国长期护理保险制度立法都规范了有关责任部门，而且有明确的法律条文表明各个部门的具体分工。《意见》的发布者是人力资源和社会保障部办公厅，仅此一家。与长期护理服务密切相关的卫生、民政等部门不见踪影。这个问题其实与第一个问题相关联。因为

---

① 本章第三、五、六节内容引自戴卫东著《长期护理保险的"中国方案"》，《湖南师范大学社会科学学报》2017 年第 3 期（《中国社会科学文摘》2017 年第 9 期摘要，人大复印资料《社会保障制度》2017 年第 10 期全文转载）。此处引用有改动。

② ［韩］元奭朝：《韩国老人护理保险的批判性检验》，《社会保障研究》2008 年第 1 期。

人社部办公厅无法协调卫计委、民政部的办公厅，所以出现了"孤家寡人"发布文件，导致实践中部门之间缺乏分工协作。

3. 部门资源不能共享

2016 年 6 月 16 日，国家卫计委办公厅、民政部办公厅联合下发《关于确定第一批国家级医养结合试点单位的通知》（国卫办家庭函〔2016〕644 号），① 确定了全国 50 个市（区）作为第一批国家级医养结合试点单位。6 月 27 日，《意见》发布，在全国 15 个市开展长期护理保险制度试点。从长期护理保险的本质来说，日常生活照料、医疗保健与康复是该保险的重要服务内容。为了使长期护理保险顺利推进，本着资源共享的原则，理论上，15 个护理保险试点单位可以在 50 个国家级医养结合试点市中遴选产生。事实上，只有齐齐哈尔、苏州、南通、青岛、上海以及重庆 6 个护理保险试点市出现在医养结合试点单位里，占全部护理保险试点市的比例为 40%，在医养结合试点市中占比为 12%。原因很简单，部门之间不协作，部门行政范围内的资源就不可能得到相互利用。

很显然，上述三个方面的问题实质上是由一个根本性问题导致的，那就是《意见》的制定和发布者的行政层级不高。为此，下一步全面推进长期护理保险的第一步应该做如下思考。

首先，在中央层面，由人社部牵头，联合发改委、卫计委、民政部、财政部、国家税务总局、教育部等相关部委制定《关于全面推进长期护理保险制度建设的实施意见》上报国务院，再由国务院办公厅讨论同意后颁布文件，这样才具有更高的法律效力。人社部负责长期护理保险基金的筹集与支付的标准制定及其管理；民政部和卫计委负责养老服务市场质量标准的制定与服务供方准入的遴选以及医养服务机构的质量审核；财政部负责专项的财政投入；国家税务总局负责非营利养老服务机构的税收优惠政策的制定，以及将来社会保障税征收时期的护理保险税的税率制定及其征收管理；教育部则负责高等医科教育中老年护理专业的扩大招生，以及职业教育院校中养老护理专业的设置、定向培养招生和"订单式"培养等政策。

---

① 参见卫计委网站，http://www.nhfpc.gov.cn/jtfzs/s3581c/201606/66bdf54a086f4678872bb6ed3edf0b9c.shtml，访问时间：2016 年 8 月 10 日。

其次，在地方上，试点推广市政府转发国务院文件，人社局根据国务院文件制定符合当地经济社会环境的《实施细则》，除了与上述部级部门相对应的市级职能部门外，在业务上还需要与老龄、残联、土管、工商、公安、消防、红十字、慈善总会以及商业保险公司等相关单位开展协作。老龄与残联部门拥有相关养老服务的资源，应与长期护理保险制度进行整合；工商部门负责营利性养老机构的注册与管理；公安与消防部门负责养老服务场所的安全保障及其日常管理；红十字和慈善总会负责专项资金捐赠以及养老慈善机构的设立及运营；商业保险公司可以与人社部门"联姻"，负责接受人社部门委托的长期护理保险资金的管理以及对养老机构服务质量的审核与支付，等等。

二　准入系统

1. 参保对象与受益人群

《意见》规定，"试点阶段，长期护理保险制度原则上主要覆盖职工基本医疗保险参保人群"，"以长期处于失能状态的参保人群为保障对象，重点解决重度失能人员基本生活照料和与基本生活密切相关的医疗护理等所需费用"。[①] 在试点阶段，以重点目标人群为参保对象和受益对象有利于摸索经验，进一步扩大覆盖面和受益人群。《意见》的条文规定吸纳了德国、卢森堡、日本和韩国"护理保险绑定医疗保险"的国际经验，以及我国青岛、长春和南通三市"先行先试"地区的经验，在借鉴国内外经验的基础上再上升到中央政府的决策指导层面。

但是，在试点扩面和制度定型之际，有必要进一步调整和优化长期护理保险政策的方案设计。截至2014年底，我国参加新农合的人数为7.36亿人，[②] 到2015年底，参加城镇基本医疗保险的人数为6.66亿人（职工为2.89亿人，居民3.77亿人）[③]，二者合计14.02亿人，真正实现了全民

---

① 参见人社部办公厅《关于开展长期护理保险制度试点的指导意见》（人社厅发〔2016〕80号）第五、六条。
② 参见卫计委《2014年我国卫生和计划生育事业发展统计公报》，最后访问时间：2015年11月5日。
③ 参见人社部《2015年度人力资源和社会保障事业发展统计公报》，最后访问时间：2016年6月1日。

参加医疗保险。在"十三五"末或"十四五"初，如果长期护理保险制度定型，应当继续遵循"跟从医疗保险"的原则，那么长期护理保险也等于实现全民覆盖。这一方向与我国社会保障制度"全覆盖、保基本、多层次、可持续"①的方针是相一致的。全民覆盖有利于做大"保险池"，由于城乡居民的人均收入较低，也由于失能老年人的基数较大，所以，日本介护保险以40岁以上国民为参保对象的做法不符合我国国情。但是，欧亚七国在长期护理保险参保过程中体现社会公平的理念值得我们学习，针对城乡低保户和"失独"家庭、城市"三无"人员、农村"五保"人员等符合条件的交不起保险费的特困者和特定人群，应该实行减免政策。

"保基本"在长期护理保险制度中可以体现为两个层面。第一层面，以重度失能老年人为主，在此基础上各地根据当地经济发展水平，逐步扩面到中度失能老年人以及轻度失能老年人。至于失能老年人究竟是以60岁还是65岁为年龄界限，由各地在测算失能老年人的数量和发展趋势的前提下，量入为出，自行决定。第二层面，65岁（或60岁）以下的参保对象，享受长期护理保险待遇的规定可以借鉴日本和韩国的政策，以长期依赖或特定病种为受益条件符合人性化、公平性的特征，同时也是为了保障长期护理保险基金的可持续性。

2. 申请程序和等级认定

《意见》中目前还没有对参保人申请服务的程序以及失能等级如何认定的具体规定。然而，二者在长期护理保险制度中是关键的技术环节，处于基础地位。欧亚七国的申请程序和等级认定非常完备。国内青岛、长春和南通三市都按照《日常生活活动能力评定量表》的失能程度评分作为申请认定的标准，其中，青岛为小于60分，长春和南通是小于等于40分。缺乏细化的指导标准，在实践中导致失能程度不同的申请人享受同一服务标准，在支付上产生了不同失能人员"低者高就"的待遇水平。在下一步试点推广和制度定型中，申请程序和等级认定的重要性不能忽视。

---

① 人民网：《尹蔚民：贯彻民生工作思路　更好保障和改善民生——深入学习习近平总书记关于做好民生工作的重要论述》，http://dangjian.people.com.cn/n/2015/0916/c117092 - 27593984.html，最后访问时间：2015年11月4日。

申请程序方面，学习日本和韩国的经验，分为五个阶段。第一阶段，参保人向社区（村）提出申请。第二阶段，由街道（乡镇）派出专门的审核人员到申请人家里或到指定的医疗机构进行日常生活功能、认知状态等方面的检查，打出得分。第三阶段，审查护理服务的等级，由街道（乡镇）护理保险失能等级认定审查机构（一般由老年病医生、护士、理疗师、社会工作者、保健师5人组成）依检查结果及医师诊断，核定申请者需要护理服务的等级。第四阶段，将核定护理需求的等级通知申请人，申请人如对核定结果有异议可以上诉到市（县）长期护理保险仲裁委员会（由医生、社会工作者、公务员、法学工作者等构成）。第五阶段，拟定护理计划开展服务，可由本人或家属意愿自己拟定服务计划，或可经专业人员代拟。

等级认定方面，全国老龄委、国家统计局等部门可以参照日本、韩国的实践开发出一套适合我国老年人的护理等级认定的全国统一的调查表，[①] 然后计算不同失能类型的护理服务所需时间，并把服务时间换算成等级认定标准时间（德国、日本）或分数（韩国），以此来判定不同等级。[②] 这样才能保证等级认定标准的合理性、客观性和科学性。青岛、长春和南通单纯依据失能评分"一刀切"，这样的等级认定标准过于单一、不科学，因为护理时间和失能程度不一定成正比例关系。

第四节　筹资与负担系统

《意见》要求，"筹资标准根据当地经济发展水平、照护需求、照护服务成本以及保障范围和水平等因素，按照以收定支、收支平衡、略有结余的原则合理确定"。可以明确的是，试点结束后全国应该制定一个统一的费率，在此标准下各省（自治区、直辖市）来测算符合当地经济发展

---

① 日本的失能状况调查表选项为7大领域共73项，而韩国是5大领域共52项。
② 高春兰、果硕：《老年长期护理保险给付对象的等级评定体系研究——以日本和韩国经验为例》，《社会建设》2016年第4期。

水平的费率。这里，以浙江省为例，测算长期护理保险的成本、费率及其负担能力。①

一　浙江省老年人口失能规模和照护需求的估算

（一）失能规模的估计

根据老年人的生活自理能力将失能老人分为轻度失能、中度失能和重度失能三个等级，由此分别对应一级照护、二级照护和三级照护。很显然，照护等级越高相应的照护费用越高。据第六次人口普查数据测算出的2010年全国老年人口的失能规模，我们首先估计出2015年浙江省的老年人口失能水平②，进而测算长期护理的需求。在表9-1中，我们将65岁及以上老年人群分为7个年龄组，其中失能水平计算的是该组人群中失能老人占全组人群（非整体人群）的比例，最后一行我们加权平均计算了每组失能老人占整体老年人的比例。

表9-1　2015年按年龄老年人失能水平

单位：%

分年龄组	城市			农村		
	轻度	中度	重度	轻度	中度	重度
65—69岁	9.77	0.50	0.66	7.87	0.71	0.42
70—74岁	13.73	0.45	1.24	12.30	1.16	0.89
75—79岁	20.57	2.16	2.08	14.67	1.13	1.1
80—84岁	23.98	2.53	4.50	18.00	2.17	3.37
85—89岁	33.96	4.82	8.32	21.56	3.71	4.63
90—94岁	32.64	9.17	15.54	22.26	6.47	11.20
95岁及以上	38.55	15.38	20.13	25.53	10.26	16.02
加权平均	13.44	1.17	1.54	10.33	1.05	1.11

资料来源：（1）景跃军、李元：《中国失能老年人构成及长期护理需求分析》，《人口学刊》2014年第2期。（2）张文娟、魏蒙：《中国老年人的失能水平和时间估计——基于合并数据的分析》，《人口研究》2015年第5期。

---

① 本节测算由研究生杨六妹承担研究，将此致谢。

② 在遵循"六普"调查数据中年龄分组的基础上，我们将95—99岁和100岁及以上两组合并成一组：95岁及以上。

· 275 ·

由表 9 - 1 可知，无论是城市人口还是农村人口，每组年龄段中，轻度失能老人所占比例最高，重度失能老人比例在大部分群组中为次高，其次是中度失能老人。此外，分组城市失能老人所占比例高于农村失能老人比例。接着我们依据浙江省的人口数据，计算出 2015 年浙江省不同失能等级的老年人口规模（见表 9 - 2）。

表 9 - 2　2015 年浙江省不同失能等级的老年人口规模

单位：万人

分年龄组	总人口规模	失能人口规模		
		轻度	中度	重度
65—69 岁	156.26	10.25	0.76	0.61
70—74 岁	135.73	13.51	0.98	1.06
75—79 岁	119.94	15.58	1.38	1.33
80—84 岁	69.85	10.87	1.25	2.04
85—89 岁	30.91	6.13	0.98	1.39
90—94 岁	8.02	1.59	0.46	0.78
95 岁及以上	1.49	0.35	0.14	0.20
合计	522.20	58.28	5.95	7.41

表 9 - 2 显示，浙江省全部失能老人的人口规模相当庞大，超过 70 万人口数，占老年人口的近 14%，高于全国老年人口的失能率水平（11.2%）。

长期护理保险制度筹资原则应该按照现收现付制，这就要求我们在建立模型测算费率的时候应该遵循供给满足需求的原则。在计算出浙江省失能老人的人口规模后，首先需要考虑的便是长期护理保险的需求测度。我们考虑将全部失能老人纳入长期护理保险制度进行偿付。在以失能老人规模作为长期护理保险需求量的基础上，我们进一步计算需求成本。这里统一将长期护理保险偿付水平设定为 90%，即参保人在符合条件的情况下接受长期护理服务所发生的费用，由长期护理保险基金全额支付 90%，个人承担 10%。

（二）长期护理成本的估计

不同失能等级的老人对应不同等级的长期护理，因而会产生相应的费用支出。参考当前已经试点长期护理保险制度的青岛市经验，我们这里假定轻度失能的老人居家接受长期照护服务（家庭病床的模式），而中度和重度失能老人在相应的医养机构享受护理服务。护理费用主要包括人力成本如护理人员的工资支付、管理人员的工资支付，设备成本包括护理材料如易耗品和耐耗品（病床等）。按照浙江省行业平均工资来看，护理人员的月工资为4300元，而管理人员的工资为5000元，床位费按照20600元计算，年折旧率为8%。在人力成本上，按照护理等级的不同，护理人员和失能老人的比例也应该呈现差异：一级护理，护理人员：失能老人=1:4；二级护理，护理人员：失能老人=1:2；三级护理，护理人员：失能老人=1:1。此外，假定管理人员的比例不变，设管理人员：失能老人=1:10，由此，计算出一、二、三级照护的人均各项成本和人均总成本如表9-3所示。

表9-3　分等级照护项目的年人均费用估算

单位：元

等级	人力成本	材料成本	设备成本	管理成本	教育成本	总成本
一级照护	12900	960	1648	6000	100	21608
二级照护	25800	1200	1648	6000	100	34748
三级照护	51600	1440	1648	6000	100	60788

资料来源：根据浙江省老龄工作办公室资料整理。

以上人均照护成本基于2015年物价计算，以后年份的照护费用假设等级照护费用增长率均一致。对比青岛市长期护理保险人均成本（居家人均年成本为21900元，机构人均年成本为23925元）来看，浙江省一级护理的成本基本和青岛市居家成本持平，而浙江省的二级护理和三级护理成本明显高于青岛市机构成本。这是因为在浙江省的长期护理模型构建中，我们区分开了二级照护和三级照护人群，并且在护理人员的配备上，设定条件更为理想，这样能够满足居民未来更高层次的护理需求。

二 代内公平下居民参保费率测算

纵观我国社会保险制度的发展历程，一直都遵循着公平优先的原则。同样，在未来建立的长期护理保险也不应例外。要想实现一个制度的可持续发展，公平原则应该具备需求和利益的满足以及资源利用的双重特征。长期护理保险制度的建立要考虑到代内公平，即个人一生所缴纳的费用折现之和应该等于其购买长期护理费用的折现之和，这样才能保证每个参保人承担与其权利相对等的义务。本节内容我们基于代内公平的原则对居民个人的缴费率进行测算。

（一）费率精算模型

这里我们假设参保人从 18 岁起缴纳保费直至退休（这里男性和女性的退休年龄一致，设为 65 岁）时为止，享受照护服务从 65 岁算起。①

$$p^k \sum_k^{\pi_m} l_k^j W_k^j \Big[\prod_{t=k}^{\pi_m} (1 + r_t) \Big] = \sum_{\pi_m}^{d} \Big[l_{\pi_m}^k \Big(\sum_{\beta=1}^{3} A_{\beta k}^j \rho_{\beta k}^j \Big) \Big] \Big[\prod_{t=\pi_m}^{d} (1 + r_t) \Big] \quad (9.1)$$

其中，$W_k^j = W_k^{j-1}(1 + \varphi_W^j)$，$A_{\beta k}^j = A_{\beta k}^{j-1}(1 + \varphi_A^j)$，则不同年龄的人群缴费率可以由下式给出：

$$p^k = \frac{\sum_{\pi_m}^{d} \Big[l_{\pi_m}^k \Big(\sum_{\beta=1}^{3} A_{\beta k}^j \rho_{\beta k}^j \Big) \Big] \Big[\prod_{t=\pi_m}^{d} (1 + r_t) \Big]}{\sum_k^{\pi_m} l_k^j W_k^j \Big[\prod_{t=k}^{\pi_m} (1 + r_t) \Big]} \quad (9.2)$$

其中，p^k 表示 k 岁参保人群的缴费率，π_m 表示享受长期护理的法定年龄②，l_k^j 表示第 j 年 k 岁参保人数③，W_k^j 表示第 j 年 k 岁参保人群的缴费基数，d 表示参保人群的极限年龄（由生命周期表得出），A_k^j 表示第 j 年 k 岁参保人群的平均照护费用支出，$A_{\beta k}^j$ 表示第 j 年 k 岁参保人群享受 β 级照护的平均费用支出④，$\rho_{\beta k}^j$ 表示第 j 年 k 岁参保人群 β 级失能的比例，φ_W^j 表示第

---

① 男性与女性实行统一的参保费率。

② 设为 65 岁。

③ 基期为 2015 年，由浙江省的人口生命表给出相关数据。

④ 这里设定 β 分为 3 级，失能程度等级越高，相关照护费用越高。

j 年平均缴费工资的增长率，φ_A^j 表示第 j 年平均照护费用的增长率，r_t 表示第 t 年的银行利率。

（二）参数设定和费率测算

在上述长期护理费用测算模型中，我们必须要考虑的是缴费基数、费用的增长率以及假定基金的投资收益增长率。

1. 参数设定

长期护理保险制度作为我国一项基本社会保险制度，在其运行过程中，应考虑到参保人员的经济能力，而参保范围也不应该仅仅限于企业等职工人员，应该参照医疗保险制度涵盖所有居民。然而我国城乡居民的收入差距由来已久，如何确定一个比较合理的缴费基数显得尤为重要。这里以浙江省城乡居民人均可支配年收入为缴费基数，能够体现长期护理保险制度的公平原则，同时，城乡居民按年缴费。根据《浙江省统计年鉴》等相关数据，我们在 2015 年数据的基础上，假设城乡居民人均可支配年收入的增长率分别为 10%、8% 和 6%，图 9 - 1 显示了三种增长率假定下的浙江省城乡居民可支配收入的增长趋势。

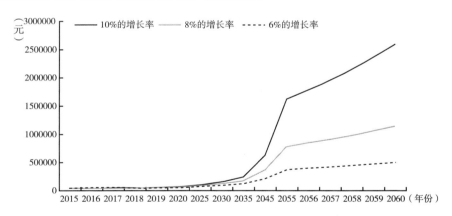

图 9 - 1　不同增长率设定下的浙江省城乡居民人均可支配年收入趋势

除缴费基数外，我们还假定长期护理费用以 6% 的增长率增长，而基金收益率分别以 5% 和 3% 的增长率增长。

2. 费率测算

在以上参数假定中，我们制定 6 个方案来对长期护理保险的费率进行测算（见表 9 - 4）。

表9-4 不同方案下长期护理保险费率的参数设置

单位：%

	居民可支配收入增长率	护理费用增长率	基金收益率增长率
方案一	10	6	5
方案二	10	6	3
方案三	8	6	5
方案四	8	6	3
方案五	6	6	5
方案六	6	6	3

根据式（9.2）和表9-4中6个假设方案，可以测算出不同方案下长期护理保险制度的缴费费率（见表9-5）。

表9-5 不同方案下LTCI缴费的费率

单位：%

年龄（岁）	方案一	方案二	方案三	方案四	方案五	方案六
18	1.532	1.566	1.600	1.634	1.652	1.686
19	1.763	1.802	1.841	1.880	1.900	1.939
20	1.798	1.838	1.878	1.918	1.938	1.978
21	1.809	1.849	1.889	1.930	1.950	1.990
22	1.835	1.876	1.917	1.957	1.978	2.019
23	1.863	1.904	1.946	1.987	2.008	2.049
24	1.894	1.936	1.979	2.021	2.042	2.084
25	1.929	1.972	2.015	2.057	2.079	2.122
26	1.967	2.010	2.054	2.098	2.120	2.163
27	1.998	2.043	2.087	2.132	2.154	2.198
28	2.013	2.058	2.102	2.147	2.170	2.214
29	2.033	2.078	2.123	2.168	2.191	2.236
30	2.072	2.118	2.164	2.210	2.233	2.279
31	2.107	2.154	2.201	2.247	2.271	2.318
32	2.116	2.163	2.210	2.257	2.281	2.328
33	2.150	2.197	2.245	2.293	2.317	2.365
34	2.168	2.216	2.264	2.313	2.337	2.385
35	2.203	2.252	2.301	2.350	2.374	2.423
36	2.210	2.259	2.309	2.358	2.382	2.431

续表

年龄	方案一	方案二	方案三	方案四	方案五	方案六
37	2.245	2.295	2.345	2.395	2.420	2.470
38	2.285	2.335	2.386	2.437	2.462	2.513
39	2.286	2.337	2.388	2.438	2.464	2.515
40	2.293	2.344	2.395	2.446	2.471	2.522
41	2.345	2.397	2.449	2.501	2.527	2.580
42	2.365	2.417	2.470	2.523	2.549	2.601
43	2.405	2.458	2.512	2.565	2.592	2.645
44	2.405	2.458	2.512	2.565	2.592	2.645
45	2.405	2.459	2.512	2.566	2.593	2.646
46	2.413	2.467	2.521	2.574	2.601	2.655
47	2.424	2.478	2.532	2.586	2.613	2.667
48	2.450	2.504	2.559	2.613	2.640	2.695
49	2.585	2.642	2.699	2.757	2.786	2.843
50	2.907	2.972	3.037	3.101	3.133	3.198
51	3.253	3.325	3.397	3.469	3.505	3.578
52	3.618	3.698	3.778	3.859	3.899	3.979
53	4.007	4.096	4.185	4.274	4.318	4.407
54	4.427	4.525	4.623	4.722	4.771	4.869
55	4.878	4.986	5.094	5.203	5.257	5.365
56	5.360	5.479	5.598	5.717	5.776	5.895
57	5.677	5.804	5.930	6.056	6.119	6.245
58	6.420	6.562	6.705	6.848	6.919	7.062
59	7.004	7.160	7.315	7.471	7.549	7.704
60	7.632	7.802	7.971	8.141	8.226	8.395
61	8.299	8.484	8.668	8.853	8.945	9.129
62	9.010	9.210	9.411	9.611	9.711	9.911
63	9.772	9.989	10.206	10.423	10.532	10.749
64	10.591	10.826	11.062	11.297	11.415	11.650

由表9-5中6个方案的测算结果可以发现，缴费率受到缴费工资基数的增长率、照护费用的增长率以及基金投资收益率的直接影响，6个方案设计中随着年龄的增长，个人应该缴纳的比例也就越高。同时可以看出，费率最低的是方案一，最高的是方案六。具体分析方案一的测算结果

可知，在无政府财政投入的情况下，18 岁人群的缴费率仅仅为 1.532%，50 岁以下人群的缴费率均低于 3%。以上只是基于模拟状态下的缴费率测算。随着长期护理保险试点的扩面推广，各个统筹区的经济发展状况不一，所以在初期运行时应考虑到各个影响因素的变动情况。

三 现收现付制下财政负担能力测算

前文已经论述了未来长期护理保险代内公平原则的特点和重要性，并基于此测算出不同年龄段人群的缴费率。然而长期护理保险不仅仅需要考虑到代内公平原则，作为一项社会基本保险，它也应该考虑到代际公平，即在现收现付制下，当期整体人群缴纳的费用能够满足当期整体人群的长期护理需求。一旦长期护理保险制度定型，必然是按照试点"以收定支，收支平衡，略有结余"的原则筹资，设立保险基金，并需要考虑到政府投入等因素来确保基金的正常运行。因此，根据（9.2）式计算出来的个人缴费率，现在建立长期平衡模型，进一步分析个人、单位、政府三方的缴费水平，重点集中在政府的财政投入上。

（一）长期平衡模型的建立和测算结果

$$F^j = \sum_{k=m}^{\pi_m} p_k^j l_k^j W_k^j + B_g^j + \sum_{k=n}^{\pi_m} l_k^j \left(\sum_{\beta=1}^{3} A_{\beta k}^{k-m} \rho_{\beta k}^{k-m} \right) + F^{j-1} * (1 + r^j) \qquad (9.3)$$

其中，F^j 表示第 j 年基金的余额，B^j 表示第 j 年基金收入，B_g^j 表示第 j 年政府的投入，r^j 表示第 j 年基金投资收益率。

我们这里分别采用方案一和方案六这两个方案的费率水平来估计浙江省财政投入情况（见表 9-6），有助于发现缴费三方的实际承担能力。

表 9-6 浙江省 LTCI 财政投入的比例（2015—2035 年）

单位：亿元，%

年份	方案一（缴费率为 2%）		方案六（缴费率为 3%）	
	财政投入	财政投入占比	财政投入	财政投入占比
2015	35	0.4094	29	0.3414
2016	38	0.4171	32	0.3478
2017	41	0.4250	34	0.3544
2018	44	0.4330	37	0.3610

续表

年份	方案一（缴费率为2%）		方案六（缴费率为3%）	
	财政投入	财政投入占比	财政投入	财政投入占比
2019	48	0.4412	40	0.3679
2020	51	0.4495	43	0.3748
2021	56	0.4580	46	0.3819
2022	60	0.4666	50	0.3891
2023	65	0.4754	54	0.3964
2024	70	0.4844	58	0.4039
2025	76	0.4936	63	0.4115
2026	82	0.5029	68	0.4193
2027	88	0.5124	73	0.4272
2028	95	0.5220	79	0.4353
2029	103	0.5319	86	0.4435
2030	111	0.5419	93	0.4518
2031	120	0.5521	100	0.4604
2032	130	0.5625	108	0.4690
2033	140	0.5732	117	0.4779
2034	151	0.5840	126	0.4869
2035	163	0.5950	136	0.4961

注：政府财政收入假定为6%的年增长水平，其中方案一中的缴费率为不同年龄段的缴费均值水平，方案六同。

资料来源：政府财政收入数据来源于①浙江省统计局：《2013年浙江经济发展报告》，2014年1月22日；②浙江省统计局：《2014年浙江省国民经济和社会发展统计公报》，2015年2月27日；③浙江省统计局：《2015年浙江省国民经济和社会发展统计公报》，2016年2月29日。

（二）基于测算结果的财政负担分析

由于长期护理保险需要政府、单位和个人三方共同负担费用，只有设定合理的筹资结构，长期护理保险制度才可以健康可持续发展。从国际上来看，德国的护理保险企业和个人费率均为1.175%，日本则各为0.5%，以色列是单位和个人各承担0.1%，世界上绝大多数国家的长期护理保险费率之和均在 2% 以下。根据此次测算结果来看，浙江省作为我国经济发达的省份，全面建立长期护理保险制度具有很大的可行性。[①]

通过对 2015—2035 年的数据预测来看，在单位和个人共同承担了 2% 的缴费率后，2015 年政府只需投入财政收入的 0.4% 即可维持基金平衡。随着老年人口增长率的不断攀升，在缴费率不变的情况下，政府财政投入力度应不断加大，例如，在 2035 年财政投入所占财政收入的比例为近 0.6%。结合整体来看，浙江省长期护理保险缴费率应设定为 2% 左右，这样，政府财政投入才具有较高的可持续性。

（三）城镇职工和城乡居民的缴费水平分析

前文分析结果是基于城镇职工的角色假定，而我国未来一旦运行长期护理保险，必然应该涵盖城乡居民（包含非就业人员），因而城乡居民的护理保险费用承担能力亦不可忽略。这里将 2% 的缴费水平纳入城乡居民缴费范畴[②]，假定政府和居民各自承担一半的费率。2015 年城镇常住居民和农村常住居民人均可支配收入分别为 43714 元和 21125 元。[③]

图 9 - 2 预测了 2015—2035 年浙江省城乡居民个人缴纳长期护理保险费用的增长趋势。在个人 1% 的费率设定下，城镇居民 2015 年缴费额约为 437 元，农村居民缴费额约为 211 元。对农村居民而言，人均 211 元的年缴费额，甚至超过了当前医疗保险费用支出，负担较为沉重。因此，中央和地方两级政府需要对农村居民长期护理保险缴费的补贴额度做适当的倾斜。

综上分析，浙江省长期护理保险的整体费率设定为 2%（其中个人承担 1%），城镇职工、城乡居民的缴费能力才有保障，而且政府财政投入也处于可承受范围之内。

---

① 有实证研究表明，民营经济份额越大、个人所得税占地方财政收入的比重越高、本地市场集中度越低，地方财政福利性支出的占比就越高（尹恒、杨龙见：《地方财政对本地居民偏好的回应性研究》，《中国社会科学》2014 年第 5 期）。浙江省的经济社会发展状况与此基本吻合。

② 实际上，长期护理保险在城乡居民的筹资上应该按照城乡居民医疗保险筹资原则进行，即个人缴费和政府补贴（普遍地区的政府补贴比例达到缴费总数的一半）。

③ 浙江省统计局：《2015 年浙江省国民经济和社会发展统计公报》，2016 年 2 月 29 日。

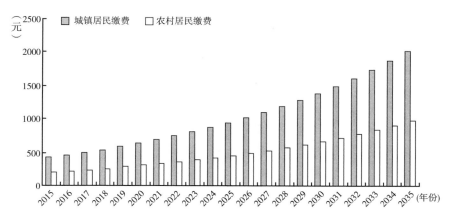

图 9 - 2　浙江省城乡居民长期护理保险费用增长趋势

注：数据在个人 1% 的费率设定下预测得来。

第五节　服务与支付系统

一　服务系统

1. 确立大健康理念，建立健康生活教育机制

对于长期护理服务内容，《意见》没有给出明确的规定。结合国内外的经验和我国"十三五"规划的"建立以居家为基础、社区为依托、机构为补充的多层次养老服务体系"要求，针对失能老年人的生活照料、医疗保健和心理慰藉等长期护理服务，依托社区照护服务资源，重点开展非重度失能老年人的助餐、助浴、购物、户外活动以及家庭病床等服务。对于重度失能老年人，偏重医疗保健康复的入住定点医疗机构，偏重日常生活照料的入住定点养老机构。

长远来看，为了缓解人口老龄化高峰期给国家造成的社会问题，以及失能老年人给家庭带来的经济负担，我们需要从现在开始纠正这种失能风险产生后的"事后应对"决策思路，确立大健康理念，向日本介护保险

制度学习，建立"要支援1"和"要支援2"两个失能等级认定，重视照料护理预防的功能。事实上，老年人失能和失能的程度与其生活习惯、疾病预防有很大的关系。一般情况下，在一个人的生命历程中，偏重重口味的膳食结构、喜好烟酒的生活嗜好、忽视小病和常见病的人，患慢性病的概率要高于其他人群，最终失能的概率和严重程度也要高于其他人群。因此，要改变目前基层医疗卫生体系以疾病治疗为重点的工作思路，特别是在农村地区将健康生活教育、疾病预防知识宣讲作为基层医疗卫生机构工作的重要内容，[①] 重新制定基层医疗卫生机构考核的方法，例如，以每年健康生活教育、疾病预防知识宣讲所覆盖的人数、宣讲次数，以及门诊、住院人次等作为考核指标。这样长期坚持下来，慢性病患病率和失能率就会逐渐下降，达到"事前预防—失能率降低"的良性循环效果。

2. 积极推进"互联网＋养老"建设，提高服务效率

在"互联网＋"时代，快速、便捷和优质的长期护理服务更离不开信息化系统建设。因此，要紧密结合资本和互联网，把养老服务产业设计成一个"'护'联网"，形成一个将"资金－服务－信息－科技"整合为一体的服务平台，贯穿于居家、社区和机构养老服务体系中。[②]

在居家、社区和机构养老的服务系统中，信息化建设主要包括五个系统。一是智能呼叫系统。居家老年人在发生停水、停电以及火灾或意外生病等紧急情况时，通过智能终端"一键通"呼叫社区养老服务信息平台。二是老年人档案管理系统。老年人健康档案主要包括基本信息和健康信息两大类。基本信息主要涵盖老年人姓名、性别、联系方式、所属区域，以及配偶、子女信息等。健康信息主要包括老年人血型、过敏史和其他急性、慢性疾病概况。通过采集这些数据为社区居家养老服务的智能化提供信息、支撑。三是老年人防走失定位系统。社区养老信息平台和养老机构通过老年人防走失定位系统预先设置电子围栏，当患有间歇性失忆或轻度老年痴呆的老年人超过设定移动范围时，便会通过 APP 客户端的智能手

① 2017 年 7 月课题组部分成员到四川省西北部藏区调研，发现村、镇的医疗卫生机构很少，而且县级医院门诊、住院人数不多。经过访谈得知，由于自然环境恶劣和历史上医疗卫生条件的落后，藏民长期以来形成了依赖藏医藏药、小病常见病家庭治疗的生活习惯，只有大病才会到县级医院（1949 年前是到寺庙找僧医看病）。这种"人人懂藏药，家家似诊所"的传统，在很大程度上是藏区的基层医疗机构需求发展不快的深层原因。这个调研发现对课题组成员研究的启发很大。
② 唐钧：《"十三五"需要什么样的老年服务机构》，《中国党政干部论坛》2015 年第 10 期。

环震动提醒老人，若继续偏离范围便会自动进行报警，使社区和机构服务人员或子女第一时间明确老人具体位置，从而及时做出处理。四是远程健康监护系统。该系统基于"健康预警－远程监控－健康档案"三位一体管理模式构建，通过监测终端物联网功能，将各项身体指标上传至云端数据库。在不干预老年人原先生活习惯的前提下，进行血糖、血压、血氧和心电等生理参数的实时监控，并能够直接与社区卫生服务中心和医院对接。五是视频关爱系统。在老年人家中和养老机构老年人生活区域事先安装视频监控设备，老年人子女与服务人员能够随时调取老年人生活状况的画面；当发生意外情况时，社区养老中心能够第一时间了解状况并展开处理，既减少了救助时间又提高了处理效率。①

这样，依赖"互联网＋"的技术支持，日常生活照料、医疗保健护理以及心理抚慰等长期护理服务真正地融合为一体，从而改变了传统养老服务偏重日常生活照料的行为，实现向新型长期护理服务的划时代转变。

3. 以需求为导向，分类推进精准服务

失能率较高的经济发达地区，比如北京、天津、上海等地区，可积极发展机构养老服务。这些地区的优势在于经济发展水平高，财政支付能力强，人均可支配收入高，对机构提供的长期护理服务的购买能力强。北京市"9064"和上海市"9073"养老服务体系建设规划明确提出，老年人失能率是养老机构发展规模的重要依据。在家庭照护服务无法达到要求的情况下，机构照护是满足医养结合需求的最佳选择。当然，在原有的基础上社区日间照护（或喘息照料服务）宜得到大力支持和发展。

失能规模较大的中西部地区，如我国四川、河南、山东等地区，失能老年人口数在全国排名前三，其中重度失能老年人规模均已过万人，庞大的失能老年人群体迫切需要社会提供多元化、多层次的养老服务。这些地区的特点是经济发展水平居中，地方政府财力有限，居民可支配收入一般。为此，在这些地区应重视倡导"以老养老"照护模式，鼓励低龄老年人加入护理服务队伍，为高龄老年人提供相应的照料服务。这种模式的优点在于两个方面。一是，在物质上可以作为部分老年人群体的一种养老补充。低龄老年人中有很大一部分人是接受过好的教育，并且在多年工作中积累了丰富的经验，有巨大的正能量，可以作为人力资本投入养老护理

---

① 钱浩：《合肥市社区居家养老的智慧化探索》，安徽财经大学硕士学位论文，2016。

服务产业，实现"老有所为"，为自身未来养老护理服务消费做积累。二是，从精神上看，可以帮助一些老年人排解孤独寂寞，获取精神慰藉。由于低龄老年人比社区工作者及机构服务人员更懂得老年人的心理，在日常生活交流中也更容易沟通和产生共鸣，能够很好地实现相互间的精神慰藉，满足老年人强烈的情感交流需求，减少孤独感。

少数民族及偏远地区，比如我国的西藏，老年人失能率最高，交通不便，居民可支配收入低，养老负担重。少数民族及偏远地区居民在意识观念和生活方式上有其特殊性，"养儿防老"的观念根深蒂固，老年社区尚未建立，家庭养老方式仍然是最重要的养老方式。因此，在这些地区，首先，倡导养老敬老的传统美德和"家庭诊所"的传统经验；其次，发挥中央财政支持功能，试行居家养老补贴制度，对家庭照护者提供资金补贴；再次，根据少数民族居住特征，建设集体社区以弥补家庭养老的不足，鼓励"在地老化"（在老年人生活的社区实现老龄化服务）；最后，尊重少数民族的宗教信仰，实行少数民族社会养老服务的宗教参与，充分发挥乐善好施、慈善捐赠的宗教精神支撑作用。

失能规模较大的农村地区，基础设施建设薄弱，失能老年人经济能力差，难以负担机构养老服务费用，目前主要利用服务内容单一的家庭照护。未来发展有几个方面必须考虑。一是，加大政府对农村养老服务资金的投入力度，将长期护理服务资金列入政府财政预算形成专项基金。二是，以家庭养老为主，有条件的地区对家庭劳动力照护老年人产生的经济损失给予补偿。三是，重视高龄家庭、失独家庭、女性失能老年人以及低保家庭失能老年人的照护服务。农村公办养老机构可以先将这些人群纳入其中，体现政府的兜底责任。四是，从时间上看，城镇化将对我国失能老年人口的城乡分布产生重要影响，总体上失能老年人口也表现出不断城镇化的过程，20年后将超过农村失能老年人口所占的比例。[①] 对农村养老服务资源的布局要与城镇化相结合，应该布局在一些重要的城乡连接点，如在一些中心镇、连接县城与乡镇的主要公路沿线、县城近郊等区域，确保未来城乡都具有可及性，避免出现因城乡人口流动变化而形成资源浪费和需要大量重新配置的情况。

---

① 林宝：《中国不能自理老年人口的现状及趋势分析》，《人口与经济》2015 年第 4 期。

4. 根据地区经济水平，逐步推进养老机构改革

养老机构改革要把握三个方向。第一，走向小型化、社区化。就全国而言，2千米以下或是在社区内的敬/养老院的比例仅为30.4%，超过25%的敬/养老院离社区10千米以上。[①] 老人在社区内养老，无需远离居住环境，增强其适应性和接受度，避免集中养老产生的孤独感，也方便子女探望，减少老人在家与养老院之间的奔波辛劳，在满足医疗、护理和生活照料的基础上，满足老人亲情关怀、社会交往、爱和归属的需求。第二，分类管理。在养老服务业比较先进的城市，把养老机构划分为自理型养老机构、助养型养老机构、养护型养老机构，这样既可以避免目前养老机构在收养模式上存在的健康老年人入住率高的雷同现象，又可以有利于政府分类制定指导价格和增强失能老年人选择入住机构的透明性。第三，医养结合的科学性。防止简单地强调在养老机构中内设医疗机构的"1＋1"模式，否则不仅导致成本高而且涉及医疗、养老服务主体的积极性以及管理归属等诸多问题，结果只能是"按下葫芦浮起瓢"。养老机构应该通过与附近的医疗机构签订合同的方式，将机构内的医疗服务实行业务外包，以获得便捷的医护服务，即养老机构与医疗机构二者独立运行、互不隶属，发挥各自的专业化优势，实现优势互补。总的来说，养老机构内患病老人的医疗服务需求更多的是要靠社会上的医疗服务机构来满足，而不是靠养老机构配建综合性、全科性的医疗机构。一个量化的建议是，100张床位以下的护理型养老机构设立医务诊所，100—500张床位的医护服务外包给社区医院、二级医院，500张床位以上的可设老年病医院和康复医院。鼓励二级医院开办养老护理分区或附属养老院，经济效益不好的二级医院可以转行为养老护理院。

针对欠发达地区的公办养老机构，一方面，上级财政应当承担更多责任。各级政府在科学测算的基础上，根据地方财政实际情况，确定合理配比支出份额。理顺地方、中央关系，明确事权范围和市、县两级政府所应该且能够承担的经费比例，走出"财权上浮、事权下沉"引起的部分地区事权与财权不匹配的困局。另一方面，允许适度向社会老人开放，将对其收取的费用补偿"三无"老人的照护成本，防止收费过低、侵占民办养老机构的市场份额进而引发不正当竞争，这样既能规避财政不足的劣

---

① 中国人民大学中国调查与数据中心：《2014年中国老年社会追踪调查报告》，2014年12月。

势，又能发扬其内部优势。

就欠发达地区的民办养老机构而言，首先也即最重要的是落实国务院等有关部委的优惠政策，促进公建民营、民办公助等 PPP 模式的发展。地方政府的发改委、银监会、财政、国土、水务、电力、消防、税务部门可在民政部门或其他更有力的部门带动下，建立部门联席会议制度。每年通过会议协商等方式，对相关部门的行为进行协调，建立对话平台，对拒不履行政策规定且无正当理由解释者进行追责，并对政策实施实行监控，使养老机构扶持政策真正落到实处。对于一些部门为一己之利而拒绝配合的行为，应加大惩处力度，政策落实比制定更为重要。其次，建立健全行业协会制度。行业协会可统一上访养老机构的自身诉求，扩大其影响力和话语权。建立制度化的交流平台，加强行业协会的对话制度，使地方政策制定更有针对性，同时有利于及时发现政策缺陷，对不合理的政策进行修改和完善。再次，地方政府动用公权力推进商业保险进入养老服务业。养老机构运营风险过高，需分担风险，地方政府鼓励商业保险公司以低价与养老机构签订合同，对遭遇意外人身伤害、财产风险的养老机构和老人及时给予补偿，降低运营风险的同时，也无形中鼓励了社会资本进入养老服务业。

至于发达地区的公办养老机构，其一，把市场化和民营化作为养老服务事业的发展方向。西方国家绝大多数的养老机构属于民办民营性质，养老机构服务主要由社会组织、慈善组织或私人提供，政府的主要职责是对民营养老机构进行监督、指导和提供必要的资金补助。这样一方面降低了政府的管理成本，尤其是放活政府对公办养老机构的死板的定价机制；另一方面又能有效提高养老服务的运营效率，同时还能调动社会各界对养老服务的参与热情。其二，推动公办养老机构改革为"公建民营"运行模式。在"公建民营"模式下，政府拥有养老机构的所有权以及对社会资本的监督权，而承办主体在摆脱了养老机构前期投入的高成本压力之后，只需专心负责管理和运营。同时，要改革现行的对公办养老机构的财政投入、差额补贴等"补供方"的传统做法，采取政府购买服务或者向经济困难老人直接补贴等"补需方"的方式，让有入住需求的老人自主选择购买养老机构服务，这样有助于保障老年人的选择权，促进民营与公办养老机构的公平竞争。

据调研，发达地区民营养老机构存在的主要困难在于缺乏资金支持和用地需求不能得到保障。第一，针对民营养老机构的运营资金不足问题，养老机构可以采取抵押资助、入股合作资助、信贷资助，以及吸引社会捐赠等方式筹集资金。政府要鼓励银行等金融机构以养老机构有偿取得的土地使用权、产权明晰的房产等固定资产和应收账款、不动产等进行抵押贷款。第二，在民营养老机构的土地支持政策上，地方政府可以根据民营养老机构的非营利属性将其养老用地列入公益用地指标，统一纳入城乡发展规划和土地利用规划，并优先予以解决。第三，通过对城区内公益用地以及闲置厂房等存量用地进行盘活，由政府协调置换，然后租赁给民营养老机构长期经营，解决民营养老机构的养老场地难题。此外，在财力允许的情况下，地方政府可以适当降低租金，或对民营养老机构进行租金补贴。

综上所述，在长期护理服务系统中要凸显"居家服务为先，提供服务为主，民营机构为重"的"三为"原则。

二 支付系统

1. 待遇支付的分类

《意见》第八条规定，"根据护理等级、服务提供方式等制定差别化的待遇保障政策，对符合规定的长期护理费用，基金支付水平总体上控制在70%左右"。根据我国社会保险"可持续"的发展方向，长期护理保险支付水平平均为70%左右是一个比较公允的标准。到制度定型时，待遇支付需要具体细化。一方面，"居家服务优先"，即对于接受居家护理服务者，保险待遇支付政策要有所倾斜，可以防止医疗机构和养老机构规模的过度膨胀。另一方面，做好两个区分。一是定点医疗机构与定点养老机构的待遇差异。考虑到医疗服务的专业性，入住定点医疗机构的支付比例可以稍高于入住定点养老机构的待遇。二是定点社区医疗机构与定点医院之间的待遇差异。为了与"新医改"相衔接，强化基层医疗卫生服务体系建设，入住定点社区医疗机构的保险待遇应高于定点医院。同时，社区卫生院对老年慢性病患者的保健与康复功能有利于缓解"社会性住院"现象，更重要的是减轻社区养老服务的沉重负担。[①] 目前在长期护理服务

---

① 参见戴卫东著《"社会性住院"现象及其干预路径：一个文献分析》，《安徽师范大学学报》（人文社科版）2015年第1期（《中国社会科学文摘》2015年第7期核心转载）。

供给体系不健全的情况下，定点医院可以提供接受长期护理服务，等到制度成熟后，除了三级甲等医院可以设立附属养老护理院，其他二级以下（含二级）医院或转行办养老护理院，或老年病专科医院，正式挂牌医院不可以接收长期护理服务需要者，但可以与养老机构签约提供医疗保健与康复"外包"服务。

2. 待遇结算的办法

《意见》第九条规定，"长期护理保险基金参照现行社会保险基金有关管理制度执行。基金单独管理，专款专用"。该条文与国外制度政策接轨，也吸收了青岛、南通护理保险的经验。为了降低行政管理成本，长期护理保险基金由医疗保险机构管理，但是要分账管理，单独核算，专款专用。基金运营实行现收现付制。长期护理保险的经办机构为协议约定的具有合法资质的商业保险公司（保险经办机构），负责保险金的保值增值、服务支持、运行管理与保险金支付。

至于费用结算方面，目前政府购买服务，商业保险公司介入后则由其与服务机构结算。对于居家服务，按照服务等级、按人计价的方式支付给服务提供方。对于机构服务，结合不同等级的服务，按床/日费用"定额包干、结余留用、超支不补"的结算办法委托给有经营资质的定点养老、医疗机构。具体结算标准由当地人社、物价、民政、卫计等部门制定。

第六节　风控与质量系统

国际经验表明，长期护理保险制度在风险得到有效控制和服务质量得到较好保障的前提下，不仅能达成预期的社会政策目标，而且在很大程度上促进了就业和推动了养老服务产业的快速发展。[1] 国内"先行先试"地区政策还处于摸索阶段而国际很多经验很值得我们学习。只有建立了比较完善的失能等级鉴定机制、服务供给遴选准入机制、护理员培养培训机制，才能降低长期护理保险的逆选择和道德风险。同时，积极探索与社会

---

① 戴卫东：《长期护理保险——理论、制度、改革与发展》，经济科学出版社，2014，第133—152页。

救助、养老保险、医疗保险、工伤保险等政策的管理衔接，也有利于降低长期护理保险基金重复支付的风险。

如果说失能等级鉴定机制、服务供给遴选准入机制以及护理员教育培养机制属于事前的质量先导机制，那么，护理员培训机制属于事中的质量投资机制，市场化的第三方独立评估机构则属于事后的质量检测机制，而行政督查、行业自律以及大众媒体监督则是贯穿事中、事后的质量评价机制。这样一整套事前、事中、事后的质量保障体系就构成了长期护理服务体系健康、可持续运行的重要动力系统，也应是我国长期护理保险制度建设的优先关注点和着力建设点。其中，最重要的是养老护理员的培养与培训，这在很大程度上关系着长期护理服务质量。第八章第四节"中国地方政府养老服务政策的体制内创新"，特别指出专业性和职业性不足导致人文环境的缺失是各地养老服务体系目前难以解决的共同问题。在这个方面，德国、日本和韩国的长期护理教育与职业认证制度非常完善，[①] 值得我们学习。所以，养老服务从业人员的专业化与职业化是我国长期护理服务体系建设下一步的重要课题，尤其是应该强调价值观和职业道德的培养。

总而言之，我国要实现长期护理保障制度的经济发展与社会和谐的两个目标，在长期护理保险试点到推广运行的过程中，就需要通过不断的存量和增量改革，多部门通力协作将工作重心优先放到失能等级鉴定机制、服务供给遴选准入机制、护理员培养培训机制以及服务质量保障机制"四驾马车"配套体系的建设上来。

① 　戴卫东：《日本、韩国长期护理教育培训体系比较及思考》，《老龄科学研究》2015 年第 10 期。

第十章　结论与讨论

第一节　研究结论

随着人口结构的快速老龄化，在"以人为本"和创新社会治理的执政理念下，党的十八届五中全会、"十三五"规划以及习近平总书记在老龄工作座谈会上的讲话都高度重视养老服务事业的健康发展。新中国成立以来，尤其是 20 世纪 80 年代之后我国养老服务事业取得了长足的进步。然而，由于老年人口基数大和国民经济总量有限，养老服务事业仍面临较多问题，与国际上长期护理服务制度还存在较大差距，表现出以下几个特征。

第一，养老服务走向家庭责任主导、国家责任兜底、个人责任加强的趋势；第二，长期护理服务需求总量大，且呈现较大的地区间差异和时间差异；第三，长期护理服务供给与需求之间严重失衡，居家、社区和机构三种照护方式存在服务内容、资金、护工、质量以及优惠政策落实等多维困境；第四，不同经济类型区养老机构面临的困难有相同点，也有各自的不同之处，政策制定和创新的空间很大；第五，国外长期护理服务制度有许多好的经验，借鉴吸收要考虑到我国经济、社会、文化等国情，国内部分地区的实践创新还有待检验和推广，等等。

基于上文所述，本课题研究从行政与准入系统、筹资与负担系统、服务与支付系统、风控与质量系统八大系统，即围绕着政策制定与责任部门、参保对象与受益人员、保费缴纳与待遇支付、申请程序与等级认定、服务内容与供给体系、基金管理与结算办法、医养融合与信息化建设、风险控制与质量监管 16 个方面，也就是运用"八大系统，十六支柱"的框架尝试建构中国长期护理服务体系，寄希望于对我国长期护理服务体系的规划和建设有一定的理论指导和实践参考价值。

与其他产品一样，养老服务的产品也分"公共产品"、"准公共产品"和"私人产品"三大类型。我国目前养老服务中面向"三无"老人的免费入住养老院制度、面向低收入的困难老年人以低于"市场价格"提供服务的低费制度以及按照市场价格供给产品和服务的自费制度，它们分别与"公共产品"、"准公共产品"和"私人产品"一一对应。除了"公共产品"和"准公共产品"带有明显的福利色彩以外，即便是社会资本举办的养老服务机构"私人产品"也因政府的政策扶持和补贴而带有不可否认的福利成分。

随着城乡经济的发展，人民生活水平逐渐上升，未来长期护理事业的发展中"公共产品"和"准公共产品"的供给总量肯定会逐步缩小，而"私人产品"的供给比例无疑要提高，然而，福利色彩的"公共产品"却不会因此消失，因为无论社会发展到什么程度，总会有一小部分老人处于贫困状态。但现阶段，由于独生子女家庭、失独家庭和农村老年贫困家庭的老年人数量占老年总人口的一定比例，本着政府责任的体现，养老服务中的福利化成分必须要高于市场化的成分。总之，我国养老服务事业发展的宗旨是：在福利化中注入市场化的效率，在市场化中保留福利化的公平。①

第二节　进一步讨论②

清代陈澹然在《寤言·二迁都建藩议》中曾言："不谋万世者，不足谋一时；不谋全局者，不足谋一域"。长期护理服务事关人民福祉和社会发展的大局，也是功在当代、利在千秋的大业。建立长期护理保险的社会

---

① 戴卫东：《新中国老年福利事业的反思与前瞻》，《社会科学战线》2015 年第 2 期。
② 本节内容参见戴卫东著《长期护理保险：中国养老保障的理性选择》，《人口学刊》2016 年第 2 期。此处引用有删改。

化筹资机制，健全长期护理的市场化、多元化服务体系是当前创新社会治理的时代主题，对我国经济发展与社会和谐都有积极的意义，并产生深远的影响。

1. 直击养老服务的两大难题与推进民营养老机构的成长

（1）解决养老服务资金短缺问题

据统计，我国现确诊慢性病患者有 2.6 亿人，导致的疾病负担已占总疾病负担的 70%，是城乡居民因病致贫、返贫的重要原因。[①] 60 岁及以上老年人近半数患有高血压、糖尿病等慢性病，[②] 而慢性病又是失能的重要原因。前文已述，我国养老服务的需求－供给之间出现严重失衡的现象。其根本问题在于资金短缺。2013 年民政部计划三年共投入 30 亿元部本级福彩公益金扶助农村养老服务，2014 年 8 月财政部支出 24 亿元支持在吉林、山东等 8 个省份以市场化方式发展养老服务产业试点。

按照"9073"的"十二五"规划建设目标，从区域来看，东部、中部和西部地区床位缺口依次为 135.5 万张、100 万张和 114.5 万张。从分省的情况来看，床位缺口超过 15 万张的省份达到 10 个，分别是山东（26.7 万张）、湖南（24.4 万张）、广东（23.1 万张）、河南（21.7 万张）、四川（20.3 万张）、江苏（19.9 万张）、河北（17.5 万张）、广西（16.9 万张）、贵州（16.5 万张）和辽宁（15.1 万张）。[③] 这些省份老龄化程度较高，但养老机构床位建设力度显然未能跟上。假定按照每张床位补贴以 2000 元的低标准[④]计算，各省份补贴总额在 3 亿—6 亿元，单靠地方政府财政难以承担。

（2）逐步缓解养老服务质量低问题

目前我国养老机构的护理员大多是职业技能不高、流动性较强的"4050"人员，以女性为主。有的养老机构连最基本的日常生活照料还不周全，更有严重者，护工虐待老人事件时有发生。绝大多数养老机构还谈

---

① 《中国慢性病防治工作规划（2012—2015 年）》（卫疾控发〔2012〕34 号），http：//www. moh. gov. cn/zhuzhan/wsbmgz/201304/b8de7b7415ca4996b3567e5a09e43300. shtml，最后访问时间：2012 年 5 月 8 日。

② 卫生部新闻办：《我国老年卫生工作有关情况》，http：//www. gov. cn/gzdt/2012 – 10/10/content_2240602. htm，最后访问时间：2012 年 10 月 10 日。

③ 北京师范大学中国公益研究院：《全国养老服务业走势月度分析》，2012 年第 7 期公报，http：//www. bnu1. org/provide/analysis/503. html。

④ 根据各地政策文件，国内各地区每张养老床位补贴在 3000—20000 元。

不上为老人提供高质量的精神赡养服务。入院老年人在精神上孤独、无助，也容易自闭及性情改变，近些年养老院老人自伤和他伤事件常常披露于媒体报端就是例证。

我国实施长期护理社会保险，也需要借鉴国外经验建立起一套完善的配套体系，这有利于养老服务质量的改善和逐步提高。当然，这需要一个建设过程。①服务等级鉴定机构的专业人员一般由老年病医生、护士、物理治疗师、社会工作者等组成。每个街道（乡镇）都设立老年人护理需求的等级评定委员会。②服务遴选机构由区（县）民政和卫生部门的专门管理机构来承担，负责制定当地服务机构的准入条件，并对申请机构的资产、规模、注册、卫生、安全，管理人员及护理员的专业技能、资格认证等方面能力进行审核。③护理员培训可以由街道（乡镇）民政、医卫系统的专门机构来执行，也可以通过政府购买服务的方式委托市场上有资质的专门培训机构来实施。④质量监管要多元化。质量监管由区（县）长期护理保险的主管部门（人社局）和民政局、卫生局等行政管理机构，以及利用第三方质量评估机构来实施，还包括在长期护理服务市场成熟后建立行业协会实现自我管理。

（3）推进民营养老机构的培育与发展

在养老保障领域，政府充当"裁判员"角色，市场则是"运动员"角色，这是全球发达国家遵从的原则。从 2003 年 5 月到 2005 年 5 月，日本居家服务事业从业机构中的营利法人和非营利法人增幅分别为 31%、201%。[①] 在 2008 年的居家护理服务中，营利法人占 55.1%、社会福利法人占 26.5%、非营利法人占 5.6%。[②] 法国的护理机构中有 57% 属于公共设施，27% 属于私营非营利机构，16% 属于私营营利机构。[③] 在德国，民营机构介入养老服务产业是一大特色。2008 年 7 月 1 日，《长期护理保险结构性改善法》正式生效。由于引入市场化的竞争机制的法案规定，联邦政府、州政府、付款人都不得限制长期护理服务供应商的数量，极大地

① 日本厚生劳动省：《介护保险制度改革概要—介护保险法改正之介护报酬改定》，http：//www.mhlw.go.jp/topics/kaigo/topics/0603/index.html，最后访问时间：2010 年 7 月 25 日。
② 高春兰：《老年长期护理保险中政府与市场的责任分担机制研究——以日本和韩国经验为例》，《学习与实践》2012 年第 8 期。
③ JOËL, M. E., Dufour-Kippelen, S., & DUCHÊNE, C. et al., "Long-Term Care In France," *ENEPRI Research Report* 77 (2010): 19.

促进了营利性护理机构的增长。2009 年家庭护理供应商的比例为 61.5%，护理院供应商中营利机构的比例为 39.9%。① 在欧亚七国，民营养老机构都是养老服务供给的主体。而我国恰恰相反。

根据全国老龄委的统计，目前民营养老院在整个养老机构中承担的比重不足 20%。但是在实际运营中，营利性养老机构更是占比很小。目前在北京市的 400 多家养老院中，虽然民营养老院数量已经有一半，但是营利性的养老院可能不足 10 家。② 究其原因，在于相关政策文件在土地、补贴及税收优惠等方面更多地支持公办养老机构和民办非营利养老机构，而民办营利性机构很少有优惠政策，而且有限的优惠政策在地方涉及多部门管理难以兑现。因此，推行长期护理社会保险由保险金来解决参保人的养老服务费用，并实行长期护理社会保险定点养老机构的措施，可以在很大程度上解决"公办养老机构吃不了，民营养老机构吃不饱"的问题。"全国民办养老服务机构基本状况调查"数据显示，我国民办养老机构中 87.1% 以提供日常生活照料服务为主；仅 11.4% 以提供护理康复为主；入住的老人中完全自理和半自理的比例达到 69.7%，不能自理和临终关怀老人只占 30.3%。③ 所以要通过政府购买服务，进一步规范民营养老机构的服务发展，重点提供不能自理老年人的服务需求。

2. 缓解"社会性住院"压力与推动"新医改"创新

（1）有效缓解"社会性住院"的压力

所谓"社会性住院"（socialization of elderly hospitalization），是指由于家庭功能的缺失或弱化和养老机构床位数的不足，以及入住养老机构与入住医院二者之间在手续的便利性、费用负担和康复效果的差别性等方面原因，许多有长期护理服务需求的老年人以入住医院来代替入住养老机构的社会现象。国外有实证研究发现，无论是贫穷老年人还是富裕老年人，一旦住院接受长期医疗服务，他们就会入不敷出甚至倾家荡产，更谈不上恢

---

① Theobald, H., & Hampel, S., "Radical Institutional Change and Incremental Transformation: Long-Term Care Insurance in Germany," Ranci, C., & Pavolini, E., *Reforms in Long-Term Care Policies in Europe* (Springer Science Business Media, New York, 2013), pp. 117 – 138.

② 《民营养老院发展瓶颈加促养老机构改革》，中国行业研究网，http://www.chinairn.com/news/20140222/091015709.html，最后访问时间：2014 年 2 月 22 日。

③ 北京师范大学中国公益研究院：《养老服务业走势月度分析》，2014 年第 5 期公报，http://www.bnu1.org/provide/analysis/2652.html。

复到更好的健康状态。① 第四章第一节研究也指出，我国"社会性住院"风险已经形成。事实上，人们大部分的疾病是不需要在医院进行治疗的，只有10%的疾病需到现代化的大医院救治。②

针对"社会性住院"现象以及产生的后果，有学者提出预防潜在性住院（potentially preventable hospitalizations，PPHs），即指如果预防及时和提供适当的长期护理服务就不用住院治疗。③ 这种及时、适当的长期护理服务就是欧亚七国长期护理保险制度一直倡导的"居家护理优先"原则，辅之以社区预防、康复的功能。我国部分城市提出的"9073""9064"④养老服务体系目标如果能够得益于LTCI基金的支持建设，居家护理、社区护理得以快速发展的话，那么还会在较大程度上减少慢性病或失能老年人去医院"占床"的现象⑤，进而也能缓解医疗保险基金的支付压力和"看病难"的社会问题。

（2）可以激活一些医疗业务不景气的二级医院

我国基层社区医院在"新医改"的推动下得到了国家和政府的重视以及大量的资金投入，取得了长足的发展。二级以上医院在创建"三甲"医院的指标下，也获得了地方政府和主管部门的支持。而在社区医院和三甲医院夹缝之间求生存的一些二级医院则"门可罗雀"，医疗业绩不佳。

《国务院关于促进健康服务业发展的若干意见》（国发〔2013〕35号）也要求，"推进医疗机构与养老机构等加强合作……推动二级以上医院与老年病医院、老年护理院、康复疗养机构等之间的转诊与合作。

---

① Barry, L. C., Murphy, T. E., & Gill, T. M., "Depression and Functional Recovery After a Disabling Hospitalization in Older Persons," *Journal of the American Geriatrics Society* 59 (2011): 1320 – 1325.

② 维克多·R.福克斯：《谁将生存·健康、经济学和社会选择》，上海人民出版社，2000，第74页。

③ Russo, A., Jiang, J., & Barrett, M., 2007. Trends in Potentially Preventable Hospitalizations Among Adults And Children, 1997 – 2004. HCUP Statistical Brief #36. Agency for Healthcare Research and Quality. http://www. hcup – us. ahrq. gov/reports/statbriefs/sb36. jsp. 2011年10月21日。

④ 即居家养老服务占90%，社区养老服务占7%或6%，机构养老服务占3%或4%。

⑤ 已有研究表明，发展居家养老和社区养老服务能够降低老年人再次入院率［参见Boltz, M., Capezuti, E., Shabbat, N. & Hall, K., "Going Home Better not Worse: Older Adults' views on Physical Function during Hospitalization," *International Journal of Nursing Practice* 16 (2010): 381 – 388. 于瑞彦、耿跃然、齐国娥等：《社区老年慢性病患者保健模式及实施效果》，《中国老年学杂志》2013年第16期］。

各地要统筹医疗服务与养老服务资源"。目前，各地大医院与基层医院之间"分级诊疗，双向转诊"的实践效果并不理想，更何谈实现三级医院与老年病医院、老年护理院、康复疗养机构等之间的转诊和合作？为此，实现医养结合，目前单靠社区卫生院的参与还不够。借"新医改"的推动，试行政策允许那些病人就诊量不大、经济社会效益不高且有意愿的二级医院转行办养老护理院，有能力的三级医院开办附属养老护理院，暂不改变卫生部门注册。这样，既可以救活一些濒临倒闭的医院，同时也可以达到利用这些医疗机构的专业资源来提高养老服务质量的效果。

3. 创造就业岗位与开辟"新常态"下经济的新增长点

（1）创造就业岗位，释放就业的空间

欧亚七国 LTCI 制度的实践证明，各国护工就业岗位有了很大的增加。近些年来，荷兰的正式与非正式护理人员呈现稳定增长的趋势。2004—2006 年，每年的增长率达到 6.5%，其中非正式护理人员的数量要远超正式护理人员的数量。[①] 2011 年，在德国所有护理人员中有 26% 是护士，74% 是个人护工。[②] 在以色列、日本、韩国等国家，无论是正规的还是非正规的养老护理员，亦都呈显著增长的趋势。

2013 年我国经济处于"新常态"，客观上对劳动者就业结构产生影响，同时也对就业总体规模产生挤压效应，对劳动者就业产生影响。据推算，2015 年我国养老服务就业岗位潜在需求将超过 500 万个。随着人口老龄化进程的加快，未来 5—10 年，中国养老产业发展潜力巨大。按照OECD 统计各国护理员（含专业的和非专业的）占总就业人口的 1.5% 比例计算，[③] 我国养老服务业可解决约 1164 万人就业。[④] 这对促进城乡大龄女性人员，以及高校护理学、心理学、社会工作、人力资源等相关专业的大学生就业和拓展管理岗位都将是一个利好的机会。

① Fujisawa, R., & Colombo, F., "The Long-Term Care Workforce: Overview and Strategies to Adapt Supply to a Growing Demand," *OECD Health Working Papers* 44 (2009): 26 – 30.

② OECD, 2011. Germany Long-Term Care. From "Help Wanted? Providing and Paying for Long-Term Care", Paris, www. oecd. org/health/longtermcare/helpwanted, 2012 – 07 – 16.

③ OECD, 2011. "Help Wanted? Providing and Paying for Long-Term Care," Paris www. oecd. org/health/longtermcare/helpwanted, 2012 – 07 – 16.

④ 根据国家统计局《2016 年国民经济和社会发展统计公报》"2016 年年末全国就业人员 77603 万人"这一数据计算所得。

（2）有利于增加"人口红利"期消失后市场劳动力的供给总量

当一个国家或地区处于"人口红利"期，其抚养率比较低，为经济发展创造了有利的人口条件，而且整个国家的经济呈高储蓄、高投资和高增长的局面。2012 年我国 15—59 岁劳动年龄人口比重首次下降，比重继续下降的同时，劳动年龄人口的绝对数减少了 345 万人。[①] 从理论上来讲，我国"人口红利"在 2013 年消失。

随着我国人均寿命的延长，60—65 岁的"年轻"老年人有 7082 万人，占总人口的比重为 5.2%。[②] 据有关研究，我国 60 岁组老年人口合计失能率为 0.68%。[③] 由此可以测算出，我国 60—65 岁的健康老年人约有 7034 万人。不管我国退休年龄推迟与否，推行 LTCI 制度后的若干年，在 LTCI 基金的支持下，7000 多万名"年轻"健康的老年人可以加入养老服务业的队伍，经过培训后，走上养老护理员的岗位，也可以通过"时间储蓄银行"的方式来换取自己年老失能时他人给予的服务。应该看到，这是在下一个"人口红利"期到来之前，活跃我国劳动力市场的一个十分重要的"生力军"。

（3）带动养老服务产业的发展，促进第三产业"规模经济"的形成

权威数据表明，就养老服务产业而言，我国老年人市场消费的年需求已达到 1 万亿元，实际的供给却不足 1000 亿元。到 2020 年，该需求将达到 2 万亿元/年，2030 年为 8 万亿元/年。[④] 日本生命保险基础研究所预测称，由于中国人口基数大，2040 年中国仅老人护理市场规模就达 16 万亿元人民币，远超日本。[⑤] 这是我国"新常态"发展下一个新的经济增长点。依据欧亚七国经验，这个庞大的养老产业的激活离不开 LTCI 基金和政府财政的保障。

（4）开拓商业健康保险发展的空间，激发保险经济的活力

目前，我国健康保险市场售出的老年健康保险产品几乎都是投资、分

---

① 国家统计局：《2012 年劳动年龄人口比重首次下降》，人民网，http：//finance. people. com. cn/n/2013/0118/c1004 - 20248929. html，最后访问时间：2015 年 1 月 7 日。

② 根据国家统计局《2013 年国民经济和社会发展统计公报》中有关数据计算所得。

③ 潘金洪、帅友良等：《中国老年人口失能率及失能规模分析——基于第六次全国人口普查数据》，《南京人口管理干部学院学报》2012 年第 4 期。

④ 《财政探索支持养老产业发展》，载《中国财经报》，http：//www. cfen. com. cn/web/meyw/2014 - 09/16/content_ 1126217. htm，最后访问时间：2014 年 9 月 15 日。

⑤ 《我国养老产业面爆发式增长 夕阳人群朝阳产业》，中国网，http：//finance. china. com. cn/roll/20130918/1823288. shtml，最后访问时间：2013 年 9 月 18 日。

红型的附加险，根本不提供养老服务。商业保险公司一般采取"边出售，边停售"的战术推行老年健康护理险。如全无忧长期护理个人健康险、健康护理常无忧健康增值计划、健康人生护理保险增值计划以及健康宝个人护理保险（万能型）等都在产品销售两三年即停售。

事实上，也不是商业保险公司不愿意提供养老护理服务，而是在市场上很难找到理想的服务供给基础。因此，LTCI 推行后，通过政府推行加强养老服务体系建设规划和健全的配套体系建设来活跃老年护理服务市场。有了多元化的养老服务供给网络，商业健康保险才具备与社会护理保险同台竞争的可能，才能激活保险市场经济。这是我国经济"新常态"下要把握的又一个新的增长点。在欧亚七国，虽然长期护理社会保险居于主体地位，但商业性护理保险也在不断发展之中，起到补充保障的作用。我国商业老年健康护理险一直停滞不前、难以做大的状况与社会养老服务的缺位有很大的关联，很显然二者呈正相关关系。

4. 减轻老年贫困与规避国家人口政策的风险

（1）减轻老年人沉重的经济负担

从卫生经济学来说，人一生中所需要的医疗养护费用在 60 岁以后，占到一生中的 60% 到 70%。尤其是患慢性病和失能的老年人要接受长期照护服务，要承担的经济压力可想而知。在欧亚七国，医疗、护理费用不断上涨超出了老年人及其家庭的承受能力而导致老年人经济贫困，这是 LTCI 法案颁布的一个重要因素。针对我国而言，为什么出现"公办养老机构吃不了，民营养老机构吃不饱"的现象，第六、第七章的个案调查表明原因在于公办养老机构的收费相对便宜。据课题组在浙江省的调研，公办养老机构服务价格一般在 600—1500 元/月，而民营养老机构收费价格基本上在 1500—4000 元/月。全国其他省份也基本上差不多。可见大多数老年人及其家庭的可支配收入都难以支付得起。[①]

当养老服务成为一种生活必需品的时候，老年人及其家庭就要为这个高昂的必需品买单。引入 LTCI 制度后，其"风险共担，资金互济"功能就为老年人及其家庭负担高额的长期护理服务费用找到了一条分担化解的有效渠道，而且有劳动意愿的家庭成员特别是处于"三明治"夹心层的年青一代可以将这副重担交给 LTCI 制度化的服务体系，更促进了家庭代

---

① 2017 年 1 月 1 日起，全国养老金调整增长 5.5%，大多数省份养老金水平在 3000 元左右。

际的良性互动。

（2）规避国家人口政策可能产生的政治风险

与欧亚七国不同的是，我国人口快速老龄化还有一个影响因素，就是自 20 世纪 80 年代以来一直在推行的国家限制人口政策。据有关研究，计划生育对我国减少人口增长的贡献系数是 0.54。① 这意味着计划生育在我国减少人口增长方面的作用超过了社会经济发展的作用。另据卫生部《2010 中国卫生统计年鉴》估算，我国每年新增 7.6 万个失独家庭，全国失独家庭超过百万个。有人口学家进一步根据人口普查数据推断，中国现有的 2.18 亿个独生子女中，会有 1009 万人或将在 25 岁之前离世。这意味着不用太久之后，中国将有 1000 万个家庭成为老无所依的失独家庭。②

虽有足够的理由可以证明我国计划生育政策的远见性和科学性，但是其在客观上导致的家庭小型化尤其是失独家庭的养老服务问题不能不引起重视。如果处理不好，那就有可能引发一场政治风波。2016 年，国家卫生计生委发布的《2016 年我国卫生和计划生育事业发展统计公报》显示，2016 年计划生育惠民政策共投入资金 141 亿元，共扶助受益人达 1166.4 万人，③ 人均月扶助额度为 100.7 元。失独家庭养老服务的有效需求明显不足。目前养老服务体系要解决好这个政治大问题，在依赖长期护理保险制度和融合多元筹资机制的前提下，全面推进长期护理服务体系"安全网"建设是必然的选择。

---

① 陈胜利、魏津生、林晓红：《中国计划生育与家庭发展变化》，人民出版社，2002，第 175 页。

② 《人口学家：不久后中国失独家庭将逾 1000 万个》，中国新闻网，http：//www. farmer. com. cn/xwpd/jsbd/201310/t20131014_ 896935. htm，最后访问时间：2013 年 10 月 14 日。

③ 国家卫计委：《2016 年我国卫生和计划生育事业发展统计公报》，http：//www. nhfpc. gov. cn/guihuaxxs/s10748/201708/d82fa7141696407abb4ef764f3edf095. shtml，最后访问时间：2017 年 8 月 18 日。

主要参考文献

一 权威统计资料

民政部：历年社会服务发展统计公报（2012—2015）。

卫计委：《关于印发"十三五"健康老龄化规划的通知》。

全国老龄委：《第四次中国城乡老年人生活状况抽样调查成果》。

国家统计局：《2000 年中国人口统计年鉴》，中国统计出版社，2000。

国家统计局：《中国统计摘要》，中国统计出版社，2011。

中国卫生年鉴编辑委员会：《中国卫生年鉴》，人民卫生出版社，1998。

国家卫生计生委统计信息中心：《2013 第五次国家卫生服务调查分析报告》，中国协和医科大学出版社，2015。

国家卫计委：《中国卫生和计划生育统计年鉴》（2012—2016），中国协和医科大学出版社。

中国人民大学中国调查与数据中心：《中国老年社会追踪调查报告》（2014、2015）。

《芜湖统计年鉴》（2012—2015）。

《上海统计年鉴》（2014—2016）。

《杭州统计年鉴》（2013—2016）。

二 中文论文及著作

费孝通：《家庭结构变动中的老年赡养问题——再论中国家庭结构的变动》，《北京大学学报》（哲学社会科学版）1983 年第 3 期。

郑功成：《养老服务业需做大调整》，《人民日报》2015 年 11 月 20 日。

郑功成：《中国社会福利改革与发展战略：从照顾弱者到普惠全民》，《中国人民大学学报》2011 年第 2 期。

蔡玲：《以改革创新推动京津冀养老服务协同发展》，《经济与管理》2017 年第 1 期。

唐钧：《"十三五"需要什么样的老年服务机构》，《中国党政干部论坛》2015 年第 10 期。

周弘：《欧盟应对长期照顾可持续性的挑战》，《中国社会保障》2015 年第 8 期。

童星：《发展社区居家养老服务以应对老龄化》，《探索与争鸣》2015 年第 8 期。

王延中：《构建三位一体中国老年保障体系的基本构想》，《社会保障研究》2014 年第 3 期。

景天魁：《创建和发展社区综合养老服务体系》，《兰州大学学报》（哲学社会科学版）2015 年第 5 期。

杨团：《公办民营与民办公助——加速老年人服务机构建设的政策分析》，《人文杂志》2011 年第 6 期。

穆光宗：《中国都市社会的养老问题：以北京为个案》，《中国人民大学学报》2002 年第 2 期。

杜鹏、武超：《中国老年人的生活自理能力状况与变化》，《人口研究》2006 年第 1 期。

何文炯：《努力创新养老服务供给机制》，《中国社会报》2014 年 7 月 28 日。

吴玉韶：《养老服务热中的冷思考》，《北京社会科学》2014 年第 1 期。

姜向群、刘妮娜：《老年人长期照料模式选择的影响因素研究》，《人口学刊》2014 年第 1 期。

姜向群：《养老转变论：建立以个人为责任主体的政府帮助的社会化养老方式》，《人口研究》2007 年第 4 期。

钱宁：《积极老龄化福利政策视角下的老年志愿服务》，《探索》2015 年第 5 期。

钱宁：《中国社区居家养老的政策分析》，《学海》2015 年第 1 期。

青连斌：《我国养老服务体系建设面临的困境》，《中国劳动保障报》2015 年 2 月 27 日。

青连斌：《我国养老机构基本情况的调查与初步分析》，《晋阳学刊》2017 年第 1 期。

陈佳贵、黄群慧：《工业发展、国情变化与经济现代化战略——中国成为工业大国的国情分析》，《中国社会科学》2005 年第 4 期。

朱铭来、贾清显：《我国老年长期护理需求测算及保障模式选择》，《中国卫生政策研究》2009 年第 7 期。

景跃军、李元：《中国失能老年人构成及长期护理需求分析》，《人口学刊》2014 年第 2 期。

张文娟、魏蒙：《中国老年人的失能水平和时间估计——基于合并数据的分析》，《人口研究》2015 年第 5 期。

顾大男、柳玉芝：《我国机构养老老人与居家养老老人健康状况和死亡风险比较研究》，《人口研究》2006 年第 5 期。

戴卫东：《老年长期护理需求及其影响因素分析——基于苏皖两省调查的比较研究》，《人口研究》2011 年第 4 期。

戴卫东：《日本、韩国长期护理教育培训体系比较及思考》，《老龄科学研究》2015 年第 10 期。

戴卫东：《"社会性住院" 现象及其干预路径：一个文献分析》，《安徽师范大学学报》（人文社科版）2015 年第 1 期。

戴卫东：《中国长期护理制度建构的十大议题》，《中国软科学》2015 年第 1 期。

戴卫东：《新中国老年福利事业的反思与前瞻》，《社会科学战线》2015 年第 2 期。

戴卫东：《长期护理保险的基本属性》，《社会保障研究》2015 年第 1 期。

戴卫东：《家庭养老的可持续性分析》，《现代经济探讨》2010 年第 2 期。

胡宏伟、李延宇、张澜：《中国老年长期护理服务需求评估与预测》，《中国人口科学》2015 年第 3 期。

黄匡时、陆杰华：《中国老年人平均预期照料时间研究——基于生命表的考察》，《中国人口科学》2014 年第 4 期。

林宝：《中国不能自理老年人口的现状及趋势分析》，《人口与经济》2015 年第 4 期。

丁志宏、魏海伟：《中国城市老年人购买长期护理保险意愿及其影响因素》，《人口研究》2016 年第 6 期。

王雪辉：《老年人长期护理服务需求影响因素研究——基于河南省的抽样调查》，《调研世界》2016 年第 3 期。

王培培、李文：《PPP 模式下社会养老服务体系建设的创新与重构》，《理论月刊》2016 年第 8 期。

李志明：《中国老年优待制度的发展定位与政策建议》，《学术研究》2015 年第 4 期。

敬乂嘉、陈若静：《从协作角度看我国居家养老服务体系的发展与管理创新》，《复旦学报》（社会科学版）2009 年第 5 期。

施巍巍、唐德龙：《欠发达地区破解养老服务之困的路径选择与创新》，《中国行政管理》2015 年第 4 期。

高春兰、果硕：《老年长期护理保险给付对象的等级评定体系研究——以日本和韩国经验为例》，《社会建设》2016 年第 4 期。

高春兰：《老年长期护理保险中政府与市场的责任分担机制研究——以日本和韩国经验为例》，《学习与实践》2012 年第 8 期。

曹信邦、陈强：《中国长期护理保险需求影响因素分析》，《中国人口科学》2014 年第 4 期。

陈家喜、汪永成：《政绩驱动：地方政府创新的动力分析》，《政治学研究》2013 年第 4 期。

张攀、吴建南、刘焕：《中美政府创新奖项的比较研究》，《中国软科学》2016 年第 11 期。

于长久：《人口老龄化背景下农民的养老风险及其制度需求——基于全国十个省份千户农民的调查数据》，《农业经济问题》2011 年第 10 期。

易松国、鄢盛明：《养老院老人与居家老人健康状况比较分析》，《中国人口科学》2006 年第 3 期。

黄瑞琦、茅露平、沈莉：《上海市长宁区养老机构部分自理老人健康状况分析》，《中国慢性病预防与控制》2007 年第 4 期。

陈雪萍、许虹、王先益等：《养老机构老年护理管理现状及建议》，《中华护理杂志》2010 年第 5 期。

吉鹏：《社会养老服务供给主体间关系解析——基于委托代理理论的视角》，《社会科学战线》2013 年第 6 期。

林艳：《为什么要在中国构建长期照护服务体系》，《人口与发展》2009 年第 4 期。

黄枫：《基于转移概率模型的老年人长期护理需求预测分析》，《经济研究》2012 年第 2 期。

尹尚菁、杜鹏：《老年人长期照护需求现状及趋势研究》，《人口学刊》2012 年第 2 期。

魏华林、何玉东：《中国长期护理保险市场潜力研究》，《保险研究》2012 年第 7 期。

陈冬梅、袁艺豪：《人口老龄化背景下我国长期护理保险需求的分析：以上海市为例》，《上海大学学报》（社会科学版）2015 年第 6 期。

汤文巍：《上海市老年长期护理保险（LTCI）研究》，复旦大学博士学位论文，2005。

杨娅婕：《我国发展长期护理保险的障碍与对策》，《经济问题探索》2011 年第 5 期。

胡苏云：《老年护理保险制度的建立研究——上海个案分析》，《上海金融学院学报》2011 年第 6 期。

荆涛、谢远涛：《我国长期护理保险制度运行模式的微观分析》，《保险研究》2014 年第 5 期。

韩振燕、梁誉：《关于构建我国老年长期护理保险制度的研究——必要性、经验、效应、设想》，《东南大学学报》（哲学社会科学版）2012 年第 3 期。

盛和泰：《我国长期护理保险体系建设的运营模式选择》，《保险研究》2012 年第 9 期。

吕国营、韩丽：《中国长期护理保险的制度选择》，《财政研究》2014 年第 8 期。

胡宏伟等：《中国老年长期护理服务需求评估与预测》，《中国人口科学》2015 年第 3 期。

贾清显：《中国长期护理保险制度构建研究——基于老龄化背景下护理风险深度分析》，南开大学博士学位论文，2010。

仝利民：《日本护理保险制度及其对上海的启示》，华东师范大学博士学位论文，2008。

何玉东：《中国长期护理保险供给问题研究》，武汉大学博士学位论文，2012。

陈垦：《长期护理保险费率研究》，浙江大学硕士学位论文，2010。

刘金涛、陈树文：《我国老年长期护理保险筹资机制探析》，《大连理工大学学报》（社会科学版）2011 年第 3 期。

宋春玲：《我国老年长期护理人才需求预测与供给政策探析》，《中国民政》2013 年第 5 期。

中国老龄科学研究中心课题组：《全国城乡失能老年人状况研究》，《残疾人研究》2011 年第 2 期。

贺东航、孔繁斌：《公共政策执行的中国经验》，《中国社会科学》2011 年第 5 期。

尹恒、杨龙见：《地方财政对本地居民偏好的回应性研究》，《中国社会科学》2014 年第 5 期。

高和荣：《中国社会福利体系责任结构的顶层设计》，《吉林大学社会科学学报》2012 年第 2 期。

雷雨若、王浦劬：《西方国家福利治理与政府社会福利责任定位》，《国家行政学院学报》2016 年第 2 期。

严国萍：《当代中国碎片化社会福利体制的形成与突破》，《中国行政管理》2014 年第 7 期。

徐月宾、张秀兰：《中国政府在社会福利中的角色重建》，《中国社会科学》2005 年第 5 期。

王跃生：《历史上家庭养老功能的维护研究——以法律和政策为中心》，《山东社会科学》2015 年第 5 期。

杨宗传：《居家养老与中国养老模式》，《经济评论》2000 年第 3 期。

［美］T. 菲利普斯：《以我们的错误为戒：希望建立以家庭为中心的现代化》，《国外社会科学》2002 年第 2 期。

［韩］元奭朝：《韩国老人护理保险的批判性检验》，《社会保障研究》2008 年第 1 期。

费孝通：《江村经济——中国农民的生活》，商务印书馆，2006。

曾毅等：《老年人口家庭、健康与照料需求成本研究》，科学出版社，2010。

郑功成：《中国社会保障制度变迁与评估》，中国人民大学出版社，2002。

王延中：《社会保障绿皮书：中国社会保障发展报告（2014）No. 6——社会保障与社会服务》，社会科学文献出版社，2014。

裴晓梅、房莉杰：《老年长期照护导论》，社会科学文献出版社，2010。

戴卫东：《中国长期护理保险制度构建研究》，人民出版社，2012。

戴卫东：《长期护理保险：理论、制度、改革与发展》，经济科学出版社，2014。

戴卫东：《OECD国家长期护理保险制度研究》，中国社会科学出版社，2015。

熊仿杰、袁惠章：《老年介护教程》，复旦大学出版社，2006。

陈长香、余昌妹：《老年护理学》，清华大学出版社，2006。

章晓懿、杨培源：《城市居家养老评估指标体系的探索》，上海文艺出版总社（百家出版社），2007。

民政部政策研究中心：《我国养老服务准入研究》，中国社会出版社，2013。

王虎峰：《养老金生产论》，中国劳动社会保障出版社，2004。

民政部政策研究中心：《我国养老服务准入研究》，中国社会出版社，2013。

尹德挺：《老年人日常生活自理能力的多层次研究》，中国人民大学出版社，2008。

曹信邦：《中国失能老人长期护理保险制度研究：基于财务均衡的视角》，社会科学文献出版社，2016。

陈诚诚：《德日韩长期护理保险制度比较研究》，中国劳动社会保障出版社，2016。

施巍巍：《发达国家老年人长期照护制度研究》，知识产权出版社，2012。

魏华林、金坚强：《养老大趋势：中国养老产业发展的未来》，中信出版社，2014。

［美］吉尔伯特、［美］特雷尔：《社会福利政策导论》，黄晨熹等译，华东理工大学出版社，2003。

陈胜利、魏津生、林晓红：《中国计划生育与家庭发展变化》，人民出版社，2002。

王家宝：《法国人口与社会》，中国青年出版社，2005。

卓春英：《颐养天年：台湾家庭老人照护的变迁》，台北：巨流图书公司，2001。

［日］住居广士主编《日本介护保险》，张天民、刘序坤、吉见弘译，中国劳动社会保障出版社，2009。

［德］蓝淑慧、鲁道夫·特劳普—梅茨、丁纯：《老年人护理与护理保险》，上海社会科学院出版社，2010。

［德］霍尔斯特·杰格尔：《社会保险入门——论及社会保障法的其他领域》，刘翠霄译，中国法制出版社，2000。

［德］叔本华：《叔本华论道德与自由》，韦启昌译，上海人民出版社，2006。

［丹麦］艾斯平－安德森：《福利资本主义的三个世界》，法律出版社，2003。

［英］苏珊·特斯特：《老年人社区照顾的跨国比较》，周向红、张小明译，中国社会出版社，2002。

［美］詹姆斯·H. 舒尔茨：《老龄化经济学》（第7版），裴晓梅等译，社会科学文献出版社，2010。

［美］雷克斯福特·桑特勒、史蒂芬·纽恩：《卫生经济学——理论、案例和产业研究》（第3版），程晓明译，北京大学医学出版社，2006。

［美］科林·吉列恩、约翰·特纳、克里夫·贝雷等：《全球养老保障——改革与发展》，杨燕绥等译，中国劳动社会保障出版社，2002。

世界卫生组织主编《积极老龄化政策框架》，华龄出版社，2003。

世界银行：《防止老龄危机：保护老年人及促进增长的政策》，中国财政经济出版社，1996。

世界银行：《21世纪的老年收入保障：养老金制度改革国际比较》，郑秉文等译，中国劳动社会保障出版社，2006。

三 英文论文及著作

Abrahamson, P., "Welfare Pluralism: Towards a New Consensus for a European Social Policy," Current Politics and Economics of Europe 5 (1995): 29 – 42.

Ahern, M. M., Hendryx, M., "Avoidable Hospitalizations for Diabetes: Comorbidity Risks," Disease Mamagement 10 (2007): 347 – 355.

Albouy, F. X. 2009, "Is There an Economics of Dependency?" Bisques78 (2009): 88 – 93.

Alzheimer's Association, 2013, Alzheimer's Disease Facts and Figures 34, http://www.alz.org/downloads/ facts _ figures _ 2013.pdf, reprinted in Alzheimer's & Dementia 9 (2).

Bacon, W. E., Wojtyniak, B., & Krzyzanowski, M., "Hospital Use by the Elderly in Poland and the United States," American Journal of Public Health 74

(1984): 1220 – 1226.

Da Roit, B., Le Bihan, B. & Österle, A., "Long-Term Care Policies in Italy, Austria and France: Variations in Cash – for – Care Schemes," *Social Policy and Administration* 41 (2007): 653 – 671.

Basu, J., & Cooper, J., "Out – of – Area Travel from Rural and Urban Counties: A Study of Ambulatory Care Sensitive Hospitalizations for New York State Residents," *Journal of Rural Health* 16 (2000): 129 – 138.

Batra, A., Coxe, S., Page, T. F., Melchio, M., & Palmer, R. C., "Evaluating the Factors Associated With the Completion of a Community – Based Group Exercise Program Among Older Women," *Journal of Aging and Physical Activity* 24 (2016): 649 – 658.

Bengtson, V. L, "Beyond the Nuclear Family: The Increasing Importance of Multigenerational Bonds," *Journal of Marriage and the Family* 63 (2001): 1 – 16.

Beveridge, W., *Social Insurance and Allied Services* (London: Her Majesty's Stationary Office, 1958).

Le Bihan, B., & Martin, C., "Reforming Long-Term Care Policy in France: Private-Public Complementarities," *Social Policy & Administration* 44 (2010): 392 – 410.

Borowski, A., & Schmid, H., "Israel's Long-Term Care Insurance Law after a Decade of Implementation," *Journal of Aging & Social Policy* 12 (2000): 49 – 71.

Morginstin, B., Baich-Moray, S., & Zipkin, A., "Long-Term Care Insurance in Israel: Three Years Later," *Aging International* 6 (1993): 27 – 31.

Brodsky J., Habib J, & Mizrahi, I., *Long-Term Care Laws in Five Developed Countries: A Review*, World Health Organization, Geneva, Switzerland. 2000, p34.

Brodaty, H., Connors, M. H., Xu, J. et al., "Predictors of Institutionalization in Dementia: A Three Year Longitudinal Study," *Journal of Alzheimer's Disease* 40 (2014): 221 – 226.

Browdie, R., "Why Is Care Coordination so Difficult to Implement?" *Journal of the American Society on Aging* 37 (2013): 62 – 67.

Brown, J. R., & Finkelstein, A., "The Interaction of Public and Private Insurance: Medicaid and the Long-Term Care Insurance Market," *American*

Economic Review 98 （2008）：1083 – 1102.

Brown, J. R., & Finkelstein, A., "The Private Market for Long-Term Care Insurance in the U. S. ：A Review of the Evidence," *Journal of Risk and Insurance* 76 （2009）：5 – 29.

Cabinet Office, Kaigo sabisu sijou no issou no kourituka no tameni （*Pursuit of Further Efficiency in Long-Term Care Service Market*）. Kaigo Sabisu Kakaku ni Kansuru Kenkyukai Hokokusho （Research Report of Study Group on Long-Term Care Price）. 2002.

Campbell, J. C., & Ikegami, N., "Japan's Radical Reform of Long-term Care," *Social Policy & Administration* 37 （2003）：21 – 34.

Cantor, M. H. & Chichin, E. R., *Stress and Strain among Home Care Workers of the Frail Elderly*, Brookdale Institute on Aging, Third Age Center, Fordham University, New York. 1990.

DeNavas -Walt, C., Proctor, B. D., & Smith, J. C., "Income, Poverty, and Health Insurance Coverage in the United States：2010," *Current Population Reports Consumer Income* 9 （2011）：60 – 239.

Schmidt, C., "Breathing Life into Long-Term Care," *Best's Review* 112 （2011）：82.

Chernikovsky, D. et al., "Long-Term Care in Israel：Challenges and Reform Options," *Health Policy* 96 （2010）：217 – 225.

Chin, C. W., & Phua, K. H. 2016, "Long-Term Care Policy：Singapore's Experience," *Journal of Aging & Social Policy* 28 （2016）：113 – 129.

Chon, Y., "Long-Term Care Reform in Korea：Lessons from the Introduction of Asia's Second Long-Term Care Insurance System," *Asia Pacific Journal of Social Work and Development* 22 （2012）：219 – 227.

Chon, Y., "A Qualitative Exploratory Study on the Service Delivery System for the New Long-Term Care Insurance System in Korea," *Journal of Social Service Research* 39 （2013）：188 – 203.

Chon, Y. H., "The Expansion of the Korean Welfare State and Its Results-Focusing on Long-Term Care Insurance for the Elderly," *Social Policy & Administration* 48 （2014）：704 – 720.

Chou, S. Y., Grossman, M., Liu, J. T., & Joyce, T., "Parental Education and Child Health：Evidence from a Natural Experiment in Taiwan," *American Economic*

Journal：*Applied Economics* 2（2010）：33 – 61.

Finefrock, C. J., Gradisher, S. M., & Nitz, C. M., "Long-Term Care Insurance: Comparisons for Determining the Best Options for Clients," *Journal of Financial Planning* 2（2015）：36 – 43.

Cohen, M., & Weinrobe, M., *Tax Deductibility of Long-Term Care Insurance Premiums*, Health Insurance Association of America. 2000.

Cohen, A., & Bulanda, J. R., "Social Supports as Enabling Factors in Nursing Home Admissions," *Journal of Applied Gerontology* 35（2016）：721 – 743.

Colombo, F. et al., *Help Wanted? Providing and Paying for Long-Term Care*, OECD Publishing www. oecd. org/health/longtermcare/helpwanted. 2011.

Coolen, J., "Multiple Effects of Innovation in Community Care: What Can We Learn from the Netherlands?" *International Perspectives on Community Care for Older People*, Scharf T, Wenger CG（1995）：125 – 157. Aldershot, England: Avebury.

Coronel, S., *Research Findings: Long-Term Care Insurance in* 1997 – 1998 （Washington, DC: Health Insurance Association of America, 2000）.

Springfield, C. R., Hardock, R. H., & McMurtry, V. B., "The CLASS Act: What Does It Mean for Private Long-Term Care Insurance ?" *Journal of Financial Service Professionals* 64（2010）：37 – 55.

Lakdawalla, D., & Philipson, T., "Public Financing and the Market for Long-Term Care," *Frontiers in Health Policy Research* 14（2001）：77 – 94.

Cremer, H., & Lozachmeur, J. M., "The Design of Long-term Care Insurance Contracts," *Journal of Health Economics* 50（2016）：330 – 339.

Duffy, K., *The Human Dignity and Social Exclusion Project Research Opportunity and Risk: Trends of Social Exclusion in Europe*（Strasbourg: Council of Europe, 1998）.

Doerpinghaus, H., & Gustavson, S., "The Effect of Firm Traits on Long-Term Care Insurance Pricing," *The Journal of Risk and Insurance* 66（1999）：381 – 400.

Sato, E., "Long-Term care insurance in Germany: Analyzing Its Progress from the Perspective of Economic Indicators," *Journal of Public Health* 14（2006）：7 – 14.

Esping-Andersen, G. , *The Three Worlds of Welfare Capitalism* (Cambridge: Polity Press, 1990).

Evers, A. , & Wintersberger, H. (eds.), *Shifts in the Welfare Mix: Their Impact on Work, Social Services and Welfare Policies* (Eurosocial, Vienna, 1988).

Evers, A. , & Svetlik, I. (eds.), *Balancing Pluralism: New Welfare Mixed in Care for the Elderly* (Aldershot: Avebury, 1993).

Djellal, F. , & Gallouj, F. , "Innovation in Care Services for the Elderly," *The Service Industries Journal* 26 (2006): 303 – 327.

Federal Statistical Office. Pflegestatistik 2009 [Care statistics 2009]. Wiesbaden. 2011.

Forder, J. , "Long-Term Care and Hospital Utilization by Older People: An Analysis of Substitution Rates," *Health Economics* 18 (2009): 1322 – 1338.

Feng, Z. , Liu, C. , Guan, X. , & Mor, V. , "China's Rapidly Aging Population Creates Policy Challenges In Shaping A Viable Long-Term Care System," *Health Affairs* 31 (2012): 2764 – 2773.

Colombo, F. , & Mercier, J. , "Help Wanted? Fair and Sustainable Financing of Long-Term Care Services," *Applied Economic Perspectives and Policy* 34 (2012): 316 – 332.

Schut, F. T. , & van den Berg, B. , "Sustainability of Comprehensive Universal Long-Term Care Insurance in the Netherland," *Social Policy & Administration* 44 (2010): 411 – 435.

Fujisawa, R. , & Colombo, F. , "The Long-Term Care Workforce: Overview and Strategies to Adapt Supply to a Growing Demand," *OECD Health Working Papers*, *OECD Publishing* 44 (2009): 26 – 30.

Giddens, A. , *The Third Way: The Renewal of Social Democracy* (Cambridge: Polity Press, 1998).

Giles, J. , Wang, D. , & Zhao, C. , "Can China's Rural Elderly Count on Support from Adult Children? Implications of Rural-to-urban Migration," *Journal of Populations Aging* 3 (2010): 183 – 204.

Gleckman, H. , *Long-Term Care Financing Reform: Lessons from the U. S. and Abroad* (The Common wealth Fund, 2010).

Gronbjerg, K. A. , "Markets, Politics, and Charity: Nonprofits in the

Political Economy," *Private Action and the Public Good* (1998): 137 – 150. in Powell, W. W. , & Clemens, E. S. (eds) , Yale University Press, New Haven and London.

Weston, H. , "The Imperfect Match between Long-Term Care Risk and Long-Term Care Insurance," *Journal of Financial Service Professionals* 66 (2012): 37 – 45.

Rothgang, H. , "Social Insurance for Long-term Care: An Evaluation of the German Model," *Social Policy & Administration* 44 (2010): 436 – 460.

Heisler, H. , *Foundation of Social Administration* (London: Macmillan, 1977).

Theobald, H. , "Combining Welfare Mix and New Public Management: The Case of Long-Term Care Insurance in Germany," *International Journal of Social Welfare* 21 (2012): S61 – S74.

Schmid, H. , "The Israe Long-term Care Insurance Law: Selected Issues in Providing Home Care Services to the Frail Elderly," *Health and Social Care in the Community* 13 (2005): 191 – 200.

Hong, G. S. , & Kim, H. , "Family Caregiver Burden by Relationship to Care Recipient with Dementia in Korea," *Geriatric Nursing* 29 (2008): 267 – 274.

Kim, H. , Helmer, D. A. , Zhao, Z. , & Boockvar, K. , "Potentially Preventable Hospitalizations Among Older Adults With Diabetes. " *American Journal of Managed Care* 17 (2011): e419 – e426.

Houde, S. C. , Gautam, R. , & Kai, I. , "Long-term Care Insurance in Japan: Implications for U. S. Long-term Care Policy," *Journal of Gerontological Nursing* 33 (2007): 7 – 13.

Ingenix, "Long-Term Care Makes up an Increasing Portion of Medicare Inpatient Admissions," *Healthcare Financial Management* 4 (2008): 124.

Brown, J. R. , & Finkelstein, A. , "The Private Market for Long Term Care Insurance in the United States: A Review of the Evidence," *Journal of Risk and Insurance* 76 (2009): 5 – 8.

Jennifer Aglesta and Lauran Neergaard, *Americans in Denial about Long-Term Care*, NBCNews. com, 2013, http: //www. nbc news. com/health/americans – denial – about – Long-term – care – 6C9578920 (discussing the Lack of Proper Planning by Americans with regard to Long-term Care).

Mould-Quevedo, J. F. , García-Peña, C. , Contreras-Hernández, I. et al. , "Direct Costs Associated with the Appropriateness of Hospital Stay in Elderly

Population," *BMC Health Services Research* 9 (2009): 151 - 159.

Campbell, J. C., Ikegami, N., & Soonman Kwon, S., "Policy Learning and Cross-national Diffusion in Social Long-Term Care Insurance: Germany, Japan, and the Republic of Korea," *International Social Security Review* 62 (2009): 63 - 80.

Salter, J. R., Harness, N., & Chatterjee, S., "How Retirees Pay for Current Health Care and Future Long-Term Care Expenses," *Journal of Financial Service Professionals* 1 (2011): 88 - 92.

Johnson, N., *The Welfare State in Transition: The Theory and Practice of Welfare Pluralism* (Brighton: Wheatsheaf, 1987).

Fernandez J. L., & Forder, J., "Reforming Long-Term Care Funding Arrangements in England: International Lessons," *Applied Economic Perspectives and Policy* 34 (2012): 346 - 362.

Kaiser Commission on Medicaid and the Uninsured, "Medicaid Facts: Medicaid and Long-Term Care Services and Supports," *Kaiser Family Foundation* (2012), http://kaiserfamilyfoundation.files.wordpress.com/2013/01/2186 - 09.pdf.

Kasza, G. J., "The Illusion of Welfare 'Regimes'," *Journal of Social Policy* 31 (2002): 271 - 287.

Yoshida, K., & Kawahara, K., "Impact of a Fixed Price System on the Supply of Institutional Long-Term Care: a Comparative Study of Japanese and German Metropolitan Areas," *BMC Health Services Research* 14 (2014): 48.

Kikuchi, K., Takahashi, R., Sugihara, Y., & Inagi, Y., 2006, "Five-year Experience with the Long-Term Care Insurance System in Japan," *Journal of the American Geriatrics Society* 54 (2006): 1014 - 1015.

Kim, S., "Burden of Hospitalizations Primarily due to Uncontrolled Diabetes: Implications of Inadequate Primary Health Care in the United States." *Diabetes Care* 30 (2007): 1281 - 1282.

Kim, D. B., Park, S. Y., & Kim, S. B., "The Influence of Using of Long-Term Care Service on Depression and Life Satisfaction among Family Care-givers: A Comparison of Leisure Activity," *J Fam Relat* 15 (2010): 117 - 135.

Lankford, K., "Make Long-Term-Care Coverage Affordable," *Kiplinger's Personal Finance* 10 (2015): 35 - 36.

Kishida, K, & Tanigaki, S., "Zaitaku sabisu nani ga tarinai-noka? Kazoku-kaigosha no kaigofutankan no bunseki," (*What's Needed in at-home Service? An Analysis of Family Care Burden*). Paper presented at the 4th Japanese Research Conference on Health Economics, Kyoto. 2004.

Korean National Health Insurance Corporation (NHIC), *Statistics for Long-Term Care Insurance in* 2012 (Seoul: NHIC, 2013).

Hyun, K. R., Kang, S., & Lee, S., "Does Long-term Care Insurance Affect the Length of Stay in Hospital for the Elderly in Korea? A Difference – in – difference Method," *BMC Health Services Research* 14 (2014): 630.

Lafortune, G., & Balestat, G., "Trends in Severe Disability among Elderly People: Assessing the Evidence in 12 OECD Countries and the Future Implication," *OECD Health Working Paper* (Paris: OECD, 2007).

Lee, J. S., & Park, J. H., "Effectiveness Evaluation of Long-term Care Service for the Elderly through the Diffusion of Market Principle," *Health and Social Welfare Review* 31 (2011): 5 – 33.

Litwin, H., & Lightman, E., "The Development of Community Care Policy for the Elderly: A Comparative Perspective," *International Journal of Health Services* 26 (1996): 691 – 708.

Lewin Group, *Preparing for Long-term Services and Supports*, Presentation by Lisa Alecxih American Public Policy and Management Association. 2009.

Liu, H., & Lou, W. Q., "Patterns of Productive Activity Engagement among Older Adults in Urban China," *European Journal of Aging* 13 (2016): 361 – 372.

Siciliani, L., "The Economics of Long-Term Care," The *B. E. Journal of Economic Analysis & Policy* 14 (2014): 343 – 375.

Hall, M. J., Maria F., "Owings Centers for Disease Control and Prevention," *Advance Data* 329 (2002).

JOËL, M. E., Dofour-Kippelen, S., & DUCHÊNE, C. et al., "Long-Term Care In France," *ENEPRI Research Report* 77 (2010).

Karlsson, M., Mayhew, L., Plumb, R., & Rickayzen, B., "Future Costs for Long-Term Care: Cost Projections for Long-Term Care for Older People In the United Kingdom," *Health Policy* 75 (2006): 187 – 213.

Marshall, T. H., *Citizenship and Social Class and Other Essays* (Cambridge: Cambridge University Press, 1950).

Matsuda, S., & Yamamoto, M., "Long-Term Care Insurance and Integrated Care for the Aged in Japan," *International Journal of Integrated Care* 1 (2001): 15 – 22.

Li, M., Zhang, Y., Zhang, Z. et al., "Rural-Urban Differences in the Long-Term Care of the Disabled Elderly in China," *PLOS ONE* 8(2013):1 – 7.

Arntz, M., & Thomsen, S. L., "Crowding Out Informal Care? Evidence from a Field Experiment in Germany," *Oxford Bulletin of Economics & Statistics* 73 (2011): 398 – 427.

McShane, M. K., & Cox, L. A., "Issuance Decisions and Strategic Focus: The Case of Long-Term Care Insurance," *The Journal of Risk and Insurance* 76 (2009): 87 – 108.

Michael, Y. L., Berkman, L. F., Colditz, G. A., & Kawachi, I., "Living Arrangements, Social Integration, and Change in Functional Health Status," *American Journal of Epidemiology* 153 (2001): 123 – 131.

Ministry of Health, Labour and Welfare, *Long-term Care Insurance in Japan* (Tokyo, 2002).

Izuhara, M., "Social Inequality under a New Social Contract: Long-Term Care in Japan," *Social Policy and Administration* 37 (2003): 395 – 410.

Momose, Y., Asahara, K., & Murashima, S., "A Trial to Support Family Caregivers in Long-Term Care Insurance in Japan: Self-help Groups in Small Communities," *Home Health Care Management & Practice* 15 (2003): 494 – 499.

Moore, J., & Santomero, A., "The Industry Speaks: Results of the WFIC Insurance Survey," in Cummins, D. & Santomero, A. (eds.) *Changes in the Life Insurance Industry: Efficiency, Technology, and Risk Management* (Norwell, MA: Kluwer Academic Publishers, 1999).

Mulvey, J., & Stucki, B., *Who Will Pay for the Baby Boomers' Long-Term Care Needs?* (Washington, DC: American Council of Life Insurers, 1999).

Murtaugh, C., Kemper, P., & Spillman, B., "Risky Business: Long-Term Care Insurance Underwriting," *Inquiry* 32 (1995): 271 – 284.

Ikegami, N., Yamauchi, K., & Yamada, Y., "The Long-Term Care Insurance Law in Japan: Impact on Institutional Care Facilities," *International Journal of Geriatric Psychiatry* 18 (2003): 217 – 221.

Barr, N., "Long-Term Care: A Suitable Case for Social Insurance," *Social*

*Policy & Administration*44（2010）：359 – 374.

OECD，*Help Wanted? Providing and Paying for Long-Term Care*（Paris，France：OECD，2011）.

OECD，*Netherlands Long-Term Care*，From "Help Wanted? Providing and Paying for Long-Term Care"，Paris，2011，www. oecd. org/health/longtermcareand www. oecd. org/health/longtermcare/helpwanted.

OECD，*A Good Life in Old Age? Monitoring and Improving Quality in Long-term Care*，OECD Publishing，2013，http：//www. oecd. org/els/health – systems/Germany – OECD – EC – Good – Time – in – Old – Age. pdf.

Ogata, S. , Hayashi, C. , Sugiura, K. , & Hayakawa, K. , "Associations between Depressive State and Impaired Higher – Level Functional Capacity in the Elderly with Long-term Care Requirements," *PLOS* ONE 10（2015）.

Mitchell, O. S. , Piggott, J. , & Shimizutani, S. , "An Empirical Analysis of Patterns in the Japanese Long-Term Care Insurance System," *The Geneva Papers on Risk and Insurance* 33（2008）：694 – 709.

Levin – Waldman, O. M. , "Welfare Reform and Models of Public Policy：Why Policy Sciences Are Required," *Review of Policy Research* 22（2015）：519 – 539.

Pacolet, J. , *Social Protection for Dependency in Old Age：A Study of the Fifteen EU Member States and Norway*（Aldershot：Ashgate, 2000）.

Nadash, P. , & Shih, Y. C. , "Introducing Social Insurance for Long-Term Care in Taiwan：KeyIssues," *International Journal of Social Welfare* 22（2013）：69 – 79.

Panko, R. , "2004：A Grim Year for LTC Insurance," *Best's Review* 4（2005）：69 – 73.

Park, C. J. , "Determinants of Long-Term Care Service Use of Family Caregiver," *J Comm Welf* 33（2010）：69 – 92.

Park, C. J. , & Lee, S. J. , "The Family Caregivers' Stress Pathways by Types of Long-Term Care Services for the Elderly," *J Korea Gerontol Soc* 31（2011）：831 – 848.

Pestieau, P. , & Sato, M. , "Long-Term Care：the State, the Market and the Family," *Economica* 75（2008）：435 – 454.

Pierson, C. , *Beyond the Welfare State*（Cambridge, Polity Press, 1991）.

Pinker, R. , *The Idea of Welfare*（London：Heinemann Educational, 1979）.

Haynes, P. , Hill, M. , & Banks, L. , "Older People's Family Contacts and

Long-Term Care Expenditure in OECD Countries," *Social Policy & Administration* 44 (2010): 67 – 84.

Leisle, R., "Financing Rationale for Long-Term Planning," *Journal of Financial Service Professionals* 1 (2008): 46.

Frank, R. G., "Long-Term Care Financing in the United States: Sources and Institutions," *Applied Economic Perspectives and Policy* 34 (2012): 333 – 345.

Riedel, M., Kraus, M., & Mayer, S., "Organization and Supply of Long-Term Care Services for the Elderly: A Bird's – eye View of Old and New EU Member States," *Social Policy & Administration* 50 (2016): 824 – 845.

Kane, R. L., & Kane, R. A., "What Older People Want From Long-term Care, And How They Can Get It," *Health Affairs* 20 (2006): 114 – 125.

Rose, R., "Common Goals but Different Roles: The State's Contribution to the Welfare Mix," in Rose, R., & Shiratori, R., *The Welfare State East and West* (Oxford: Oxford University Press, 1986).

Rothgang, H., Borchert, L., Müller, R., & Unger, R., "GEK – Pflege report 2008. Medizinische Versorgung in Pflegeheimen" [*GEK report on Long-term Care* 2008: *Medical Care in Nursing Homes*], GEK – Edition Band 66 (2008), St Augustin: Asgard – Verlag. p. 88.

Sands, L. P., Xu, H., Weiner, M. et al., "Comparison of Resource Utilization for Medicaid Dementia Patients Using Nursing Homes versus Home and Community Based Waivers for Long-Term Care," *Medical Care* 46 (2008): 449 – 453.

Shimizutani, S., "The Future of Long-Term Care in Japan," *Asia – Pacific Review* 21 (2014): 88 – 119.

Schmid, H. "Home Care Workers' assessment of Differences between Nonprofit and For – profit Organizations Delivering Home Care Services to the Israel Elderly," *Home Health Care Services Quarterly* 14 (1993): 127 – 147.

Schneider, U., "Germany's Social Long-Term Care Insurance: Design, Implementation and Evaluation," *International Social Security Review* 52 (1999): 31 – 74.

Schulz, E., "Quality Assurance Policies and Indicators for Long-Term Care in the European Union Country Report: Germany," *ENEPRI Research Report* 104 (2012): 5.

Road, S. E., "Langdurige zorg verzekerd: over de toekomst van de AWBZ"

[*Long-term Care Assured*: *about the Future of the AWBZ*], Publicatienummer3 (The Hague: Social and Economic Council, 2008), p. 31, 34.

Seo, D., Kim, W., Moon, S., Lee, Y., & Lim, J., *Medium and Long-Term Prediction of Supply and Demand of Care Workers and Improvements for It* (Seoul: National Health Insurance Corporation, 2012).

Sen, A., "Global Justice, Beyond International Equity", in Kaul, I., Grunberg, I., & Stern, M. A. (eds.), *Global Public Goods*, *International Cooperation in the 21ˢᵗ Century* (Oxford: Oxford University Press, 1999), pp. 116 – 125.

Schut, F. T., Gress, S., & Wasem, J., "Consumer Price Sensitivity and Social Health Insurer Choice in Germany and the Netherlands," *International Journal of Health Care Finance and Economics* 3 (2003): 117 – 138.

Sloan, F., & Norton, E., "Adverse Selection, Bequests, Crowding Out, and Private Demand for Insurance: Evidence From the Long-Term Care Insurance Market," *Journal of Risk and Uncertainty* 15 (1997): 201 – 219.

Song, J. A., Lim, Y. M., Hong, G. S., "Wandering Behaviour of Persons with Dementia in Korea: Investigation of Related Factors," *Aging Ment Health* 12 (2008): 366 – 373.

Stessman, J., "The Long-Term Care Insurance Law after Twelve Years: Problems and Solutions," *Social Security* 60 (2001): 8 – 30.

Sunwoo, D. et al., *A Study on Establishment of the 1st Basic Plan to Improve Public Long-Term Care System for the Elderly* (Seoul: Ministry of Health and Welfare, 2012).

Prasad, S., "Does Hospitalization Make Elderly Households Poor? An Examination of the Case of Kerala, India," *Social Policy and Administration* 41 (2007): 355 – 371.

Lee, T. W., Yim, E., Cho, E., & Chung, J., "Cognitive Function, Behavioral Problems, and Physical Function in Long-Term Care Insurance Beneficiaries with Dementia in South Korea: Comparison of Home Care and Institutional Care Services," *Journal of the American Geritrics Society* 62 (2014): 1467 – 1475.

Yamada, T., Chen, C. C., Yamada, T., Fahs M., & Fukawa, T., "Behavioral Analysis of the Choice of Community – Based Formal Home Care,

Informal Home Care and Nursing Home Care in Japan," *The Geneva Papers* 31 (2006): 600 – 632.

Theobald, H., & Hampel, S., "Radical Institutional Change and Incremental Transformation: Long-Term Care Insurance in Germany," in Ranci, C., & Pavolini, E., *Reforms in Long-Term Care Policies in Europe.* (Springer Science Business Media, New York, 2013).

Noordewier, T. G., Rogers, D., & Banakrishnan, P. V., "Evaluating Consumer Preference for Private LongTerm Care Insurance," *Journal of Health Care Marketing* 9 (1989): 34 – 40.

Titmuss, R. T., *Social Policy* (London: Allen & Unwin, 1974).

Tsutsui, T., *Koreishakai no Kea Saiensu* (*Care Science in an Aging Society*) (Tokyo: Chuohoki, 2004).

Tsukada, N., & Saito, Y., "Factors that Affect Older Japanese People's Reluctance to Use Home Help Care and Adult Day Care Services," *Journal of Cross – Cultural Gerontology* 21 (2006): 121 – 137.

Van den Berg, B., & Hassink, W. H. J., "Cash Benefits in Long-Term Home Care," *Health Policy* 88 (2008): 209 – 221.

Yong V., & Saito, Y., "National Long-Term Care Insurance Policy in Japan a Decade after Implementation: Some Lessons for Aging Countries," *Aging International* 37 (2012): 271 – 284.

Vasselle, A., 2008, Rapport d'information sur la prise en charge de la dépendance et la création du cinquième risque [*Report on Long-Term Care towards Elderly People and the Creation of the Fifth Risk*], Rapport au Sénat, annexe au procès verbal de la séance du8juillet.

Walker, R. M., Jeanes, E., & Rowlands, R., "Measuring Innovation— Applying the Literature – Based Innovation Output Indicator to Public Services," *Public Administration* 80 (2002): 201 – 214.

Suzuki, W., Ogura, S., & Izumida, N., "Burden of Family Care – Givers and the Rationing in the LTCI Benefits of Japan," *The Singapore Economic Review* 53 (2008): 121 – 144.

WHO, "Home – Based and Long-Term Care," *Report of a WHO Study Group.* WHO Technical Report Series 898 (Geneva: World Health Organization, 2000).

Wilensky, H. L., & Lebeaux, C. N., *Industrial Society and Social Welfare* (New York: The Free Press, 1965).

Winkelmann, R., "Co – payments for Prescription Drugs and the Demand for Doctor Visits: Evidence from a Natural Experiment," *Health Economics* 13 (2004): 1081 – 1089.

Wong, Y. C., Leung, J., "Long-Term Care in China: Issues and Prospects," *Journal of Gerontological Social Work* 55 (2012): 570 – 586.

Wu, S. C., *Long-Term Care Policy and Practice in Taiwan. Presentation at the Asia Forum on Aging.* 2009, Retrieved from http://asiaforum.tsaofoundation.org/papers/papers.php.

Yeh, L., Po, C. H., & Chai, W. Y., *Survey of Long-Term Care Supply.* Taipei: CEDP (in Mandarin). 2009, Retrieved from http://www.cepd.gov.tw/dn.aspx? uid = 7060

Yoshioka, Y., Tamiya, N., Kashiwagi, M., Sato, M., & Okubo, I., "Comparison of Public and Private Care Management Agencies under Public Long-Term Care Insurance in Japan: A Cross – Sectional Study," *Geriatrics & Gerontology International* 10 (2010): 48 – 55.

Chon, Y., "The Expansion of the Korean Welfare State and Its Results-Focusing on Long-Term Care Insurance for the Elderly," *Social Policy & Administration* 48 (2014): 704 – 720.

Zhang, H., "Who Will Care for Our Parents? Changing Boundaries of Family and Public Roles in Providing Care for the Aged in Urban China," *Care Manage Journal* 8 (2007): 39 – 46.

Zhou, B., Chen, K., Wang, J., Wang, H., & Zhang, S. et al., "Quality of Life and Related Factors in the Older Rural and Urban Chinese Populations in Zhejiang Province," *Journal of Applied Gerontology* 30 (2010): 199 – 225.

Zweifel, P., & Struwe, W., "Long-term Care Insurance in a Two – Generation Model," *The Journal of Risk and Insurance* 65 (1998) 13 – 32.

Zwijsen, S. A., & Kabboord, A., & Eefsting, J. A. et al., "Nurses in distress? An Explorative Study into the Relation between Distress and Individual Neuropsychiatric Symptoms of People with Dementia in Nursing Homes," *International Journal of Geriatric Psychiatry* 29 (2014): 384 – 391.

附 录 一

问卷编号：＿＿＿＿＿＿＿

养老机构老年人生活状况调查

尊敬的爷爷、奶奶：

您好！

我们是浙江财经大学的学生，诚挚地邀请您参与此次国家社会科学研究项目的调查。随着老龄化程度越来越加重，老年人的养老问题越来越受到重视。本问卷旨在反映养老院老人的生活情况，问卷采用不记名方式，所有数据只用于学术研究，请您放心填写。

您的真实回答对我们的研究非常重要，感谢您的理解与支持！

2015 年 7 月

被调查者养老院地址：＿＿＿＿＿＿＿＿＿＿＿＿＿＿

第一部分　基本情况

注意：以下问题为单选题，请把答案填写在括号内或在所选答案上打√。

1. 您今年多大年龄？（　　　）

　　A. 50—59 岁　　　　B. 60—69 岁　　　C. 70—79 岁

　　D. 80—89 岁　　　　E. 90 岁及以上

2. 您有几个子女？（　　　）

  A. 0 个   B. 1—2 个   C. 3—4 个   D. 4 个以上

3. 您是否有退休金？（　　　）

  A. 有   B. 没有

4. 您的子女多长时间来探望您（无子女可问其他亲属）？（　　　）

  A. 一个月几次 B. 半年几次 C. 一年几次   D. 其他

5. 您是否了解国家的相关养老扶助政策？（　　　）

  A. 了解   B. 不太清楚 C. 不了解   D. 其他

6. 您在养老院的费用主要由谁支付？（　　　）

  A. 自己付   B. 子女付   C. 其他

7. 您所在的养老院有定期的健康体检吗？（　　　）

  A. 没有   B. 有   C. 其他

8. 您感觉养老院的住宿环境如何？（　　　）

  A. 非常满意 B. 比较满意 C. 还不错   D. 不满意

9. 您感觉养老院的伙食状况如何？（　　　）

  A. 非常满意 B. 比较满意 C. 还不错   D. 不满意

10. 节假日，您所在的养老院有娱乐活动吗？（　　　）

  A. 有   B. 没有

11. 您对养老院提供的生活照料满意吗？（　　　）

  A. 非常满意 B. 比较满意 C. 一般   D. 不满意

12. 您对养老院提供的医疗服务满意吗？（　　　）

  A. 非常满意 B. 比较满意 C. 一般   D. 不满意

13. 您对养老院提供的关心服务满意吗？（　　　）

  A. 非常满意 B. 比较满意 C. 一般   D. 不满意

第二部分　问答题

1. 您为什么选择入住养老院？

2. 您在养老院遇到的最大困难是什么？

3. 养老院工作人员能够满足您在照护方面的需求吗？为什么？

4. 您觉得养老院还有什么地方需要改善？

非常感谢您的耐心与合作，谢谢您的帮助！

附 录 二

养老机构管理人员访谈提纲

访谈单位：＿＿＿＿＿＿＿＿＿

一、养老机构的基本情况

1. 请问贵院属于哪种性质的养老机构？在何处进行注册登记？

2. 贵院的建设和运营经费来源于何处？是否对养老场地和用房拥有产权？

3. 请您介绍一下目前本院的规模，例如，园区占地和建筑面积大小、房间类型以及养老院的核定床位总数和床位类型（自理/介助/介护）等？

4. 请问贵院的养老服务项目和服务内容主要有哪些？具体服务项目的收费标准是依据什么来制定和调整的？

5. 养老院的房间类型主要有哪些？是如何制定价格的？

6. 请问贵院的医疗卫生服务是如何提供的？

二、收住对象的基本情况

1. 请问目前的入住率是多少？入住对象主要是哪些人？

2. 请问贵院对收养对象有什么入住资格要求或限制条件吗？

3. 入住老人的身体状况如何？

三、政府政策的支持情况

1. 请问养老院都享受到哪些优惠政策？
2. 补助资金和优惠政策的落实情况如何？

四、护理人员的配备情况

1. 请简要介绍一下贵院养老护理员的数量、年龄结构和素质情况？
2. 请问贵院的养老护理员与老年人的比例是多少？
3. 在岗职工人员结构与职业资格水平如何？

五、养老机构发展的相关问题

1. 结合本养老院的具体情况，您认为目前公办与民营机构之间存在哪些亟须解决的问题？您有何建议？

2. 你们在发展中遇到的主要困难有哪些？希望政府部门提供哪些帮助与支持？

3. 您对促进公办和民营机构的发展和完善有哪些设想或建议？

访谈结束，再次感谢您的配合！

后　记

十余载专注长护　五著作构筑乐园

本书是我主持的国家社会科学基金项目"人口老龄化与老年长期护理服务体系建设研究"（批准号：14BSH126）的结项成果之一。本书最大的特点在于融理论研究与实证研究为一体，通过理论研究发现中国老年福利制度多元主体的 V 型责任变迁趋势，而实证研究则揭示了不同经济发展水平城市的养老服务特征及其存在的问题，为中国传统养老服务向长期护理服务转型提供了充分的依据。中国长期护理服务体系建设的八大原则，以及"八大系统，十六支柱"框架又为制度发展指明了方向，同时也使本书脉络清晰，研究更具逻辑性。

作为高校教育工作者，本书也是我指导研究生取得成果的一项重要展示。本书的第四章第二节和第三节、第五章、第六章第二至第五节、第七章分别是在研究生魏品、顾景贤、程佳颖、贾记超的学位论文基础上进一步修改而成。同时，向他们表示感谢！

光阴似箭，日月如梭。自从 2003 年我聚焦长期护理保险研究领域以来，已经十余年过去了。因为研究兴趣，我坚持不懈，不辍笔耕；因为学者使命，我废寝忘食，屡次献策。"一分辛劳，一分收获。"值此之际，我先后有五部著作出版，《中国长期护理保险制度构建研究》（人民出版社，2012）、《长期护理保险——理论、制度、改革与发展》（经济科学出版社，2014）、《OECD 国家长期护理保险制度研究》（中国社会科学出版社，2015）、《OECD 国家长期护理津贴制度研究》（与顾梦洁合著）（北京大学出版社，2018）以及本书《中国长期护理服务体系建构研究》（社会科学文献出版社，2018）。得益于这些研究成果，我撰写的多篇政策建议被教育部社科司、浙江省省领导采纳批示，先后接受多家报纸专访。此外发表了六十余篇关于长期护理保障的专题论文。"问渠哪得清如许？为有源头活水来。"五部专著亦是我精神乐园结出的硕果。

可以看出，拙著《中国长期护理保险制度构建研究》（人民出版社，2012）与本书是姊妹篇。前者重点在于探讨长期护理保险制度的构建，后者重点在于分析长期护理服务体系的建设，二者相得益彰。我们研究认为，长期护理保险解决的主要是筹资渠道问题，而核心在于长期护理服务体系的健全。

感谢社会科学文献出版社社会政法分社曹义恒总编辑和马甜甜编辑认真、高效的编辑工作，本书才得以早日与读者见面。

学海无涯，研究无尽。由于本人水平有限，本书中不尽完美之处，敬请各位专家学者和广大读者批评指正。谢谢。

2018 年 4 月

图书在版编目（CIP）数据

中国长期护理服务体系建构研究／戴卫东著. －－北
京：社会科学文献出版社，2018.8
ISBN 978 - 7 - 5201 - 3245 - 9

Ⅰ.①中… Ⅱ.①戴… Ⅲ.①老年人 - 护理 - 卫生服
务 - 研究 - 中国 Ⅳ.①R473

中国版本图书馆 CIP 数据核字（2018）第 179702 号

中国长期护理服务体系建构研究

著 者／戴卫东

出 版 人／谢寿光
项目统筹／曹义恒
责任编辑／曹义恒 马甜甜

出 版／社会科学文献出版社·社会政法分社（010）59367156
地址：北京市北三环中路甲 29 号院华龙大厦 邮编：100029
网址：www. ssap. com. cn
发 行／市场营销中心（010）59367081 59367018
印 装／三河市尚艺印装有限公司

规 格／开 本：787mm×1092mm 1/16
印 张：21.75 字 数：366 千字
版 次／2018 年 8 月第 1 版 2018 年 8 月第 1 次印刷
书 号／ISBN 978 - 7 - 5201 - 3245 - 9
定 价／118.00 元